カラーアトラス 目で見て学ぶ！

多職種チームで実践する

頭頸部がんの化学放射線療法

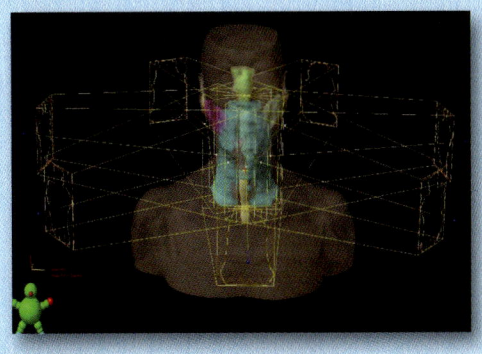

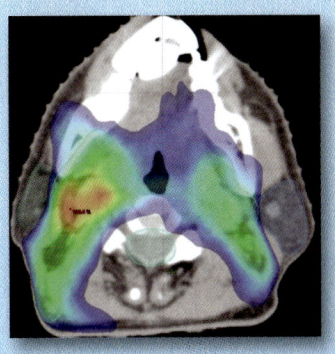

〈編集〉
丹生健一
佐々木良平
大月直樹
大田史江

日本看護協会出版会

ガイダンス

本書では、頭頸部がんの化学放射線療法に関するさまざまな知識・情報について学べます。読者の皆さまが知りたい内容をすぐにみつけられるように、以下にガイダンスを示しましたので、参考にしてください。

- 放射線療法を含めたがん患者の治療・ケアに始めて取り組む方
- 放射線療法に携わったことがない方、経験年数が浅い方

→ 第1章 **放射線療法と併用療法の理解** ▶ p.1へ

- 現在、頭頸部がん患者の放射線療法、化学放射線療法に携わっている方
- これからがん医療に従事する方

→ 第2章 **放射線療法、化学放射線療法の有害反応** ▶ p.33へ

- 医師、看護師、歯科衛生士、言語聴覚士、薬剤師、栄養士など多職種のスキルミクスを学びたい方
- 頭頸部がんのチーム医療に関する知識を深めたい方

→ 第3章 **チームで取り組む頭頸部がんの治療と有害反応のケア** ▶ p.65へ

- 頭頸部がん患者の看護の実際を学びたい方
- 日々のがん看護力を向上させたい方

→ 第4章 **放射線療法、化学放射線療法の有害反応に対する看護** ▶ p.155へ

はじめに

　近年、がん治療の中にさまざまな職種の医療人が参画するようになり、今や「がん治療」＝「チーム医療」が当たり前ともいえる時代となった。前著『カラーアトラス 目で見て学ぶ 放射線療法の有害反応』では、頭頸部がんの治療におけるチーム医療の大切さを視覚的にアピールし、あらゆる職種の専門的なノウハウと、その根拠となる背景を1冊の書籍にまとめ、大きな反響を得た。多くの読者から高い評価をいただき、化学放射線療法を受ける頭頸部がん患者管理のハンドブックとしてご利用いただいている。本書『カラーアトラス 目で見て学ぶ！ 多職種チームで実践する 頭頸部がんの化学放射線療法』はその改訂版である。

　前著発刊からわずか4年しか経っていないが、放射線療法では強度変調放射線治療（IMRT）が急速に普及し、薬物療法では分子標的薬の登場により多くの新しいレジメンが導入された。有害反応の管理方法にもオピオイドが積極的に活用されるようになり、看護でも多くのケア技術の向上がみられる。頭頸部がんに対する化学放射線療法の発展は、まさに日進月歩である。そこで本書では、前著では十分に伝えきれなかった最新の頭頸部がんのチーム医療のすべてを包括するよう大幅な改訂を行った。

　第1章では最新の放射線療法と薬物療法を概説し、第2章では最新の化学放射線療法に伴う有害反応を一目でわかるようにカラーアトラスにして追加した。第3章では各診療科やさまざまな医療職の役割を追及し、それぞれの施設でどのように頭頸部がんのチーム医療を達成させることができるかを解説した。また第4章では、前著から大きく方針を変え、全国の施設において第一線で活躍するがん放射線療法看護認定看護師による、頭頸部がんの化学放射線療法で必要なさまざまな看護の側面を掘り下げて解説した。

　本書が頭頸部がんに関わるあらゆる診療科の医師・メディカルスタッフとともに、これまでがん治療に携わることが少なかった看護師にも、座右の書としてご利用いただくことを著者編者一同、心より願っている。化学放射線療法を受ける頭頸部がん患者の治療とケアの進歩の一助になれば、このうえない幸いである。

　最後に、本書の改訂に際し、膨大な資料をわかりやすく編集し、すべての著者に勇気と元気を授けてくださった日本看護協会出版会の金子様に改めてこの場を借りて深謝の意を示したい。

佐々木良平（神戸大学医学部附属病院 放射線腫瘍科 教授）
丹生健一（神戸大学医学部附属病院 耳鼻咽喉・頭頸部外科 教授）

目次

第1章
放射線療法と併用療法の理解　［編集担当:佐々木良平］

1. がん放射線療法の現状　佐々木良平……………2
2. 放射線療法の理解　西村英輝……………4
3. 高精度放射線療法　松尾圭朗、西村英輝……………18
4. 放射線療法と併用される化学療法・分子標的薬療法の理解
　　今村善宜、清田尚臣……………24

第2章
放射線療法、化学放射線療法の有害反応　［編集担当:佐々木良平］

1. 放射線療法に伴う有害反応　佐々木良平……………34
2. 放射線療法と併用される化学療法・分子標的薬療法の有害反応
　　今村善宜、清田尚臣……………41
3. 症例から学ぶ　放射線療法、化学放射線療法の有害反応
   - 口腔内粘膜反応　宮脇大輔……………47
   - 食道咽頭粘膜反応　江島泰生……………50
   - 嚥下障害　小松弘和……………52
   - 放射線皮膚炎　ノル・シャズリナ・スライマン……………56
   - 唾液分泌障害　上薗 玄……………57
   - 脱毛　西川 遼……………59
   - その他の晩期有害反応　石原武明……………61

第3章
チームで取り組む
頭頸部がんの治療と有害反応のケア
── 神戸大学医学部附属病院の取り組み　［編集担当:丹生健一、大月直樹］

1. 頭頸部がんの治療方針（ガイドライン）　丹生健一……………66
2. 各頭頸部がんの部位と解剖　大月直樹……………70
3. チームで取り組む 頭頸部がん治療　大月直樹……………73

4 頭頸部がん患者へのチーム医療──それぞれの職種の立場から
- ⓐ 頭頸部外科医　齋藤 幹…………75
- ⓑ 放射線腫瘍医　吉田賢史…………86
- ⓒ 腫瘍内科医　清田尚臣…………92
- ⓓ 歯科口腔外科医、歯科衛生士　南川 勉、西井美佳…………99
- ⓔ 看護師　國枝卓子…………114
- ⓕ 言語聴覚士　高橋美貴…………118
- ⓖ 管理栄養士　三ヶ尻礼子、脇田久美子…………130
- ⓗ 薬剤師　藤原尚子、志田有里…………138
- ⓘ 診療放射線技師、医学物理士　南 利明、赤坂浩亮、椋本成俊…………150

第4章 放射線療法、化学放射線療法の有害反応に対する看護　[編集担当:大田史江]

1 放射線療法、化学放射線療法を受ける患者のケアのポイント
- ⓐ 口腔粘膜炎のリスクアセスメントとケア　弦牧知佳…………156
- ⓑ 皮膚炎のリスクアセスメントとケア　中島貴子…………162
- ⓒ 疼痛に対するアセスメントとケア　久保百合奈…………168
- ⓓ 栄養管理に対するアセスメントとケア　片岡 忍…………173
- ⓔ 晩期有害反応とケア　山脇文恵…………178

2 放射線療法、化学放射線療法を受ける患者のケアの実際
- ⓐ がん放射線療法看護認定看護師・がん看護専門看護師の役割　大田史江…………184
- ⓑ 外来診察室でのケア　大田史江…………188
- ⓒ 治療室でのケア　加藤佐恵子、大田史江…………199
- ⓓ 病棟でのケア　西田郁子、國枝卓子…………205
- ⓔ 精神面(不安)への対応　田中幸江…………213
- ⓕ 小児に対するケア　鮎澤 香、石川由美香…………217
- ⓖ 患者の家族に対するケア　永冨宏明…………222
- ⓗ 患者の意思決定支援　藤原由佳…………229
- ⓘ がんサバイバーシップ　今西優子…………235

3 事例でわかるケアの実際
- ⓐ 中咽頭がんでセツキシマブ併用放射線療法を受けた患者への看護　田中まり…………241
- ⓑ 下咽頭がんで喉頭摘出後に放射線療法を受けた患者への看護
  　中西のりこ、國枝卓子…………250
- ⓒ 舌がん術後化学放射線療法を受けた患者の嚥下障害に対する看護　上岡美和…………254

執筆者一覧

編集

丹生健一	神戸大学医学部附属病院 耳鼻咽喉・頭頸部外科 教授　医師(耳鼻咽喉科専門医、がん治療認定医)
佐々木良平	同病院 放射線腫瘍科 特命教授　医師(放射線治療専門医)
大月直樹	同病院 耳鼻咽喉・頭頸部外科 准教授　医師(耳鼻咽喉科専門医、がん治療認定医)
大田史江	同病院 看護部　がん放射線療法看護認定看護師

執筆者(掲載順)

佐々木良平	前掲
西村英輝	神戸低侵襲がん医療センター　医師(放射線治療専門医)
松尾圭朗	神戸大学医学部附属病院 放射線腫瘍科　医師
今村善宣	同病院 腫瘍・血液内科　医師
清田尚臣	同病院 腫瘍・血液内科 助教　医師(がん薬物療法専門医・指導医)
宮脇大輔	同病院 放射線腫瘍科 助教　医師(放射線治療専門医、がん治療認定医)
江島泰生	同病院 放射線腫瘍科 特命講師　医師(放射線治療専門医、がん治療認定医)
小松弘和	同病院 耳鼻咽喉・頭頸部外科 特定助教　医師(耳鼻咽喉科専門医)
ノル・シャズリナ・スライマン	同病院 放射線腫瘍科　医師
上薗 玄	同病院 放射線腫瘍科　医師(放射線治療専門医)
西川 遼	同病院 放射線腫瘍科　医師
石原武明	同病院 放射線腫瘍科 特命助教　医師(放射線治療専門医)
丹生健一	前掲
大月直樹	前掲
齋藤 幹	神戸大学医学部附属病院 耳鼻咽喉・頭頸部外科 講師　医師(耳鼻咽喉科専門医、がん治療認定医)
吉田賢史	同病院 放射線腫瘍科 特命講師　医師(放射線治療専門医)
南川 勉	同病院 歯科口腔外科 助教　歯科医師(暫定教育医[歯科口腔外科]、日本口腔外科学会専門医)
西井美佳	同病院 歯科口腔外科　歯科衛生士(日本障害者歯科学会認定歯科衛生士)
國枝卓子	同病院 看護部　看護師
高橋美貴	同病院 リハビリテーション部　言語聴覚士
三ヶ尻礼子	同病院 栄養管理部　管理栄養士
脇田久美子	同病院 栄養管理部　管理栄養士
藤原尚子	同病院 薬剤部　薬剤師
志田有里	同病院 薬剤部　薬剤師(緩和薬物療法認定薬剤師)
南 利明	同病院 医療技術部放射線部門　診療放射線技師(放射線治療専門放射線技師、放射線治療品質管理士)
赤坂浩亮	同病院 放射線腫瘍科 特命助教　医学物理士
椋本成俊	同病院 放射線腫瘍科 特命技術員　医学物理士、診療放射線技師
弦牧知佳	神戸市立医療センター中央市民病院 看護部　がん放射線療法看護認定看護師
中島貴子	愛知県がんセンター中央病院 看護部　がん放射線療法看護認定看護師

久保百合奈	神戸大学医学部附属病院 看護部 がん性疼痛看護認定看護師	石川由美香	同病院 看護部 小児看護専門看護師
片岡 忍	神戸低侵襲がん医療センター 看護部 がん放射線療法看護認定看護師	永冨宏明	神戸大学医学部附属病院 看護部 家族支援専門看護師
山脇文恵	大津赤十字病院 看護部 がん放射線療法看護認定看護師	藤原由佳	同病院 看護部 がん看護専門看護師
大田史江	前掲	今西優子	同病院 看護部 がん看護専門看護師
加藤佐恵子	神戸大学医学部附属病院 看護部 看護師	田中まり	国立がん研究センター東病院 看護部 がん放射線療法看護認定看護師
西田郁子	同病院 看護部 看護師	中西のりこ	神戸大学医学部附属病院 看護部 看護師
田中幸江	西神戸医療センター 看護部 がん放射線療法看護認定看護師	上岡美和	同病院 看護部 摂食・嚥下障害看護認定看護師
鮎澤 香	筑波大学附属病院 看護部 がん放射線療法看護認定看護師		

第1章 放射線療法と併用療法の理解

1 がん放射線療法の現状
2 放射線療法の理解
3 高精度放射線療法
4 放射線療法と併用される化学療法・分子標的薬療法の理解

1 がん放射線療法の現状

がん罹患数の増加と医療の課題

　がんは、日本において1981年より死因の第1位となり、3人に1人ががんで亡くなっている。生涯のうちにがんに罹る可能性は、男性は2人に1人、女性は3人に1人と推測され、日本人にとって「国民病」といっても過言ではない。2010年のがん新規罹患数(推計)は約80.5万人、2012年のがんによる死亡数(実測値)は約36万人だったが、国立がん研究センターがん対策情報センターが公表した2014年のがん統計予測[1]では、新規罹患数は約88万2千人、死亡数は約36万7千人となっており、以前の数値と比べると罹患数は7万7千人増加しているが、死亡数はほぼ同じである。人口の高齢化が加速している現在、がん罹患数はさらに増えていくことが予想されるが、一方でがん医療の進歩に伴い死亡数は横ばい状態になるため、担がん状態で生活する人が今後も増えていくことが考えられる。では、それに見合う医療機関の数が整備されているかというと、必ずしも十分とはいえない現状である。

　今後急増が予想される高齢者のがんについては、ヒトが長生きした結果であること、裏を返せばがんになるまで長生きできたことをまず尊重し、そしてそのがんを大きな手術で克服できたとしても、そう遠くない将来、2番目や3番目のがんが発生してくるということなどを前提として、1人ひとりにあった対処方法をみつけていくという姿勢が大切になってくる。また、なるべく身体に侵襲を加えずに治療していくことや、がんと上手につきあっていく姿勢も望まれる。治療による負担(有害反応)を最小限にした低侵襲ながん治療の需要が、今後ますます期待されていくであろう。

放射線療法の現況と課題

　これまで、わが国で放射線療法が欧米のように広まらなかった要因の1つに、専門医の不足による適切な治療の普及の遅れ、教育者の不足による教育の不足などがあげられる。実際には、欧米では全がん患者のうち60％以上が放射線療法を受けるのに対し、わが国では2006年には25％と、欧米の半分以下しか受けていなかった(図1-1)。しかし、2010年には29％まで増加している。今後は飛躍的に

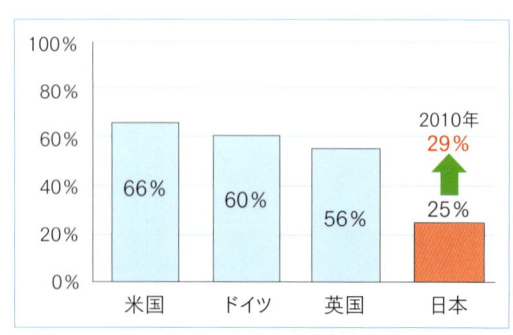

図1-1　がん患者のうち、放射線療法(併用も含む)を実施している患者数(2006年)

(2007年厚生労働省第3回がん対策推進協議会における中川恵一氏の資料をもとに作成)

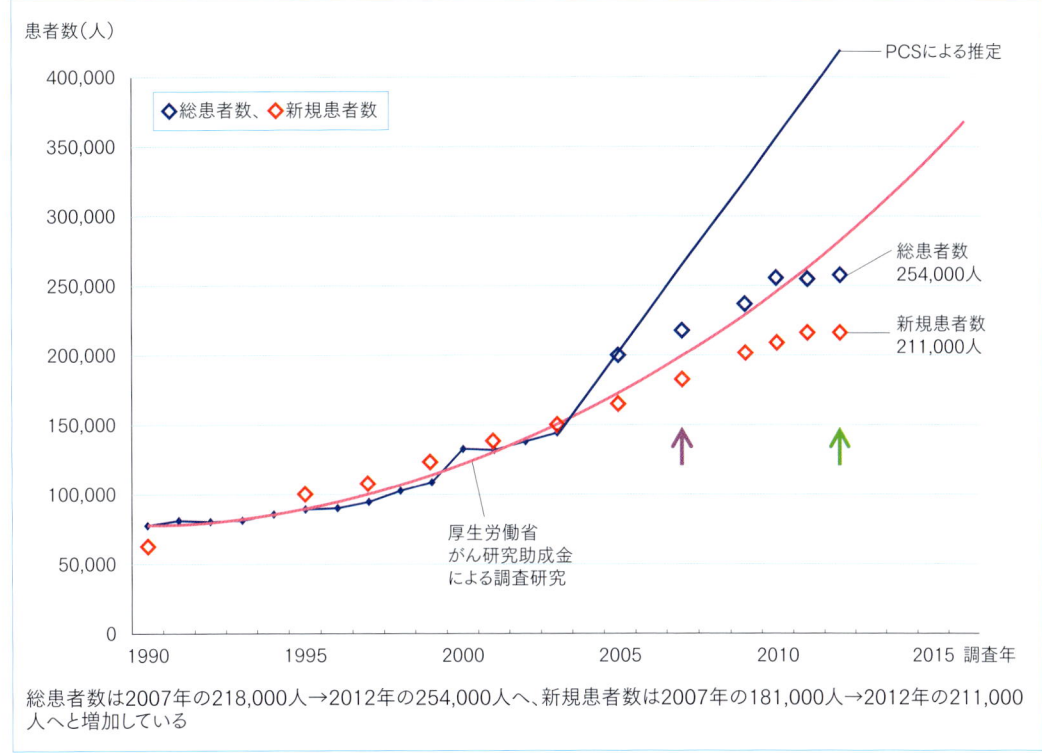

図 1-2　放射線療法を受ける患者数の推移（JASTRO定期的構造調査）

放射線療法を受ける機会が増加すると思われるが、そのためには、わが国の放射線療法の現況を振り返り、無理のない計画を立てて準備していく必要がある。

　米国と対比すると、わが国には放射線腫瘍（治療）医、医学物理士は約10分の1ほどの人数しかおらず、放射線療法を必要とする患者の増加に対応するには早急な養成が必要である。そのため文部科学省は、全国の大学院に選定した「がんプロフェッショナル養成プラン」により、人材育成を開始している。

　放射線療法は、全国的には構造（装備、人員）や診療内容の面で不備があるが、がん対策基本法の強力な支援を得て整備が進められている。これらを具体的に測定・分析する方法として、医療実態調査研究（patterns of care study；PCS）があり、1996年に厚生労働省がん研究助成金と米国PCSの支援を得て導入された。日本放射線腫瘍学会（Japanese Society for Therapeutic Radiology and Oncology；JASTRO）定期的構造調査は、施設規模による構造、過程、結果の顕著な差を観察し、EBM（evidence-based medicine）の国全体への浸透の状況もモニタリングでき、放射線療法の現況を知るためにたいへん有益である。この調査研究による放射線治療に関する定期的構造調査の結果を**図1-2**に示す[2]。

引用文献

1) 国立がん研究センターがん対策情報センター：2014年のがん統計予測.
http://ganjoho.jp/public/statistics/pub/short_pred.html
2) 手島昭樹ほか，JASTROデータベース委員会：全国放射線治療施設の2007年定期構造調査報告（第1報）．日本放射線腫瘍学会誌，21（3/4）：113-125，2009．

2 放射線療法の理解

放射線療法の基礎知識

(1) 医療で使われる放射線

　放射線とは、一般的には「空間もしくは物質を介してエネルギーを伝播するもの」と定義されている。したがって、広い意味では可視光線や赤外線も放射線の一種ということになる。しかし、医療で使われる放射線は、これらのうち"電離を起こすもの"と定義される。

　では、電離とは一体何だろうか？　物質は通常、原子核とそれを取り巻く軌道電子から構成されている（図2-1）。電離とは、放射線によるエネルギーによって、この電子が放出されることを指す（図2-2）。医療の現場で使われる放射線は、この電離作用を利用するものがほとんどであり、「電離放射線」と称されることもある。

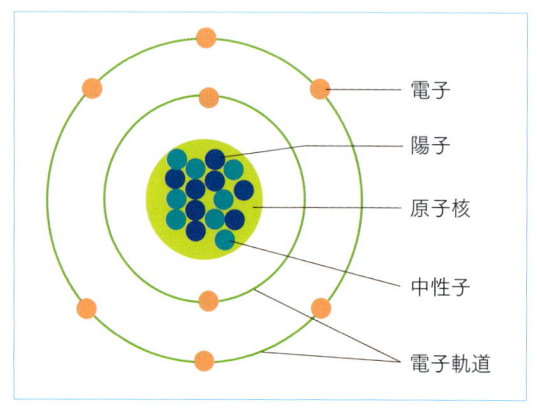

図2-1　物質の構成

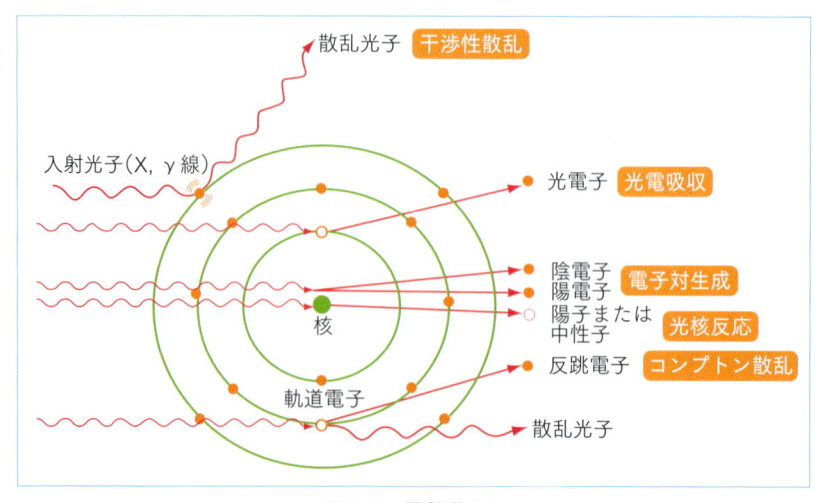

図2-2　電離作用

（西臺武弘：放射線医学物理学, 第3版, p.75, 文光堂, 2005を参考に作成）

❶電離により引き起こされる現象

人間の身体の中で電離が起きる、すなわち原子核の束縛から外れたフリーの電子が発生すると、それに引き続いて何が起こるのだろうか。

電子はマイナスの電荷をもった粒子であり、単体では非常に不安定である。人間の身体の大部分は水で構成されており、この電子はその水と反応して、水酸化ラジカル(OH・)を発生する。

水酸化ラジカルの発生は、放射線による電離作用により、体内の至るところに起こるが、これがDNAの存在する部位で発生し

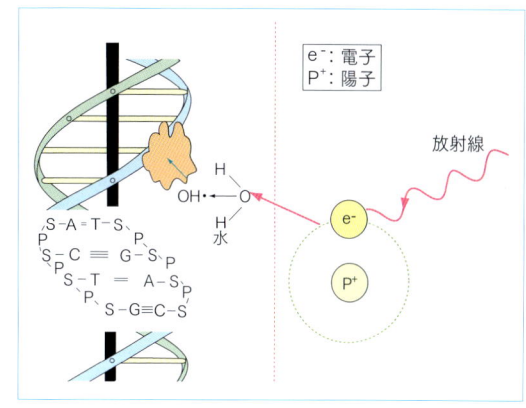

図2-3　DNA損傷

(Hall, E.J. [浦野宗保訳]：放射線科医のための放射線生物学，第4版，p.11，篠原出版，1995より改変)

た場合は、DNAに傷をつけてしまう(DNA損傷；図2-3)。DNAに損傷を受けた細胞は、その場で即座に細胞死に陥るわけではないが、次回の細胞分裂の際に正確なDNAの複製を行うことができず、それ以上細胞分裂することが不可能となり、死滅していく。

細胞分裂の周期は、細胞腫・がん腫によってさまざまなので、放射線を照射してすぐに急激に縮小する腫瘍もあれば、時間をかけてゆっくり縮小していく腫瘍もある。

❷放射線の種類

電離作用を有する放射線が医療で使用される放射線となるが、それにはいろいろな種類がある。医療者が耳にする一般的な放射線としては、次のようなものがあげられる。

- X線、γ(ガンマ)線
- 電子線、粒子線(陽子線)、重粒子線(炭素イオン線)

放射線はそれぞれに異なる性質をもち、病変の部位や腫瘍の種類などに応じて使い分けられる。通常のリニアック[*1]を用いて照射が可能な放射線はX線と電子線であり、粒子線、重粒子線の照射はごく一部の施設でのみ実施可能である。

γ線はコバルトやイリジウムなどの放射線同位元素から発生する放射線を指し、腔内照射や組織内照射に用いられる。

(2) 線量分布の基礎知識

人体に放射線を照射した場合、照射部位に放射線が均一に当たるわけではない。仙骨へ骨転移した腫瘍に放射線照射を行った場合に、どのような放射線の量が体内に分布するかを見てみよう。

背側の一方向から照射した場合(1門照射)を図2-4に示す。照射された背側では線量が高く、照射方向から離れるに従って線量が低くなることがわかる。放射線はこのように、体内で深くなればなるほど減衰していく。

❶放射線のエネルギーと線量分布

放射線は、そのエネルギーによって到達できる深度が異なる。リニアックにより高エネルギーで照射された放射線は体内の深くまで到達するが、エネルギーの低い放射線は、浅いところには

[*1]　リニアック：linear acceleratorの略称。医療用直線加速器。

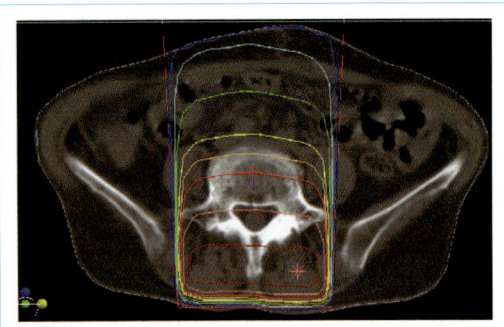

図2-4 放射線照射による線量の分布（仙骨転移）

照射された背側は暖色で示され、線量が高い。照射方向から離れるに従って寒色に変わり、線量が低くなることがわかる

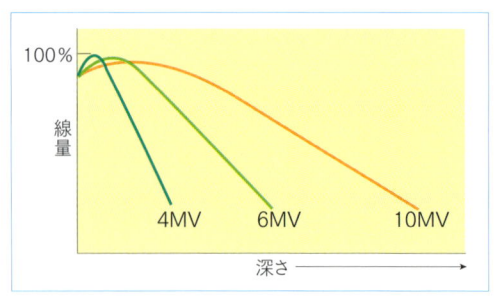

図2-5 放射線のエネルギーによる到達深度

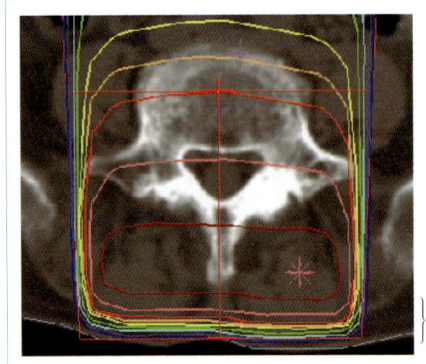

1方向から放射線を照射した場合、入り口に近い部分で線量が高くなるが、最も高くなるのは皮膚表面から数センチメートル奥に進んだ部位で、皮膚表面にはあまり多くの線量が照射されない。このように放射線の線量が最も高くなるまでに距離を要することをビルドアップという

図2-6 放射線入射部（図2-4）の拡大写真

届くが、あまり深くには届かない性質をもつ。

わが国の病院で使用されているリニアックでは、4MV（メガボルト）、6MV、10MVのエネルギーが使用されることが多く、エネルギーの値が高いほど深部に届くことになる（図2-5）。

❷ビルドアップ

仙骨転移に対する照射の例（図2-4）の、放射線の入射部を拡大したのが図2-6である。放射線は1方向のみから照射した場合、入り口に近い部分で線量が高くなるが、入射された皮膚が最も高くなるわけではなく、皮膚表面から数センチメートル奥に進んだ部位が最も高くなり、皮膚表面にはあまり多くの線量が照射されない。このように、放射線の線量が最も高くなるまでに距離を要することをビルドアップという。

皮膚は放射線に対して非常に弱い組織にもかかわらず、このビルドアップのおかげで、皮膚潰瘍が頻発することなく放射線療法を行うことが可能となっている。

❸散乱とビルドアップ

放射線は物質中を進むときに、物質を構成する原子と相互作用をしてエネルギーを放出する。リニアックから照射された放射線は、空気中を通過して人体に照射されるが、空気中は原子が非常に少ないため、放射線はあまり干渉を受けず、まっすぐに進むことができる。しかし、体内には多くの原子が存在し、さまざまな相互作用が生じる。その結果、放射線はあらゆる方向に散乱しながら、深部に進むに従って減衰していく。

線量分布はこれらの散乱の総和になるが、皮膚面は空気の方向からの散乱がないので、線量がいちばん高くなるのは皮膚直下よりも数センチメートル進んだところとなる（図2-7）。

❹電子線

放射線のエネルギー別の線量曲線（図2-5）を見てみると、エネルギーが低いとビルドアップが浅いので、頸部リンパ節など皮膚表面に近い腫瘍を有することが多い頭頸部腫瘍に対しては、

4 MVまたは6 MVのX線が選択されることが多い。しかし皮膚表面の病変に対しては、4 MVのX線でもビルドアップのため十分な線量が照射されない。そのためボーラス(線量分布を腫瘍の形に合わせて調整するための補正材)を置き線量を確保する方法が用いられることもある。

通常のリニアックでは、X線のほかに電子線を照射することが可能である。電子線はX線と比べて浅いところでエネルギーを放出し、深部までは届きにくいという性質がある(図2-8)。したがって、皮膚表面の病気や、逆に深部には照射したくない臓器(脊髄など)がある場合に使用される。

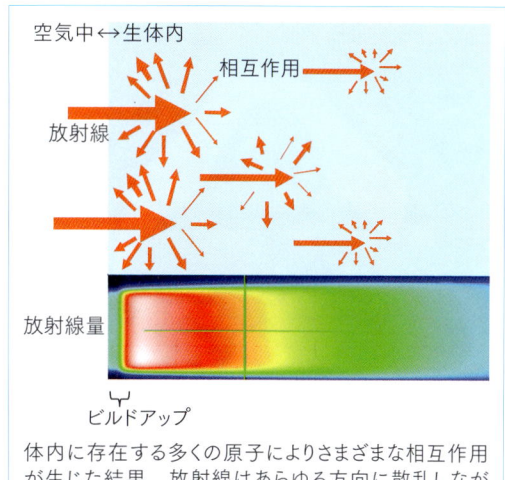

図2-7 散乱とビルドアップ

体内に存在する多くの原子によりさまざまな相互作用が生じた結果、放射線はあらゆる方向に散乱しながら、深部に進むに従って減衰していく

(3) 実際の照射での線量分布
❶ 通常照射

実際の照射で線量分布を考えてみよう。図2-9は下咽頭がんの患者のCT像で、原発巣、転移リンパ節、予防的照射を行う高リスク領域を示している。本症例に、左側方から照射(1門照射)した線量分布図が図2-10である。一方向だけからの照射では、腫瘍の存在部位、腫瘍が転移しやすい高リスク領域ともに均等な照射ができず、線量の低いところや、逆に不必要に高すぎるところが発生する。

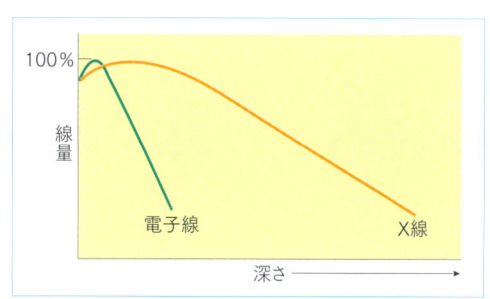

図2-8 X線と電子線の到達深度の比較

このような線量分布の不均一性を改善するために、実際の照射では左右の2方向からの照射(対向2門照射)を行うことが一般的である。対向照射を行うことで、深部では放射線の減衰による線量の低下を互いに補うことができる。また、皮膚表面に近い部位でも、ビルドアップによる線量の低下を対側からの照射により少し改善することができる(図2-11)。

❷ 強度変調放射線治療(IMRT)

上記の通常照射では、必要のない部位にも照射が行われてしまい、さまざまな有害反応が発生する。これを改善するために、強度変調放射線治療(intensity modulated radiation therapy; IMRT)という方法が用いられるようになってきた。

IMRTでは、1つの照射野をいくつもの小さなセグメント(部分)に分けて照射を行う。セグメントの中で、たくさん放射線を照射する部位と、少ししか照射しない部位をつくり、線量分布に強弱をつける。これを多方向から組み合わせることにより、全体として腫瘍と高リスク領域にたくさんの放射線を照射しつつ、リスクの低い部分や障害を発生しやすい部位の線量を下げることが可能となる(図2-12)。

IMRTは非常に複雑な治療計画を要し、体内の線量分布を正確に計算する必要があるため、高精度のコンピュータテクノロジーが必要となる。近年のコンピュータ技術の発展により、このよ

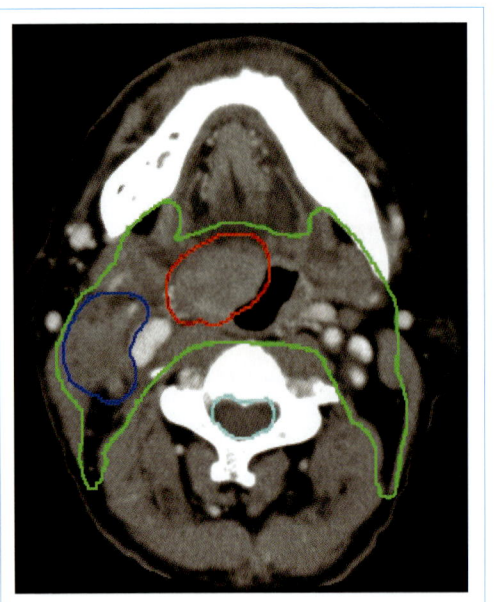

□:原発巣、□:転移リンパ節、□:予防的照射を行う高リスク領域

図2-9　下咽頭がん患者のCT像

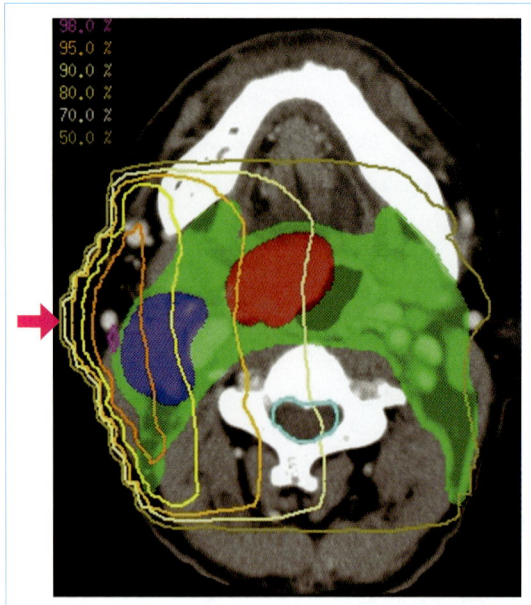

一方向だけからの照射では、腫瘍の存在部位、腫瘍が転移しやすい高リスク領域ともに均等な照射ができず、線量の低いところや、逆に不必要に高すぎるところが発生する

図2-10　1門照射の線量分布図（図2-9の症例）

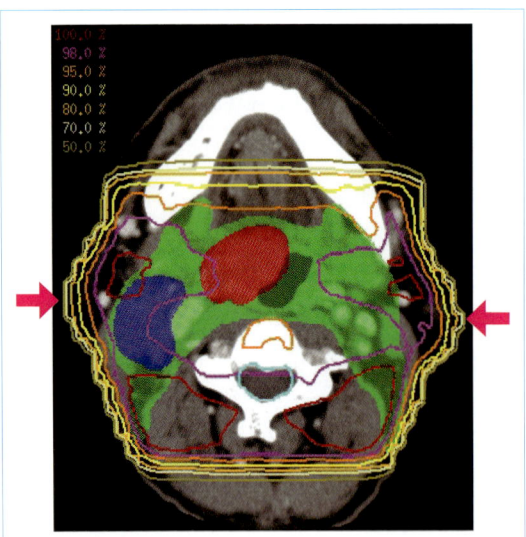

対向2門照射を行うことで、深部では放射線の減衰による線量の低下を互いに補うことができ、皮膚表面に近い部位はビルドアップによる線量の低下を対側からの照射により少し改善することができる

図2-11　左右対向2門照射の線量分布図（図2-9の症例）

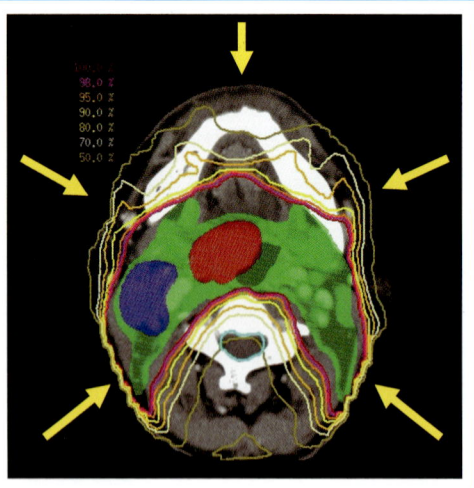

1つの照射野をいくつもの小さなセグメント（部分）に分けて、大量に放射線を照射する部位と少ししか照射しない部位をつくり、線量分布に強弱をつける。これを多方向から組み合わせて、腫瘍と高リスク領域に大量の放射線を照射しつつ、リスクの低い部分や障害を発生しやすい部位の線量を下げることが可能となる

図2-12　IMRTの線量分布図（図2-9の症例）

うな照射が可能となってきた。

(4) 頭頸部がんと体幹部腫瘍の皮膚線量の違い

　肺がんや食道がんのような体幹部腫瘍への放射線療法では、皮膚障害の程度は頭頸部に比べて軽度な場合が多い。一方で、頭頸部がんへの放射線療法では、皮膚の発赤や表皮剥離などが強くみられる。照射する線量は、体幹部でも頭頸部でも根治的治療の場合は60〜70 Gyという同様の線量を照射しているが、どこに違いがあるのだろうか。以下に考えられる原因を列記する。

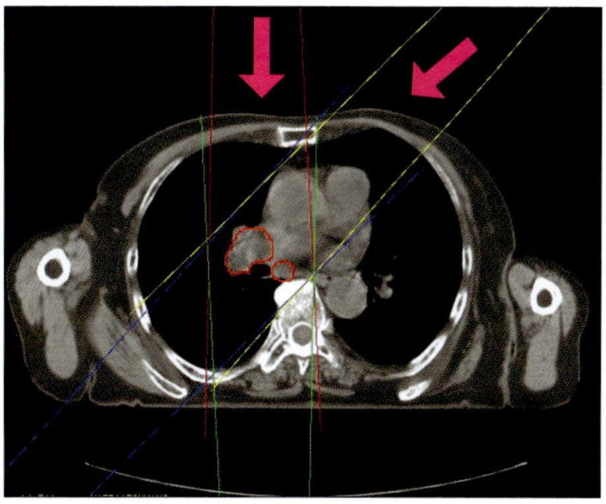

肺がんに対する前後対向2門照射と、斜め2方向からのブースト（追加）照射の重ね合わせ図
前後対向と斜入の照射野が皮膚面で重ならないため、皮膚面の線量を低減できる

図2-13　前後対向照射と斜め方向からの照射

❶ X線のエネルギーの違い

　体幹部放射線療法の場合は、頸部に比して深い部位を治療するため、10 MVなどの高エネルギーを利用される場合が多くみられる。一方、頭頸部においては、体厚が小さいため4 MVや6 MVのX線が利用される。先に示したとおり、エネルギーの低いX線ではビルドアップが小さいため、皮膚の線量が高くなる。

❷ 脊髄遮蔽（斜入照射）による皮膚面の線量低減

　通常の体幹部照射では前後対向照射を行い、後半は脊髄などの危険臓器を照射野から外すため、斜め方向からの照射へ変更することが多くみられる（図2-13）。照射の方向を変更することにより、皮膚面での線量も低減することができる。

　頭頸部がんにおいても、後半に脊髄などの危険臓器を照射野から外すため、照射する角度を変更する（図2-14）が、体厚が薄いため、角度を変えても、開始時と変更後での皮膚での重なりは避けられないことが多くみられる。

❸ 電子線照射による皮膚線量の増加

　頭頸部への照射では、高線量を照射できない脊髄などの危険臓器を避けて照射するため、電子線を併用する場合がしばしばみられる。前述のように、電子線はビルドアップが小さく、皮膚線量が高くなる。

❹ 体厚の不均質による線量分布の変化

　体幹部と異なり、頭頸部では体厚が大きく異なる部位が存在する。放射線は深部に行くほど減衰するので、体厚が厚いところでは線量は低くなるが、薄い部位では高線量が出現する。図2-15に示した下咽頭がんに対する左右対向照射の線量分布図では、体厚の小さい頤下付近では高線量域が発生し、逆に厚みのある後頸部では線量の低下がみられる。

　上記のように、頭頸部は非常に複雑な形状をしており、放射線の線量分布はどうしても不均質となってしまう。最近のIMRTなどの技術進歩により、これらの不均質を極力抑える工夫が発展しているが、皮膚炎、咽頭喉頭粘膜炎などの障害は避けることができない。これらの不可避の有害反応の発生の軽減を図るために、それぞれの有害反応の特徴と対応策を熟知することは非常に重要と考えられる。

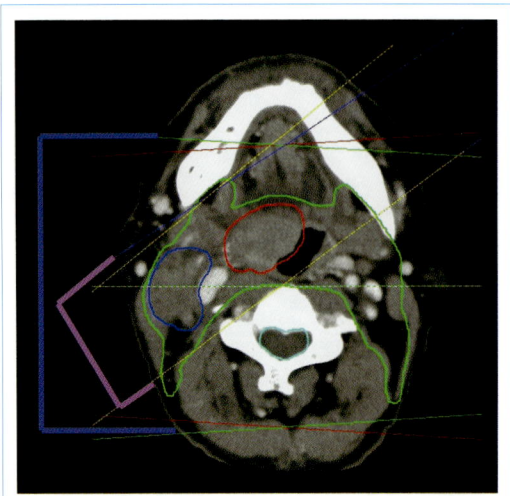
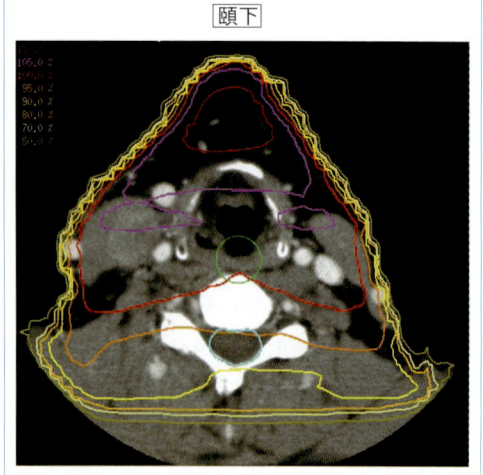

□:照射開始時、□:後半ブースト(追加)時
頭頸部は体厚が薄いため、角度を変えても、ブーストの照射野が開始時の照射野と重なるのは避けられないことが多い

体厚の小さい頤(おとがい)下付近では高線量域が発生し、逆に厚みのある後頭部では線量の低下がみられる

図2-14 頭頸部がんに対する照射開始時と後半ブースト時の照射範囲

図2-15 下咽頭がんに対する左右対向照射の線量分布図

疾患のアウトライン

(1) 喉頭がん

❶疾患のアウトラインと放射線療法の目的・意義

　喉頭・咽頭の構造を**図2-16**に示す。喉頭がんは、その発生部位により、声門がん、声門上がん、声門下がんに分けられる。声門上はリンパ流が豊富であり、声門上がん患者の25〜50％に頸部リンパ節転移がみられる。声門はリンパ流が乏しく、局所に限局していればリンパ節転移を起こすことはまれであるが、声門上や声門下へ進展すれば、リンパ節転移の頻度は上がってくる。声門下に発生するがんは、まれである。

　早期のT1〜2N0(Ⅰ期、Ⅱ期)[*2]の喉頭がんは、手術単独でも放射線単独療法でも治癒の可能性が高いが、発声機能の温存などのQOLの観点から、放射線療法が選択されることが多い。

　局所進行症例に対しては手術が選択される場合が多いが、T3症例では化学放射線療法を積極的に適応して、喉頭温存率を向上させる試みもなされている。

❷放射線療法の方法(図2-17)

　Ⅰ期、Ⅱ期の声門がんは、頸部リンパ節領域に対する予防的照射は一般に必要とされない。声門がんT3症例やⅠ〜Ⅲ期の声門上がんについては、頸部リンパ節領域の予防的照射を考慮すべきで

[*2] 病期のTNM分類:腫瘍の進行度(T分類)は、1、2、3、4の4段階で示される。頸部リンパ節転移(N分類)は、0、1、2、3の4段階で示される。遠隔転移(M分類)は、0、1の2段階で示される。総合された病期は、Ⅰ期、Ⅱ期、Ⅲ期、Ⅳ期の4段階に分類する。一般的に、Ⅰ期、Ⅱ期は早期がん、Ⅲ期、Ⅳ期は進行がんと評価される。

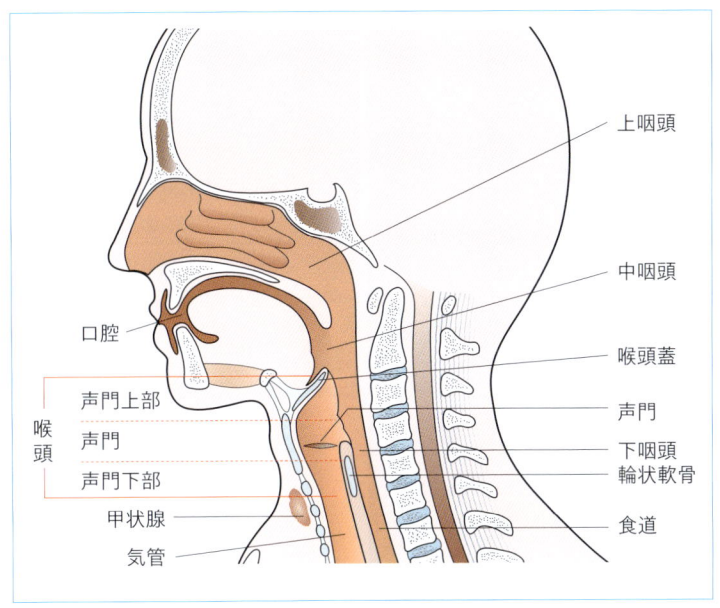

図2-16　喉頭・咽頭の構造

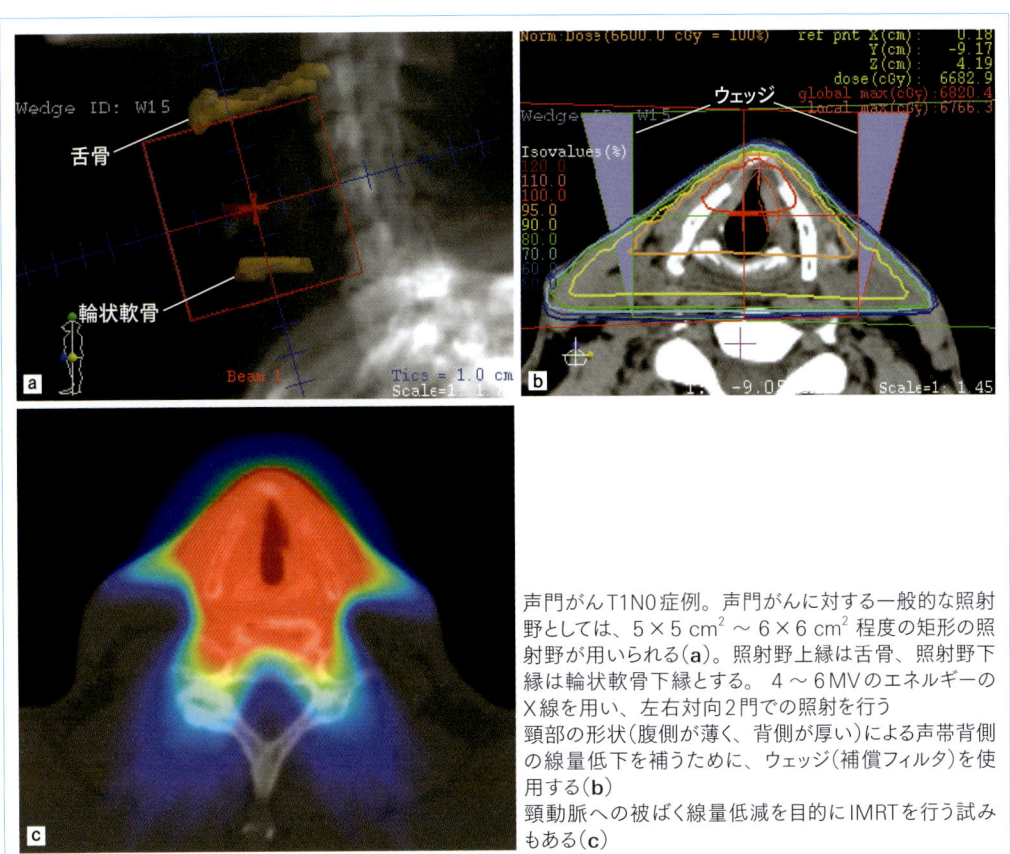

声門がんT1N0症例。声門がんに対する一般的な照射野としては、5×5 cm² ～ 6×6 cm² 程度の矩形の照射野が用いられる(**a**)。照射野上縁は舌骨、照射野下縁は輪状軟骨下縁とする。 4 ～ 6MVのエネルギーのX線を用い、左右対向2門での照射を行う

頸部の形状(腹側が薄く、背側が厚い)による声帯背側の線量低下を補うために、ウェッジ(補償フィルタ)を使用する(**b**)

頸動脈への被ばく線量低減を目的にIMRTを行う試みもある(**c**)

図2-17　声門がんの代表的な照射法

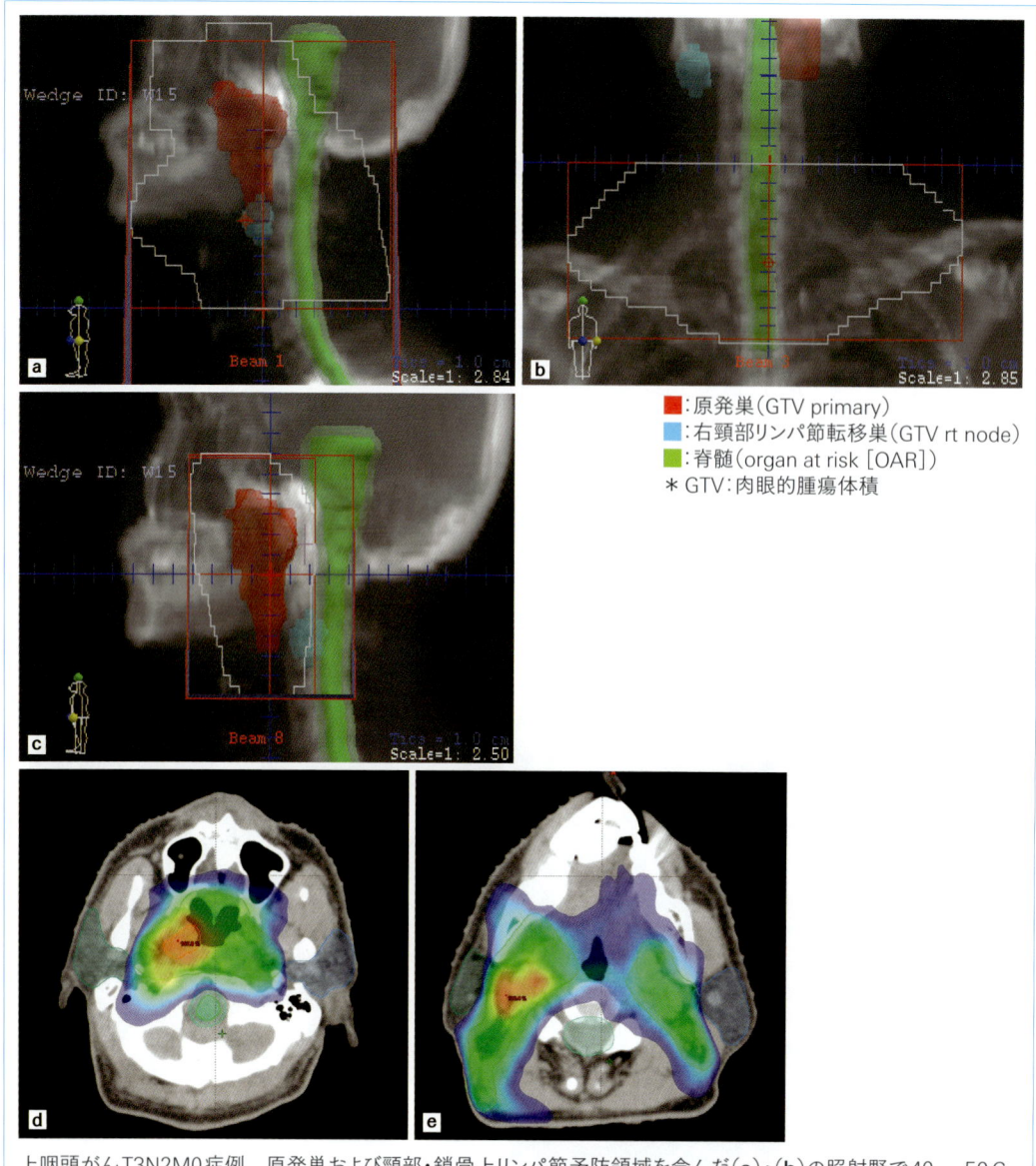

上咽頭がんT3N2M0症例。原発巣および頸部・鎖骨上リンパ節予防領域を含んだ(a)・(b)の照射野で40〜50 Gyまで、原発巣に絞った(c)の照射野で70 Gyまで照射を行う。唾液腺や脊髄への線量を低減しつつ、腫瘍および予防領域へ十分量の放射線照射を行うために、IMRTによる放射線療法が行われることもある(d)・(e)

図2-18　上咽頭がんの代表的な照射法

ある。

　放射線療法の線量は、1回2 Gy（グレイ）の通常分割では60〜70 Gyの総線量として照射することが一般的であるが、局所制御率の向上をめざして過分割照射[*3]を用いることもしばしばある。

[*3]　過分割照射：1日に2回以上照射を行う多分割照射法の1つ。1回線量を下げて有害反応（副作用）の発生頻度を抑え、合計線量を増加させることを目的として行われる。ほかに、加速分割照射、加速過分割照射がある。

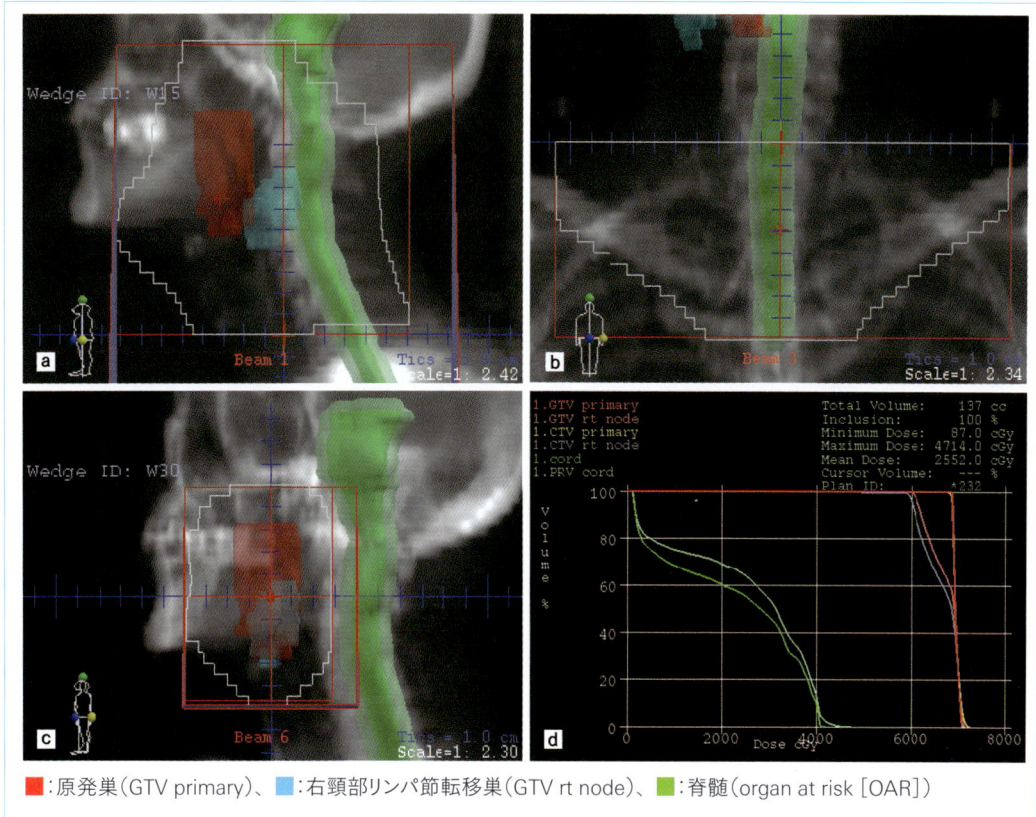

■：原発巣（GTV primary）、■：右頸部リンパ節転移巣（GTV rt node）、■：脊髄（organ at risk [OAR]）

扁桃がん（中咽頭がん）T3N2bM0症例。原発巣および頸部・鎖骨上リンパ節予防領域を含んだ(a)・(b)の照射野で40～50Gy（40～44Gy以降は後頸部は電子線を用いる）まで、原発巣と腫大リンパ節に絞った照射野で60Gyまで、原発巣に絞った(c)の照射野で70Gyまで照射を行う。(d)はDVH（dose volume histgram；線量・体積ヒストグラム）。原発巣（赤線）には70Gy前後の高線量が照射され、脊髄の線量（緑線）は50Gy以下に抑えられていることがわかる

図2-19　中咽頭がんの代表的な照射法

（2）上咽頭がん

❶疾患のアウトラインと放射線療法の目的・意義

　上咽頭がんは、他の頭頸部扁平上皮癌と異なり、喫煙や飲酒との因果関係が少なく、EBウイルスとの関連性が多いことが知られている。初期病変では無症状のことが多く、発見時にすでに局所が進行していたり、頸部リンパ節転移を有する症例が多い。頭蓋底に接するため外科的切除は一般に困難であり、病期によらず放射線療法が第一選択である。

　上咽頭がんは化学療法にも感受性が高く、Ⅱ期以上では化学放射線療法が標準治療である。他の頭頸部悪性腫瘍に比して局所・頸部リンパ節転移とも根治率が高く、長期生存が期待できるため、晩期有害反応[*4]に注意する必要がある。近年、IMRTによる有害反応の低減が期待されている。

[*4]　晩期有害反応：治療直後ではなく、数カ月から数年後に出現する有害反応（副作用）。回復が難しいことが多い。

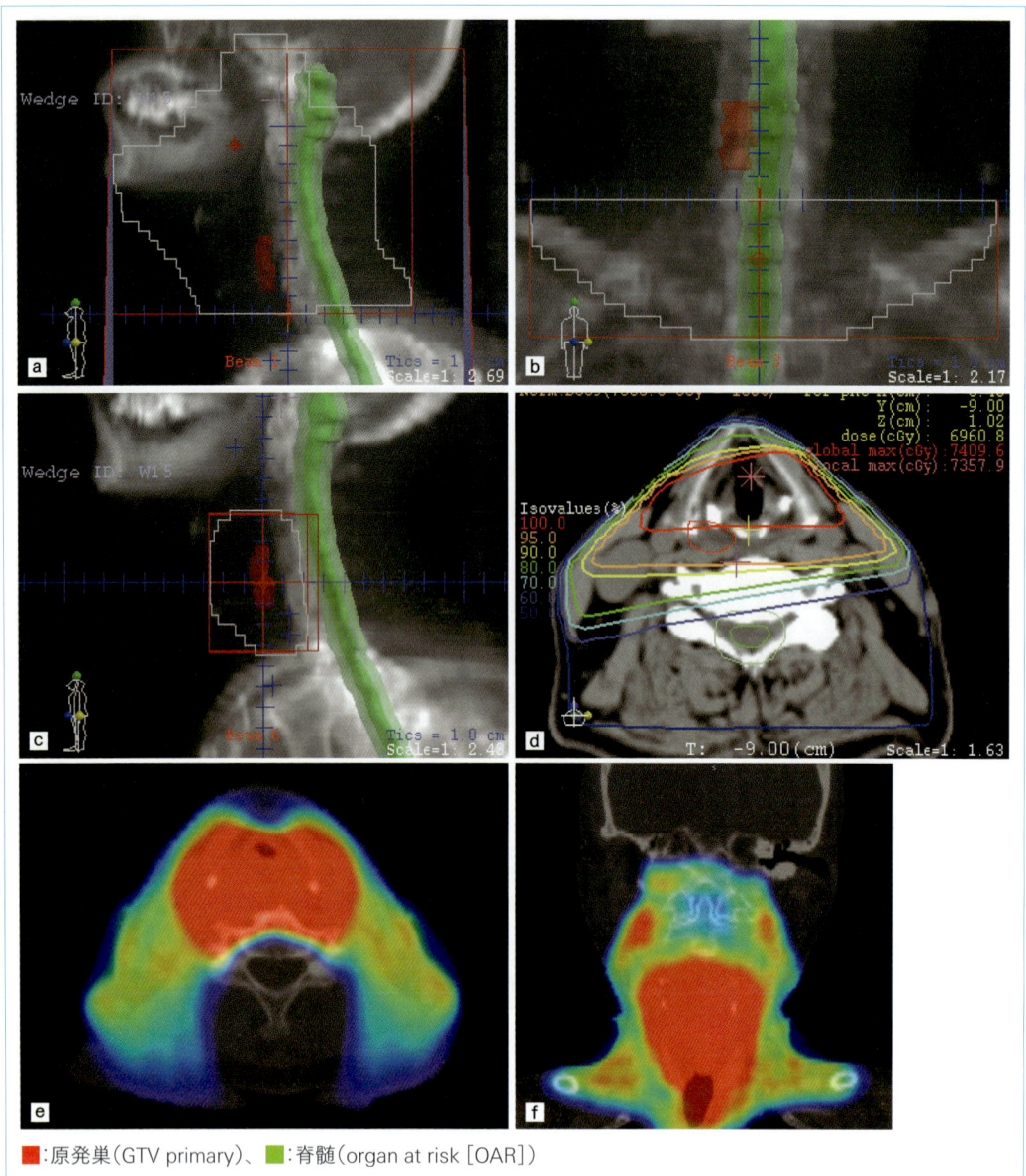

■:原発巣(GTV primary)、■:脊髄(organ at risk [OAR])

下咽頭がんT2N0M0症例。原発巣および頸部・鎖骨上リンパ節予防領域を含んだ(a)・(b)の照射野で40 Gyまで、原発巣に絞った(c)の照射野で70 Gyまで照射を行う。(d)は下咽頭原発巣レベルの線量分布。唾液腺や脊髄への線量を低減しつつ、腫瘍および予防領域へ十分量の放射線照射を行うために、IMRTによる放射線療法が行われることもある(e)・(f)

図2-20　下咽頭がんの代表的な照射法

❷放射線療法の方法

　放射線の照射範囲は通常、頭蓋底から鎖骨窩までの頸部リンパ節領域を含めた広い照射野から始め、途中で照射野を縮小し、原発巣およびリンパ節転移巣に対しては60〜70 Gyの照射が行われる(**図2-18**)。

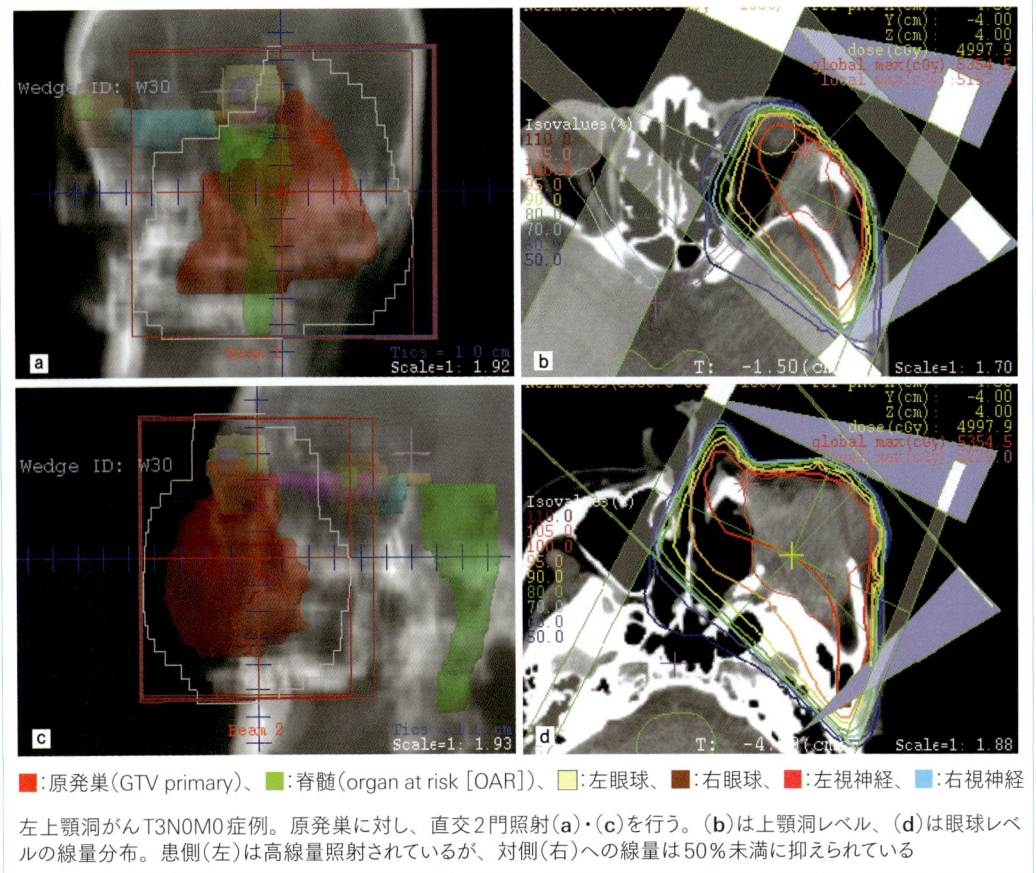

■:原発巣（GTV primary）、■:脊髄（organ at risk [OAR]）、□:左眼球、■:右眼球、■:左視神経、■:右視神経

左上顎洞がんT3N0M0症例。原発巣に対し、直交2門照射（**a**）・（**c**）を行う。（**b**）は上顎洞レベル、（**d**）は眼球レベルの線量分布。患側（左）は高線量照射されているが、対側（右）への線量は50％未満に抑えられている

図2-21　上顎がんの代表的な照射法

（3）中咽頭がん

❶疾患のアウトラインと放射線療法の目的・意義

中咽頭は、前壁（舌根、喉頭蓋谷）、側壁（口蓋扁桃、扁桃窩、口蓋弓）、後壁、上壁（軟口蓋下面、口蓋垂）の亜部位に分けられる。

近年の中咽頭がんの治療は、全般的には臓器・機能温存に優れた化学放射線療法が中心になってきた。Ⅰ期、Ⅱ期では、手術と放射線療法の成績は同等で、機能形態温存の観点からも、どちらも有用な治療法といえる。切除可能なⅢ期、Ⅳ期の病変に対しても、手術および再建法の進歩により術後機能は以前に比較して改善してきたが、最近では化学放射線療法が第一選択とされることが多くなってきた。

❷放射線療法の方法

放射線療法の照射範囲は通常、両側頸部リンパ節（から鎖骨上窩）までの頸部リンパ節領域を含めた広い照射野から始め、途中で照射野を縮小し、原発巣およびリンパ節転移巣に対しては60～70Gyの照射が行われる（**図2-19**）。早期の扁桃がんなどでは、照射野を患側に限定し得る場合もある。

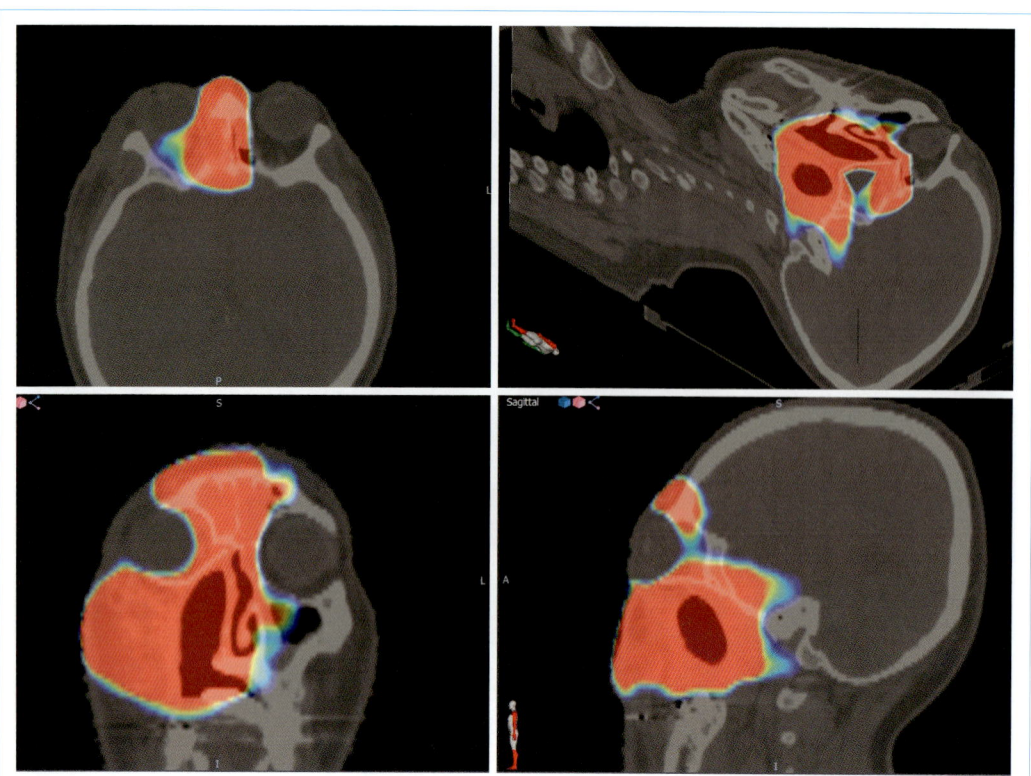

眼球・脳・脳幹への線量を低減しつつ、上顎洞および副鼻腔領域への照射を行うために、IMRTによる放射線療法が行われることがある。本症例ではIMRTにより、眼球・脳・脳幹への線量を低減しつつ、上顎洞・鼻腔・篩骨洞への均質な高線量照射を実現している

図2-22 上顎がんの強度変調放射線治療（IMRT）

（4）下咽頭がん

❶疾患のアウトラインと放射線療法の目的・意義

下咽頭は、輪状後部、梨状陥凹、咽頭後壁の3亜部位からなる。症状が出現しにくい部位であり、進行がんとして発見されることが多く、また転移の頻度も高いため、頭頸部がんの中で最も予後が不良である。また、他の頭頸部がんや食道がんの同時性・異時性重複がんの合併頻度が高い（10〜20％）のも特徴である。

T1〜2では局所に関して根治を望める疾患であり、治癒した場合の発声と嚥下機能温存の意義は大きい。T1〜2N0では、根治的放射線療法あるいは根治的化学放射線療法が第一選択となる。切除可能な進行がんに対しては、手術と術後（化学）放射線療法によって治療される場合が多い。切除不能な下咽頭がんに対しては、化学放射線療法が第一選択となる。

❷放射線療法の方法

放射線療法の照射範囲は通常、咽頭後リンパ節から鎖骨窩までの頸部リンパ節領域を含めた広い照射野から始め、途中で照射野を縮小し、原発巣およびリンパ節転移巣に対しては60〜70 Gyの照射が行われる（**図2-20**）。

（5）上顎がん
❶疾患のアウトラインと放射線療法の目的・意義
　上顎がんでは、リンパ節転移、遠隔転移の頻度は少なく、局所制御の可否が生命予後を左右する。拡大手術により生じる顔面欠損は、患者のQOLを著しく低下させる。局所制御向上と手術範囲の縮小による機能形態温存のため、すべての進行期において放射線療法が必要とされる。

　眼球などの周囲臓器の放射線感受性が高く、また局所進行例が多いため、放射線単独療法で用いられることは少なく、わが国では三者併用療法（手術療法、放射線療法、動注化学療法）が一般的であるが、未だ標準治療は確立されていない。動注化学療法に使用する薬剤の投与量や投与経路、手術と放射線療法のタイミングなどは、施設毎にさまざまである。最近では超選択的動注化学療法を併用した放射線療法（±手術）で、以前より良好な局所制御が可能となっている。

❷放射線療法の方法
　前方と側方からの直交2門照射が一般的である（図2-21）。その場合は、鉛ウェッジ（補償フィルタ）を用いて、線量の深部への確保を図る。最近では、近接する眼球や視神経が受ける線量を低減させる目的でIMRTを適応する機会も多くなりつつある（図2-22）。線量に関しては施設によって差があるが、三者併用療法の場合、50 Gy/25回程度を用いる施設が多く、化学放射線療法では60〜70 Gyの照射が行われる。

＊

　放射線療法はその目的（根治的照射、緩和的照射など）に応じて、総線量や治療期間、分割方法はさまざまである。また根治的照射であっても、疾患の種類や部位、その進行程度（病期）によっても総線量や照射範囲は異なっている。さらに、どのような線種（X線、電子線、粒子線）を用いるか、どのような照射法（1門照射、対向2門照射、IMRTなど）を用いるかによっても線量分布は大きく異ってくる。これらについて正しく理解していることが、放射線療法を受ける患者の看護ケアには不可欠であると考える。

3 高精度放射線療法

高精度放射線療法とは

　高精度放射線療法とは、従来の放射線療法(三次元原体照射)に比べて、より照射のターゲットに放射線を集中させた治療を、専用の固定具や機器を用いて行う放射線治療のことである。主に、強度変調放射線治療(intensity modulated radiation therapy ; IMRT)と定位放射線治療(stereotactic radiation therapy ; SRT)を含む概念と理解される。

(1) 強度変調放射線治療(IMRT)
❶強度変調放射線治療とは
　従来の三次元原体照射を発展させた治療法で、リスク臓器に近接した腫瘍や複雑な形状の腫瘍に対しても、均一で十分な放射線を照射することを可能にした治療法である。

　通常、放射線療法では1～4門程度の照射門から放射線を照射する。従来の放射線療法では、各照射門から照射される放射線のビームは一定であったが、IMRTでは各照射門から均一なビームではなく、強弱を調整した不均一ビームを照射する。照射門からのビームにどのような強弱をつけるか、それぞれの照射門にどの程度の放射線を割り当てるかは非常に複雑で、コンピュータを用いて治療計画を立案する(逆方向治療計画[インバースプラン]という；図3-1)。

　放射線療法の線量計算は非常に複雑であり、IMRTのための最適化計算は高度な演算処理を要するが、コンピュータ技術の進歩により一般臨床に普及しつつある。IMRTでは、従来の照射方法では困難であった馬蹄形の照射野や、照射野の内部に強弱をつけた照射(標的内同時ブースト法[simultaneous integrated boost])といった複雑な照射が可能となる(図3-2)。

❷適応
　IMRTは2008年4月より、頭頸部腫瘍、中枢神経系腫瘍、前立腺がんに対して保険適応となった。2010年4月からはすべての限局性固形悪性腫瘍に対して保険適応となったが、現状ではIMRTを実施可能な施設は限られ、また施設内での施行可能な症例数にも限りがあるため、先立って保険適応となった頭頸部腫瘍、中枢神経系腫瘍、前立腺がんが主にIMRTの対象となっている。

　頭頸部領域の腫瘍は、その複雑なターゲットの形状やリスク臓器との関係から、IMRTのよい適応となり得る(図3-3)。

❸有害反応の低減
　これまでの頭頸部放射線療法において、最も頻度の高い合併症として、唾液腺の機能障害による口腔内乾燥があげられる。口腔内乾燥は会話や嚥下の妨げとなるうえ、う歯やそれに引き続く

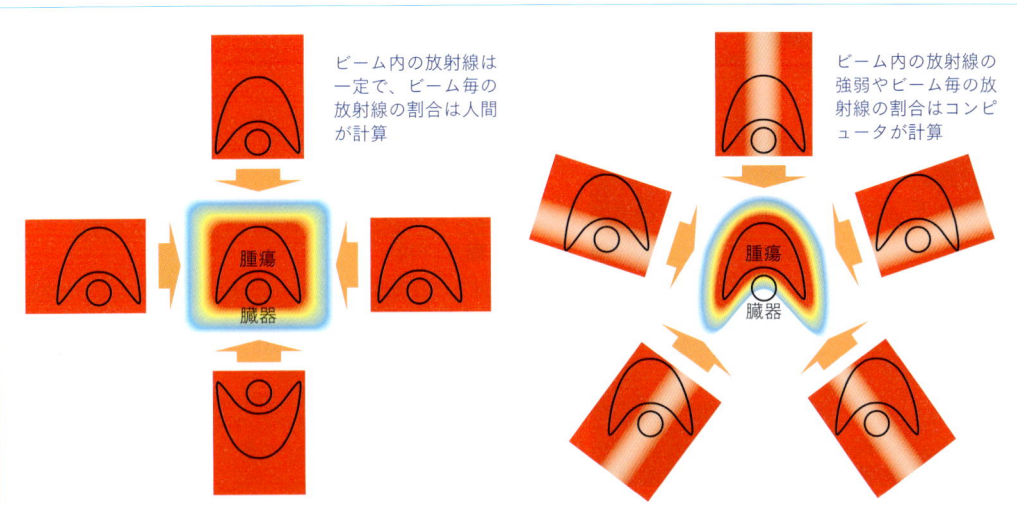

a)従来の照射方法(三次元原体照射法)
周囲の臓器にも多くの放射線が照射されてしまう

b)強度変調放射線治療(IMRT)
周囲の臓器を避けた複雑な線量分布を実現できる

従来の照射方法では、照射野内は均一な放射線を照射することしかできなかった。IMRTでは、照射野内の放射線に強弱をつけることで、より腫瘍の形状に一致した線量分布を得ることができる。腫瘍とリスク臓器が近接する場合でも、十分な量の線量を処方することが可能となる

図3-1 従来の照射方法(三次元原体照射法)と強度変調放射線治療(IMRT)の比較

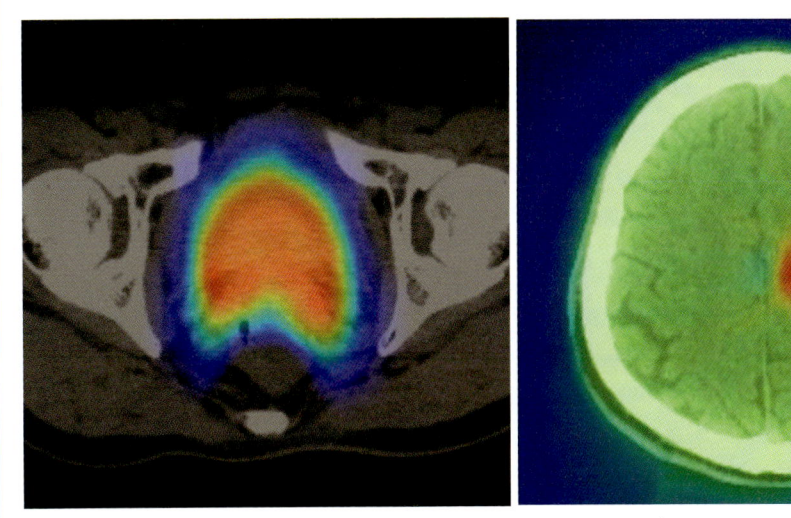

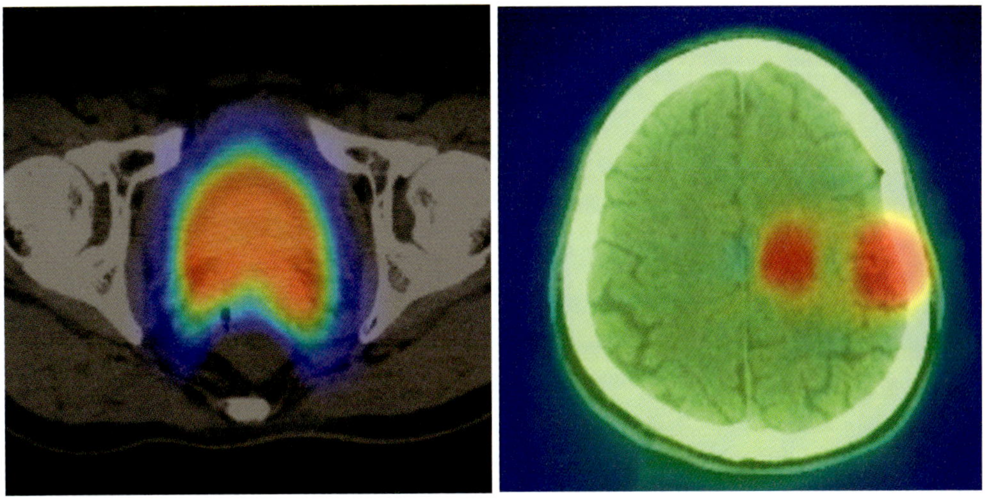

a)馬蹄形の照射野(前立腺がん)に対する照射 　　b)標的内同時ブースト法

IMRTを用いることで、従来の照射方法では困難であった馬蹄形の照射野(a)に対する照射が実現できる。標的内同時ブースト法とは、照射野の中に均一な線量を保ちつつ、一部分にのみ、より高い線量を投与する方法である。(b)は転移性脳腫瘍に対する標的内同時ブースト法の一例で、脳全体には均一に1回2Gyの照射を行いつつ、腫瘍の部分には1回3.6Gyとより高い線量を投与している

図3-2 強度変調放射線治療(IMRT)で可能となった線量分布の例

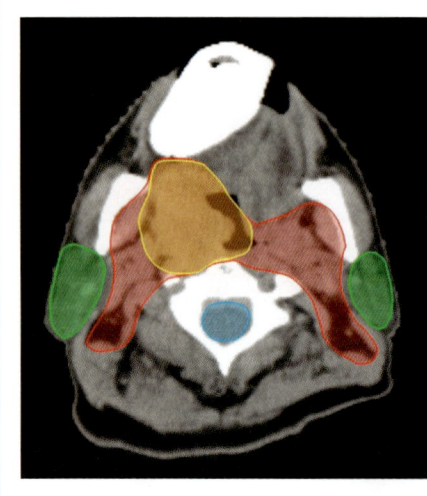

■:照射を行う予防域(計画標的体積; PTV)、■:原発腫瘍、
■:脊髄、■:耳下腺

頭頸部領域では複雑な形状のターゲットに加え、複数のリスク臓器が周囲に存在する。従来の照射方法では、脊髄に当たる放射線量を減らすために、ターゲットに照射する放射線量を一部妥協したり、ターゲットに十分な放射線を当てるために、耳下腺への放射線量が増えることを許容せざるを得なかった
(IMRTと従来の照射方法の線量分布の違いは**図3-4**を参照。なお、口腔内には、歯科金属冠からの散乱線の影響を軽減するためにマウスピースを装着している)

図3-3 中咽頭がんでの強度変調放射線治療(IMRT)のターゲットおよびリスク臓器

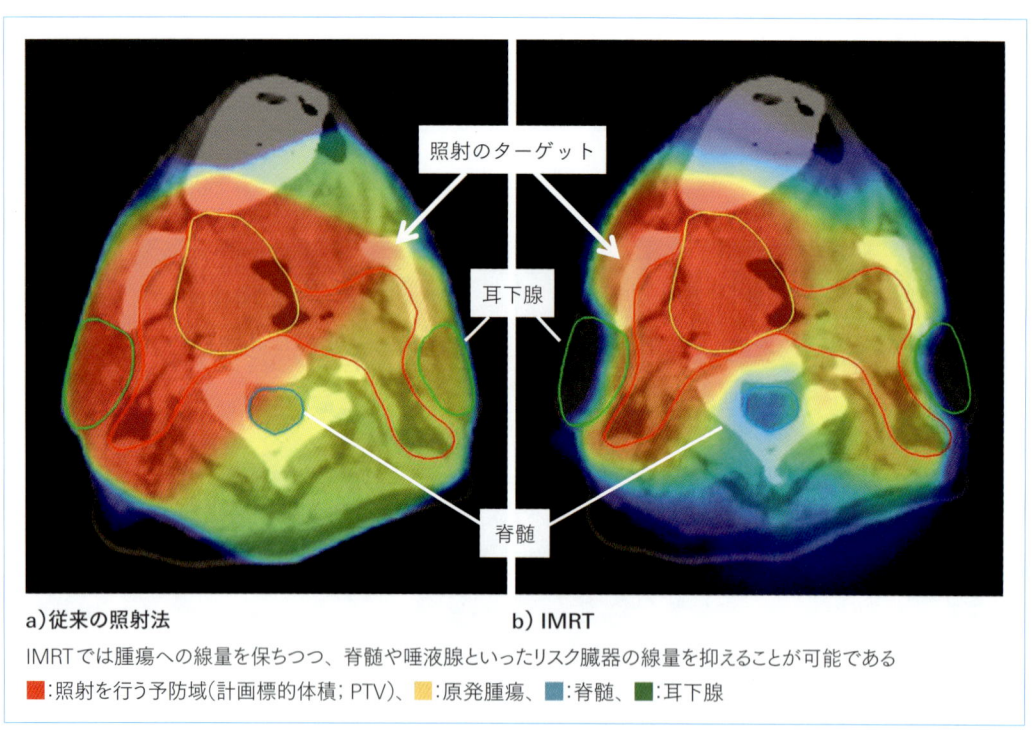

a) 従来の照射法　　　　　　　　　b) IMRT

IMRTでは腫瘍への線量を保ちつつ、脊髄や唾液腺といったリスク臓器の線量を抑えることが可能である
■:照射を行う予防域(計画標的体積; PTV)、■:原発腫瘍、■:脊髄、■:耳下腺

図3-4 従来の照射方法と強度変調放射線治療(IMRT)の線量分布の違い

顎骨壊死の原因ともなる。IMRTを用いて唾液腺への放射線量を低減することで(**図3-4**)、治療後の口腔内乾燥を改善させ、治療後も患者のQOLを保つことができる(**図3-5**)。

(2) 定位放射線治療(SRT)
❶ 定位放射線治療とは
　小腫瘍に対して、局所制御の向上と周囲臓器への有害反応の低減を目的に、多方向から照射す

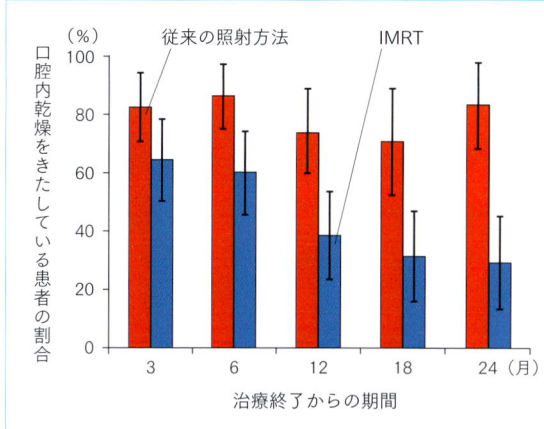

図3-5 強度変調放射線治療(IMRT)による有害反応分布の例(口腔内乾燥)の軽減

(Nutting, C.M. et al. : Parotid-sparing intensity modulated versus conventional radiotherapy in head and neck cancer (PARSPORT) : a phase 3 multicentre randomised controlled trial. Lancet Oncol, 12 (2) : 127-136, 2011より改変)

る技術と照射する放射線を病変に正確に照射する技術の両者を満たすものであり、従来の照射方法よりも大線量を短期間に照射することを目的としている。照射回毎に画像を撮影して位置のずれ(固定精度)を確認し、治療の精度が保たれていることを確認する必要がある。

❷適応

腫瘍径の小さな肺腫瘍や肝腫瘍が一般的な適応となる。頭頸部領域では、主に再照射の場合や、一部の原発性腫瘍が適応となり得るが、いずれも明確な適応基準が確立されておらず、症例毎の検討が必要である。

高精度放射線療法で用いる治療装置

高精度放射線療法を実施可能な放射線治療装置について解説する。

(1) 一般的なリニアック

従来の三次元原体照射もIMRTも可能な汎用機である。搭載されたマルチリーフコリメータを用いて強度変調を行う。照射門の角度を固定して照射を行うIMRTに加え、照射門を回転させながら照射を行う回転型強度変調放射線治療(volumetric modulated arc therapy ; VMAT)と呼ばれる技術が施行可能な機体もあり、より短い時間での治療が可能となる(図3-6)。

(2) トモセラピー

ヘリカルCTの技術を応用して、独自のバイナリーコリメータを使用してIMRTを施行する装置であり、IMRT専用の治療装置である。上記の一般的なリニアックと異なり、寝台自体が動くことや、位置決め用CT(mega voltage CT ; MVCT)が撮影可能なことが特徴である。従来のIMRTに比べて、より複雑な形状の腫瘍に対しても線量集中性の高い治療が可能になると期待される(図3-7)。

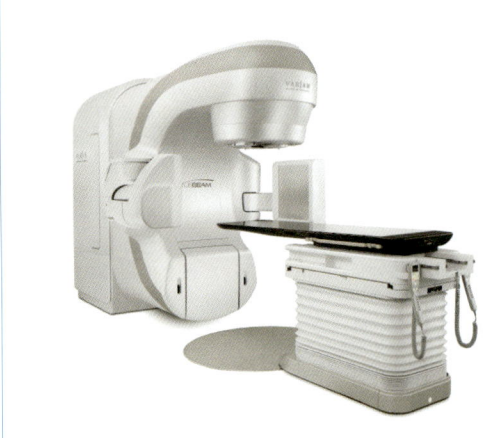
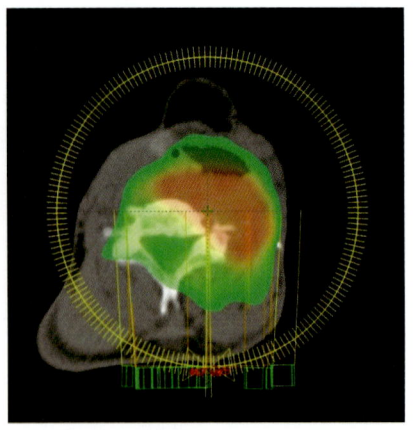

a) トゥルービーム外観　　　　　　　　b) VMATの治療計画

トゥルービーム(a)は、従来の照射方法(3D-CRT)も強度変調放射線治療(IMRT)も可能な汎用機である。ガントリーが360度回転しながらIMRTを行うVMATと呼ばれる照射技術を施行可能な機体もある(b)はVMATの治療計画で、照射野を取り囲むような黄色の円はガントリーの軌道を示している

図3-6　一般的なリニアック

（画像提供：バリアン メディカル システムズ）

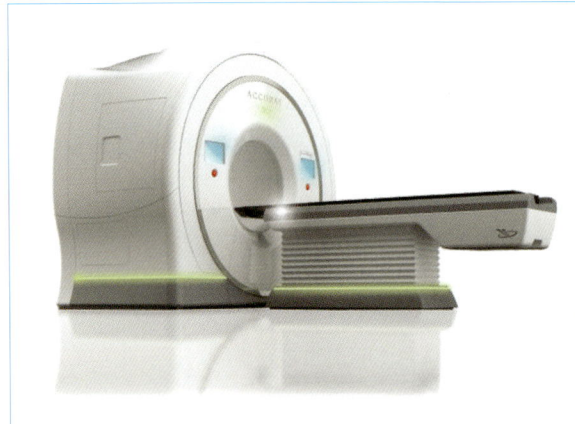

CTのような円筒形の装置の中に射出口があり、回転しながらコリメータを調節する（放射線の射出口の形状を調整する）ことで、強度変調放射線治療(IMRT)を行う

図3-7　トモセラピー

（画像提供：日本アキュレイ）

(3) サイバーナイフ

　工業用のロボットアームを応用し、あらゆる方向から腫瘍に集中的に放射線を照射可能なSRT専用の治療装置である。X線モニターによる位置照合システムにより、放射線治療中の患者の位置のずれをコンピュータが自動的に補正し、高い照射精度を実現している。1平面の360度方向ではなく、三次元的に多方向からの照射を行うことにより、より腫瘍に集中しての高精度放射線療法が可能となる(図3-8)。

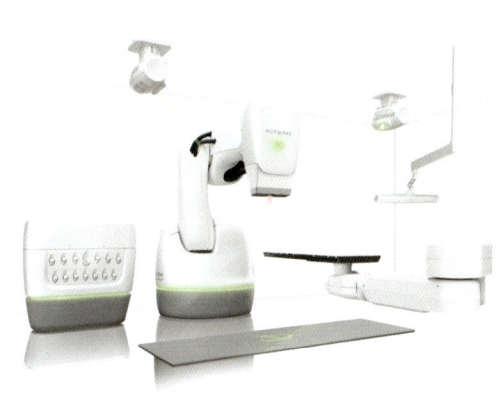
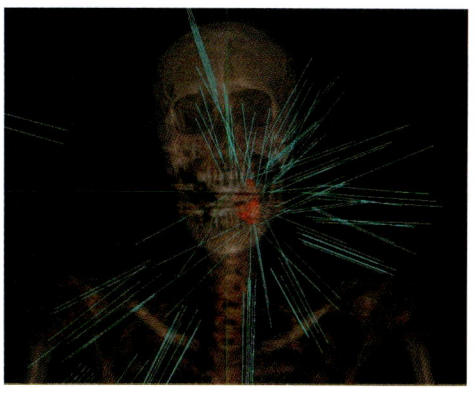

a) サイバーナイフ外観　　**b) ターゲットに対するビームの3D表示**

サイバーナイフ(**a**)は、ロボットアームの先端にガントリーヘッドが装着されている。あらゆる角度から腫瘍に対して集中的に放射線を照射する
(**b**)はビームの3D表示で、中咽頭左側の病変(赤)に対してあらゆる角度からビーム(青のラインで表示されている)が照射されている

図3-8　サイバーナイフ

(画像提供：日本アキュレイ)

今後の方向性

　IMRTを用いることで、従来よりも有害反応の少ない放射線療法を行ったり、従来では十分な放射線量を照射することのできなかった症例にも治療を行うことができるようになった。放射線療法における高精度放射線療法の割合は、今後も増加していくことが予想される。

　しかし、IMRTは従来の放射線療法に比べて、腫瘍への線量集中性と近接臓器への線量を低下させることによって治療効果比の向上が期待される一方で、固定のずれや患者の体厚の変化に伴う位置のずれ等の影響を受けやすく、逆に治療成績の低下や有害反応の増加を引き起こす可能性も含んでいるため、各施設で固定精度や治療プランを十分に検討する必要がある。

　また、IMRTは通常の放射線療法に比べて、治療を提供する医療側には、治療計画や精度検証に多くの時間やマンパワーがかかるため、どのような疾患、症例に対してIMRTを適応していくかに関しては、十分に検討しつつ、適応を拡大していく必要がある。

4 放射線療法と併用される化学療法・分子標的薬療法の理解

　頭頸部がんは、発見時にはすでに進行していることも多く、予後は不良である[1]。その組織型は扁平上皮癌が約90％と大多数を占める。また、頭頸部は多臓器の集合体であり、頭頸部がんの原発部位は、口腔、鼻・副鼻腔、上咽頭、中咽頭、下咽頭、喉頭、唾液腺に大別され、この原発部位によって治療方針や予後は異なる。さらに、頭頸部は発声、嚥下、咀しゃくなどの重要な機能を果たしているため、これらの機能温存を考慮した非外科的治療の重要性が増している。このため、頭頸部がんを治療するうえでは、①組織型、②原発部位、③病期、④根治切除術の適応、⑤咽喉頭機能の温存の希望、などを総合的に判断して、治療方針を決定する。

　本稿では、最も部位別頻度の高い口腔、中咽頭、下咽頭、喉頭を中心とする頭頸部扁平上皮癌に対する化学放射線療法の役割について解説する。また、頭頸部がんにおいて使用できる分子標的薬であるセツキシマブ（アービタックス®）を併用した放射線療法の役割や、導入化学療法、ヒトパピローマウイルス（human papillomavirus；HPV）についても触れる。なお、有害反応に関する詳細は、p.41［放射線療法と併用される化学療法・分子標的薬療法の有害反応］の項を参照されたい。

頭頸部扁平上皮癌に対する化学放射線療法

　頭頸部扁平上皮癌に対する化学放射線療法（chemo-radiotherapy；CRT）は、大きく分けて、①咽喉頭機能の温存、②切除不能な局所進行がんの治癒、③術後再発予防、の3つの目的で行われる。①や②の場合を根治的化学放射線療法、③の場合を術後補助化学放射線療法と呼ぶ。

　局所進行がんに対する根治的化学放射線療法は、化学療法（抗がん薬）と放射線療法を同時併用することが標準的である。化学放射線同時併用療法（concurrent chemo-radiotherapy；CCRT）が放射線単独療法より優れていることは、多くの臨床試験の結果やメタ解析の結果で証明されている[2-5]（表4-1）。このため、前述の①から③の場合にも、化学放射線同時併用療法が行われる。

　なお、セツキシマブ併用放射線療法の有効性は、局所進行がんに対して証明されているが[6,7]、術後再発予防に対する効果は証明されていない。

表4-1　放射線単独療法に比較して放射線療法に化学療法を併用することの有用性を検討したメタ解析（MACH-NC）[3]

化学療法併用のタイミング	リスク軽減	5年生存割合の絶対値の差	有意差（p値）
放射線療法終了後に併用	−6％	1％	なし
放射線療法開始前に併用	4％	2.4％	なし
放射線療法と同時併用	19％	6.5％	あり（＜0.0001）
全体	10％	4.5％	あり（＜0.0001）

以下に、それぞれの場合における重要な臨床試験を抜粋して述べる。

(1)咽喉頭機能の温存を目的とした局所進行がんに対する化学放射線療法

喉頭や下咽頭の局所進行がんに対して、咽喉頭機能の温存を目的とした非外科的治療の検討が進んでいる。

RTOG91-11試験[4](表4-2)では、喉頭全摘出術が必要になるようなⅢ期、Ⅳ期の喉頭がん患者を対象に、シスプラチン(CDDP) 100mg/m²を3週毎に3回、放射線療法(RT)と同時併用する化学放射線療法(CDDP＋RT療法；図4-1)と、シスプラチンとフルオロウラシル(5-FU)による導入化学療法(CDDP＋5-FU；PF療法)を行った後に放射線療法を行う治療法、そして放射線単独療法の3つの治療法を比較している。

その結果、2年喉頭温存割合はCDDP＋RT療法が88%であり、導入化学療法→放射線療法の75%、および放射線単独療法の70%に比較して有意に良好であった。このため、咽喉頭機能の温存を目的とする非外科的な標準治療はCDDP＋RT療法といえる。

切除可能な局所進行がんに対して、外科的治療とCDDP＋RT療法のいずれを選択するかは、患者と治療成績、希望、社会背景などを含めてよく話し合ったうえで、最終的に決定すべきである。

表4-2　喉頭温存希望例における化学放射線療法の試験結果(RTOG91-11試験)[4]

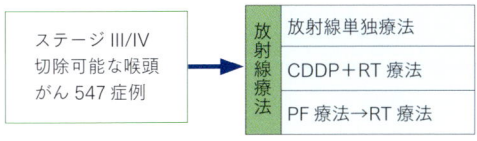

治療法	2年喉頭温存割合(%)	有意差(p値)
放射線単独療法	70	—
CDDP＋RT療法	88	あり(0.005)
PF療法→RT療法	75	なし(0.27)

赤字は有意差あり
CDDP：シスプラチン、RT：放射線療法、PF：シスプラチン＋フルオロウラシル

表4-3　切除不能局所進行例における化学放射線療法の試験結果(INT-0126試験)[5]

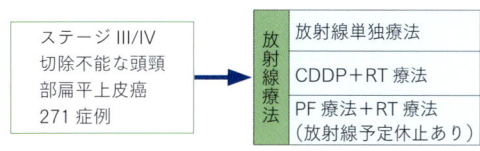

治療法	3年生存割合(%)	有意差(p値)
放射線単独療法	23	—
CDDP＋RT療法	37	あり(0.014)
PF療法＋RT療法	27	なし

赤字は有意差あり
CDDP：シスプラチン、RT：放射線療法、PF：シスプラチン＋フルオロウラシル

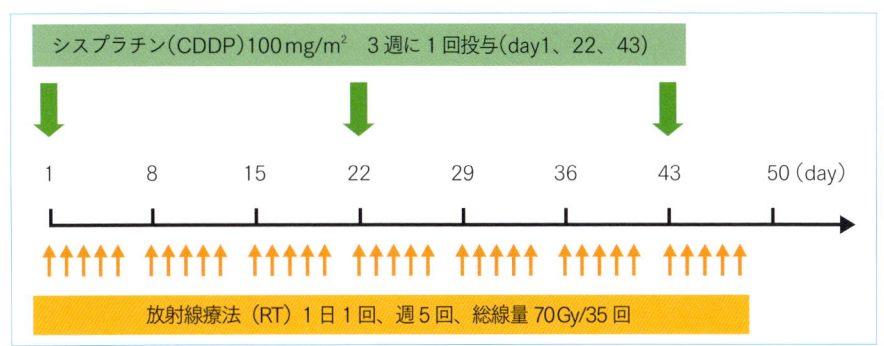

図4-1　シスプラチン(CDDP)＋放射線療法(RT)のシェーマ

(2)切除不能な局所進行がんに対する化学放射線療法

明らかな遠隔転移が認められなくても、以下のような所見を認めた場合には、切除不能例として、非外科的治療が選択されることが多い。

- ●技術的に根治切除困難な場合：頸動脈浸潤、椎前筋浸潤、ルビエールリンパ節転移(咽頭後部リンパ節転移)
- ●根治性が乏しい場合：N3（≧6 cm）、鎖骨上リンパ節転移
- ●機能予後(嚥下、発声など)が不良な場合：広範囲な中咽頭がん(T4)

このような切除不能な局所進行がんに対する化学放射線療法の有用性は、Intergroup0126(INT-0126)試験で示されている[5]（表4-3）。この試験では、放射線単独療法と、シスプラチン＋フルオロウラシルを予定休止のある放射線療法と同時併用する治療法(PF＋RT療法)、CDDP＋RT療法の3つの治療法を比較している。その結果、3つの治療法の中で、CDDP＋RT療法は3年生存割合が37％と他の治療法に比べて有意に良好であった。このため現在では、切除不能な局所進行がんに対しても、CDDP＋RT療法が標準的に行われている。

(3)局所進行がんに対するセツキシマブ併用放射線療法

EGFR（epidermal growth factor receptor；上皮成長因子受容体）は、HER-1としても知られる膜貫通性糖蛋白であり、頭頸部扁平上皮癌の90％以上で発現している。セツキシマブは、EGFRに結合することにより細胞増殖を阻害し、細胞死を誘導するIgG1抗EGFRキメラ抗体であり、放射線療法との併用効果が証明されている。

セツキシマブ併用放射線療法(セツキシマブ＋RT療法；図4-2)の有用性は、中下咽頭・喉頭のⅢ期、Ⅳ期の局所進行がんに対するセツキシマブの放射線療法への上乗せ効果を検証する臨床試験で示されている[6, 7]（表4-4）。この結果を受けて、2012年12月にセツキシマブはわが国でも頭頸部がんに対して適応追加された。

なお、本試験の対象であるⅢ期、Ⅳ期の局所進行がんに対して、セツキシマブ併用放射線療法と化学放射線療法のいずれが優れているかは、現時点で不明である。しかし、CDDP＋RT療法を代表とする化学放射線療法は多くの臨床試験の結果やメタ解析の結果で証明されており、最も標準的な治療法である。実地臨床では、シスプラチンの毒性(腎機能低下、末梢神経障害、難聴など)や輸液管理に伴う既往症の増悪(心不全や脳血管障害など)といったシスプラチン使用上の注意点を

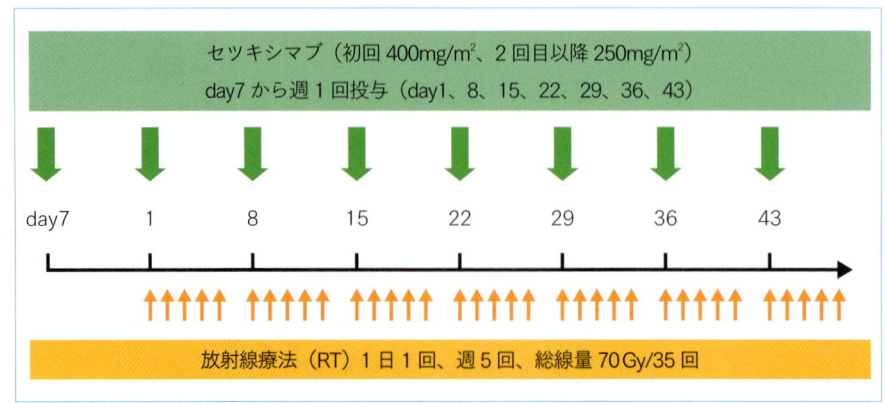

図4-2　セツキシマブ＋放射線療法(RT)のシェーマ

表4-4 局所進行例におけるセツキシマブ併用放射線療法の試験結果[6, 7]

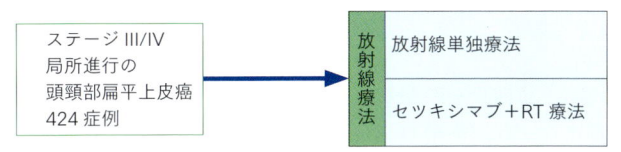

ステージⅢ/Ⅳ 局所進行の頭頸部扁平上皮癌 424症例 → 放射線療法 { 放射線単独療法 / セツキシマブ＋RT療法 }

治療法	2年無増悪生存割合（％）	3年生存割合（％）	5年生存割合（％）
放射線単独療法	37	45	36
セツキシマブ＋RT療法	46	55	46
有意差（p値）	あり（0.006）	あり（0.03）	あり（0.018）

RT：放射線療法

表4-5 術後化学放射線療法の意義を検証した第Ⅲ相臨床試験の結果

試験名	治療法	局所再発割合（％）	無病生存割合（％）	生存割合（％）
EORTC22931試験[8]（5年）	放射線単独療法	31	36	40
	CDDP＋RT療法	18	47	53
有意差（p値）		あり（0.007）	あり（0.02）	あり（0.04）
RTOG95-01試験[9]（3年）	放射線単独療法	33	36	47
	CDDP＋RT療法	22	47	56
有意差（p値）		あり（0.01）	あり（0.04）	なし（0.09）

赤字は有意差あり
CDDP：シスプラチン、RT：放射線療法

考慮して、セツキシマブ＋RT療法の適応を検討することが多い。

（3）術後再発予防を目的とした化学放射線療法

Ⅲ期、Ⅳ期の局所進行頭頸部扁平上皮癌で根治切除術が実施された場合でも、再発率は高く、予後不良である。術後病理検査所見の検討から、以下に示す①から⑥の再発リスク因子が同定されており、そのリスクに応じて適切な術後補助療法の追加が必要である。

● 再発リスク因子

① 顕微鏡的断端陽性（浸潤がんが切除断端から5 mm未満）

② リンパ節転移の節外浸潤陽性

③ 多発頸部リンパ節転移（2個以上）

④ 神経周囲浸潤

⑤ 中咽頭がん・口腔がんにおけるレベルⅣ（下内深頸リンパ節）やレベルⅤ（副神経リンパ節）へのリンパ節転移

⑥ 血管塞栓像

①や②は再発高リスク因子とされ、CDDP＋RT療法による術後補助化学放射線療法の有用性が、EORTC22931試験とRTOG95-01試験、およびその統合解析[8-10]で示されている（表4-5）。

表4-6　TPF療法による導入化学療法の意義を検証した第Ⅲ相臨床試験の結果

試験名	導入化学療法	局所治療	無病生存割合 ハザード比 [95％CI]	全生存割合 ハザード比 [95％CI]	コメント
TICC[14]（Spanish study）n＝439 ステージⅢ/Ⅳ、M0（切除不能例）	なし	CDDP＋RT療法	―	―	統計学的解析手法に問題あり Per protocol集団（n＝355）の解析ではTPF療法の上乗せ効果あり
	PF療法	CDDP＋RT療法	0.91 [0.69–1.20]	0.98 [0.72–1.33]	
	TPF療法	CDDP＋RT療法	0.91 [0.69–1.20]	1.11 [0.83–1.49]	
DeCIDE[15] n＝285 N2/3、M0	なし	THFX療法	―	―	併用レジメンが一般的でない 症例集積不足（検出力不足）中咽頭以外でも上乗せ効果なし N2c-3で上乗せ効果？
	TPF療法	THFX療法	0.76 [0.51–1.12]	0.91 [0.59–1.41]	
PARADIGM[16] n＝145 T3/4、N2/3、M0	なし	CDDP＋RT療法	―	―	併用レジメンが両群で異なる 症例集積不足（検出力不足）中咽頭以外でも上乗せ効果？ N2b-3でも上乗せ効果なし
	TPF療法	CBDCA＋RT療法 ドセタキセル水和物＋RT療法	1.07 [0.59–1.92]	1.09 [0.59–2.03]	
GSTTC[17]（Italian study）n＝421 ステージⅢ/Ⅳ、M0	なし	PF＋RT療法 セツキシマブ＋RT療法	―	―	2×2のfactorial design TPF療法の上乗せ効果あり セツキシマブ群で上乗せ効果大？ 中咽頭以外で上乗せ効果？
	TPF療法	PF＋RT療法 セツキシマブ＋RT療法	0.73 [0.57–0.94]	0.72 [0.55–0.96]	

PF：シスプラチン＋フルオロウラシル、TPF：ドセタキセル水和物＋シスプラチン＋フルオロウラシル、CDDP：シスプラチン、RT：放射線療法、THFX：ドセタキセル水和物＋ヒドロキシウレア＋フルオロウラシル＋放射線療法（150cGy）、CBDCA：カルボプラチン

また、③から⑥は再発中間リスク因子とされ、シスプラチンによる化学放射線療法の放射線単独療法に対する上乗せ効果は明らかにされておらず、放射線単独療法が現在行われている。

一方、①から⑥の再発リスク因子を1つも有さない場合には、手術単独でも5年局所再発割合は10％であり、5年生存割合も83％と非常に良好であるため、術後補助療法は省略可能とされる。

導入化学療法

導入化学療法（induction chemotherapy；ICT）とは、根治的治療に先行して行う化学療法のことであり、目的は主に、①腫瘍縮小による手術回避（喉頭機能の温存）の可能性を探る、②局所進行がんの予後を改善させる、の2つがあげられる。

喉頭機能の温存を目的とする場合（①）の導入化学療法は、化学放射線療法とともに標準治療の1つである[11-13]。

一方、治療強度を高めて局所進行がんの治療成績の向上を目的とする場合（②）の導入化学療法は、これまで複数の第Ⅲ相臨床試験が行われてきたが、有用性に関して明確な結論は出ていない（表4-6）[14-17]。現時点では、個々の患者背景を考慮して、慎重に適応を判断すべきと考える。なお、当院では現在のところ、化学放射線療法だけでは非常に予後が不良と考えられるようなT4bやN3の患者を中心として、導入化学療法の適応を多職種カンファレンスで検討している。

なお、導入化学療法を行うのであれば、推奨レジメンはシスプラチンとフルオロウラシルにド

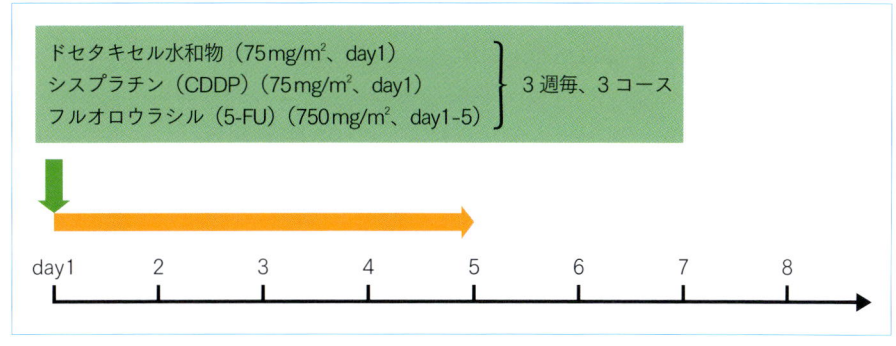

図4-3 ドセタキセル水和物＋シスプラチン＋フルオロウラシルの3剤併用療法（TPF療法）のシェーマ

表4-7 導入化学療法の3剤併用療法の意義を検証した第Ⅲ相臨床試験の結果

	試験名	導入化学療法	局所治療	3年無増悪生存割合(%)	3年生存割合(%)
局所進行症例対象	TAX323試験[18]	TPF療法	RT単独	17	37
		PF療法	RT単独	14	26
	有意差(p値)			あり(p＝0.007)	あり(p＝0.02)
	TAX324試験[19]	TPF療法	CBDCA＋RT療法	49	62
		PF療法	CBDCA＋RT療法	37	48
	有意差(p値)			あり(p＝0.004)	あり(p＝0.006)

	試験名	導入化学療法	局所治療	奏効割合(%)	3年喉頭温存割合(%)
機能温存症例対象[23]	GORTEC 2000-01[20]	TPF療法	RT単独	80.0	70.3
		PF療法	RT単独	59.2	57.5
	有意差(p値)			あり(p＝0.002)	あり(p＝0.03)

赤字は有意差あり
TPF：ドセタキセル水和物＋シスプラチン＋フルオロウラシル、PF：シスプラチン＋フルオロウラシル、RT：放射線療法、CBDCA：カルボプラチン

　セタキセル水和物を加えた3剤併用療法（TPF療法；図4-3）である[18-20]。高度の骨髄毒性が出現するため、感染予防として予防的な抗生物質の投与をday 5〜15に行う。
　また、導入化学療法施行後の放射線療法の併用レジメンとしては、シスプラチン、カルボプラチン、シスプラチン＋フルオロウラシル、セツキシマブなどが検討されているが（表4-6、7）、いずれが最適であるかは明らかでない。当院では現在のところ、TPF療法3コース後であることを考慮し、放射線療法の併用レジメンは減量シスプラチン（80 mg/m²を3週毎に3回）を原則としており、腎機能低下時などはTAX324試験[19]に準じてカルボプラチン（AUC＝1.5を1週毎に7回）に変更している。

ヒトパピローマウイルス

　ヒトパピローマウイルス（HPV）は環状構造の二本鎖DNAウイルスで、現在では100種類以上の型が報告されている。中でも16型HPVは、子宮頸がんの発がん高リスク群として知られている。発がんの機序としては、HPVが有するがん蛋白質E6・E7が、がん抑制遺伝子であるp53と

Rbを不活化することとされる。

　頭頸部がん領域においても、近年の性生活様式の変化も影響し、HPV陽性の中咽頭がんが増加している。HPV陽性の中咽頭がんはHPV陰性の中咽頭がんと比べて放射線感受性が高く、非常に予後良好であることが知られている[21]。したがって、実地臨床においてもHPV感染の有無を検索することは有意義である。

　しかし、予後がよいHPV陽性の中咽頭がんであっても、治療効果を低下させずに有害反応を軽減するような低侵襲な治療法は、残念ながら現時点で確立していない[22]。このため、現時点ではHPV陽性の中咽頭がんであっても、治療強度は変えるべきではない。

引用文献

1) 日本頭頸部癌学会悪性腫瘍登録委員会：頭頸部悪性腫瘍全国登録 新規症例登録 基本情報集計結果（2001年度初診症例），日本頭頸部癌学会，2005.
2) Pignon, J.P. et al. : Chemotherapy added to locoregional treatment for head and neck squamous-cell carcinoma : three meta-analyses of updated individual data, MACH-NC Collaborative Group, Meta-Analysis of Chemotherapy on Head and Neck Cancer. Lancet, 355 (9208) : 949-955, 2000.
3) Pignon, J.P. et al. : Meta-analysis of chemotherapy in head and neck cancer (MACH-NC) : an update on 93 randomised trials and 17,346 patients. Radiother Oncol, 92 (1) : 4-14, 2009.
4) Forastiere, A.A. et al. : Concurrent chemotherapy and radiotherapy for organ preservation in advanced laryngeal cancer. N Engl J Med, 349 (22) : 2091-2098, 2003.
5) Adelstein, D.J. et al. : An intergroup phase III comparison of standard radiation therapy and two schedules of concurrent chemoradiotherapy in patients with unresectable squamous cell head and neck cancer. J Clin Oncol, 21 (1) : 92-98, 2003.
6) Bonner, J.A. et al. : Radiotherapy plus cetuximab for squamous-cell carcinoma of the head and neck. N Engl J Med, 354 (6) : 567-578, 2006.
7) Bonner, J.A. et al. : Radiotherapy plus cetuximab for locoregionally advanced head and neck cancer : 5-year survival data from a phase 3 randomised trial, and relation between cetuximab-induced rash and survival. Lancet Oncol, 11 (1) : 21-28, 2010.
8) Cooper, J.S. et al. : Postoperative concurrent radiotherapy and chemotherapy for high-risk squamous-cell carcinoma of the head and neck. N Engl J Med, 350 (19) : 1937-1944, 2004.
9) Bernier, J. et al. : Postoperative irradiation with or without concomitant chemotherapy for locally advanced head and neck cancer. N Engl J Med, 350 (19) : 1945-1952, 2004.
10) Bernier, J. et al. : Defining risk levels in locally advanced head and neck cancers : a comparative analysis of concurrent postoperative radiation plus chemotherapy trials of the EORTC (#22931) and RTOG (#9501). Head Neck, 27 (10) : 843-850, 2005.
11) Induction chemotherapy plus radiation compared with surgery plus radiation in patients with advanced laryngeal cancer. The Department of Veterans Affairs Laryngeal Cancer Study Group. N Engl J Med, 324 (24) : 1685-1690, 1991.
12) Lefebvre, J.L. et al. : Larynx preservation in pyriform sinus cancer : preliminary results of a European Organization for Research and Treatment of Cancer phase III trial. EORTC Head and Neck Cancer Cooperative Group. J Natl Cancer Inst, 88 (13) : 890-899, 1996.
13) Urba, S. et al. : Single-cycle induction chemotherapy selects patients with advanced laryngeal cancer for combined chemoradiation : a new treatment paradigm. J Clin Oncol, 24 (4) : 593-598, 2006.

14) Hitt, R. et al. : A randomized phase III trial comparing induction chemotherapy followed by chemoradiotherapy versus chemoradiotherapy alone as treatment of unresectable head and neck cancer. Ann Oncol, 25 (1) : 216-225, 2014.

15) Cohen, E.E. et al. : Phase III randomized trial of induction chemotherapy in patients with N2 or N3 locally advanced head and neck cancer. J Clin Oncol, 32 (25) : 2735-2743, 2014.

16) Haddad, R. et al. : Induction chemotherapy followed by concurrent chemoradiotherapy (sequential chemoradiotherapy) versus concurrent chemoradiotherapy alone in locally advanced head and neck cancer (PARADIGM) : a randomised phase 3 trial. Lancet Oncol, 14 (3) : 257-264, 2013

17) Ghi, M.G. : Concomitant chemoradiation (CRT) or cetuximab/RT (CET/RT) versus induction Docetaxel/Cisplatin/5-Fluorouracil (TPF) followed by CRT or CET/RT in patients with Locally Advanced Squamous Cell Carcinoma of Head and Neck (LASCCHN). A randomized phase III factorial study (NCT01086826). J Clin Oncol, 32 : 5s, 2014 (suppl; abstr 6004).

18) Vermorken, J.B. et al. : Cisplatin, fluorouracil, and docetaxel in unresectable head and neck cancer. N Engl J Med, 357 (17) : 1695-1704, 2007.

19) Posner, M.R. et al. : Cisplatin and fluorouracil alone or with docetaxel in head and neck cancer. N Engl J Med, 357 (17) : 1705-1715, 2007.

20) Pointreau, Y. et al. : Randomized trial of induction chemotherapy with cisplatin and 5-fluorouracil with or without docetaxel for larynx preservation. J Natl Cancer Inst, 101 (7) : 498-506, 2009.

21) Ang, K.K. et al. : Human papillomavirus and survival of patients with oropharyngeal cancer. N Engl J Med, 363 (1) : 24-35, 2010.

22) Masterson, L. et al. : De-escalation treatment protocols for human papillomavirus-associated oropharyngeal squamous cell carcinoma. Cochrane Database Syst Rev, 2 : CD010271, 2014.

第2章

放射線療法、化学放射線療法の有害反応

1 放射線療法に伴う有害反応
2 放射線療法と併用される
  化学療法・分子標的薬療法の有害反応
3 症例から学ぶ
  放射線療法、化学放射線療法の有害反応

1 放射線療法に伴う有害反応

放射線療法の有害反応と看護師の役割

(1) 放射線療法の有害反応とは

　放射線療法とは、腫瘍と正常組織の放射線に対する感受性の差を利用して治癒に導く治療法である(図1-1)。そのため、放射線による正常組織の有害反応は、ある意味で不可避ともいえる。

　放射線療法に伴う正常組織のダメージを総称して、「有害反応」もしくは「有害事象」と呼ぶ。かつては「副作用」と称されることが多かったが、「副作用」という表現が患者や家族へ治療に対する誤解を与えたり、過度に不安を誘発するおそれが大きいことから、近年では「有害反応」や「有害事象」という表現が推奨されている。

　放射線療法を提供する側の医療者も、治療を受ける立場の患者やその家族も、双方が放射線療法に伴って生じる有害反応について正しく認識し、適切な対処をすることが特に重要である。それにより患者の精神的・身体的負担が半減するといっても過言ではない。

(2) 放射線療法における看護師の役割

　放射線腫瘍(治療)医は、放射線療法の適応を判断する際、想定される有害反応を検討したうえで、患者にわかりやすく説明し、同意を得る必要がある。そのため、初診時など放射線療法の説明をする場合は、十分な時間とプライバシーが守られる環境を準備することが望まれる。看護師は、担当医の説明する治療方針を理解し、患者の理解度や不安を把握するためにも、その場に同

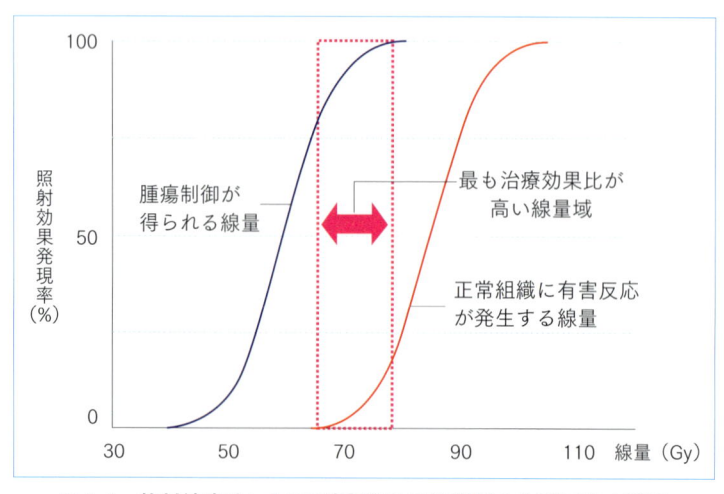

図1-1　放射線療法による腫瘍制御と正常組織の有害反応の関係

席することが望ましい。

　看護師は、病棟、外来ともに放射線療法期間中に患者に接する機会が多く、有害反応に関する日々の変化を、より的確にとらえることができる立場にある。1人ひとりの患者が、それぞれの放射線療法を処方されたスケジュール通りにやり遂げるために非常に重要な役割を果たしている。逆に、看護師が放射線治療計画や想定される有害反応を理解していないと、患者の質問に対して的確な返答ができなかったり、患者教育をすることができず、最悪の場合、治療スケジュールの遅延や中断につながり、治療効果を損ねることがあり得る。

　このように、看護師の放射線療法に対する理解と取り組みは治療効果に直接的にかかわっており、貢献度が非常に高いといえる。

放射線治療計画と看護師の役割

　放射線治療計画では、治療計画装置と呼ばれるコンピュータを用いて、放射線腫瘍医、医学物理士が、標的体積(target volume)に対してより高い線量が照射され、正常組織(organ at risk；OAR)への線量をより低くし、治療効果比をできる限り高くする方法を慎重に考える(図1-2)。

　看護師は、提示された放射線治療計画図から、照射範囲や予想される有害反応を理解しておくことが望まれる。そのため、不明な点は放射線腫瘍医に確認しておく。また、病巣(原発巣、領域リンパ節)、予防的照射を必要とする領域、高線量を回避すべき臓器・領域(脊椎、再建腸管など)などの情報は、カンファレンスなどでも討議されることが多いため、治療方針が決定される過程においても情報収集を行う。

　画像誘導放射線治療(image-guided radiotherapy；IGRT)、強度変調放射線治療(intensity modulated radiation therapy；IMRT)などの高精度な放射線療法における照射技術は、有害反応の発生する程度と頻度が通常照射よりも減少することに留意する。

　線量率とは、単位時間当たりにどれだけの放射線が照射されるかを意味するが、そのほとんどが線源や装置に依存する。X線治療と電子線治療が可能である外部放射線治療装置(リニアック)も、線量率はその装置の性能に依存する。

　放射線の発生する金属(線源)を病巣やその近傍に刺入する治療法を総称して、小線源治療(brachytherapy)と呼ぶ。子宮頸がんの腔内照射や前立腺がん、頭頸部がんなどで用いるイリジウムは高線量率であるが、低リスクの前立腺がんで用いるヨード131や口腔粘膜がんなどで用いるAuグレインは一般的に低〜中線量率である。

> **放射線療法のポイント①**　体内には、放射線照射に比較的強い臓器と、少ない線量でも症状が出現する弱い臓器がある。それらが近接することがあるので、放射線治療計画、治療の実施の際には、何よりも位置精度の正確さが求められる。放射線治療装置の進歩により、放射線療法に伴う有害反応の頻度と程度は激減している。

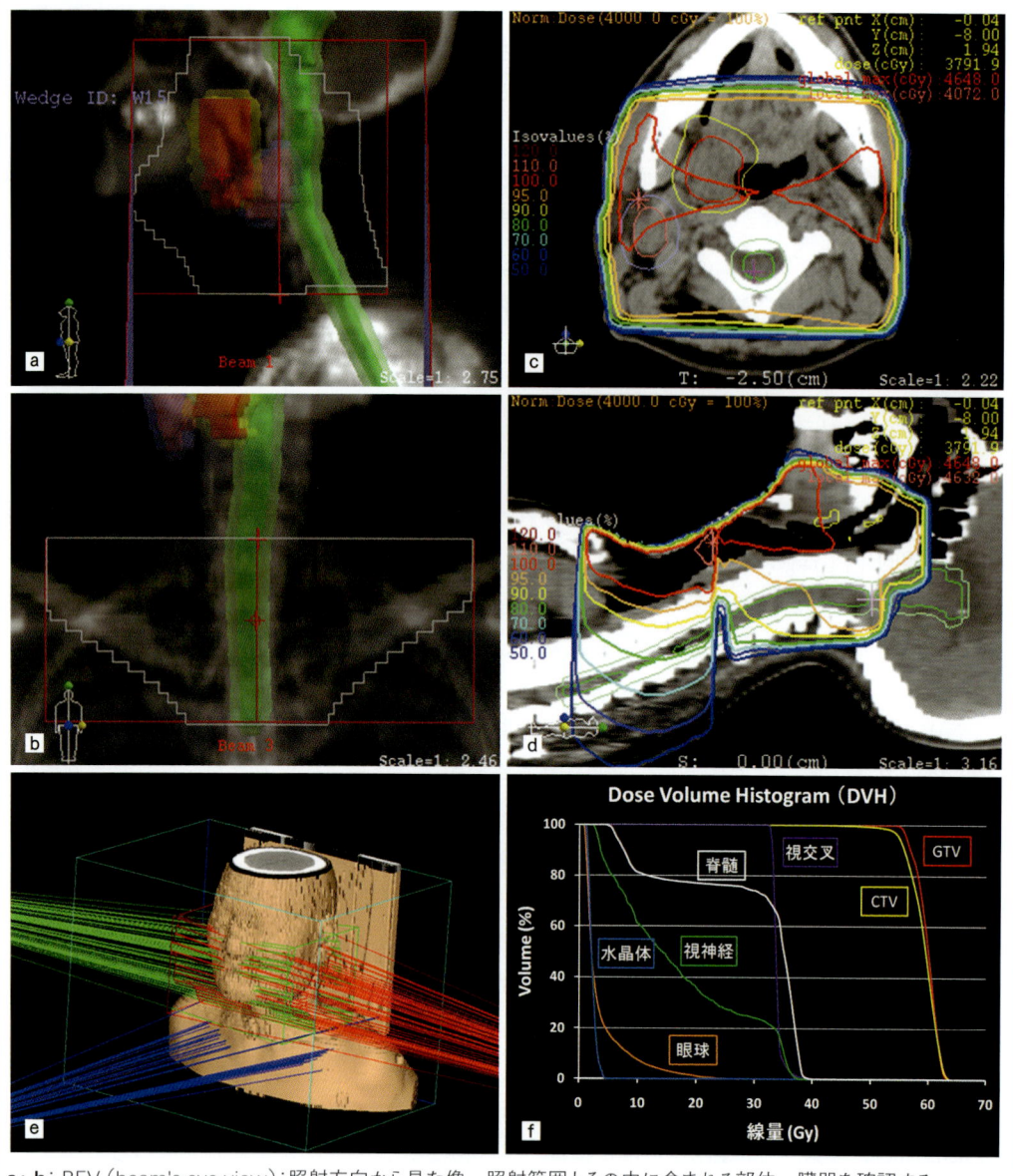

a・b：BEV（beam's eye view）；照射方向から見た像。照射範囲とその中に含まれる部位、臓器を確認する
c・d：線量分布図。照射範囲における吸収線量の分布が等線量曲線として描かれており、有害反応の出方の目安となる
e：照射方向の三次元イメージ
f：DVH（dose volume histogram）；線量・体積ヒストグラム。腫瘍に十分な線量が照射されているか、近接臓器の線量が耐容線量内で抑えられているかを確認する
　GTV：gross tumor volume；肉眼的腫瘍体積。画像や触診、視診で確認できる腫瘍体積を意味する。原発巣、リンパ節転移、あるいは遠隔転移巣が含まれる
　CTV：clinical target volume；臨床的標的体積。GTVおよびその周辺の顕微鏡的な進展範囲、あるいは所属リンパ節領域を含んだ照射すべき標的体積を示す

図1-2　中咽頭がん症例における放射線治療計画図

放射線療法の治療方針と線量

　放射線療法は、頭頸部領域の多くの悪性腫瘍で適応とされるが、根治的治療として積極的に用いられるのは上咽頭がん、中咽頭がん、早期の喉頭がん、早期の下咽頭がん、鼻・副鼻腔がん、切除不能がんなどがある。これらの部位での最新の治療成績は、国内外を問わず外科的治療に比べて遜色がないことが報告されている。

　放射線療法の治療方針には、①治癒をめざす根治的方針、②術後照射など手術と組み合わせて治癒をめざす準根治的方針、③症状の緩和を目的とした緩和的方針があり、それぞれの方針に応じて照射野の広さや総線量、1回線量が異なる。

　処方される線量は、腫瘍の組織型によっても異なる。扁平上皮癌の場合、根治的：66〜70 Gy、準根治的：50〜60 Gy、緩和的：30〜40 Gyが目安となる。進行がんでは化学療法との同時併用が多くなるが、その場合でも根治的線量は変えない。そのため、化学療法における薬剤の選択、投与量は重要となる。

　唾液腺に多い腺癌などの扁平上皮癌以外の組織型の腫瘍に対しては、放射線感受性は扁平上皮癌より劣るものの、正常組織の耐容線量の問題から、扁平上皮癌と同様の線量を処方することが一般的である。

　悪性リンパ腫では、根治的線量はその組織型に相応して異なるが、最も頻度の多いdiffuse large B cell lymphoma（DLBCL；びまん性大細胞型B細胞リンパ腫）では40〜45 Gyであり、扁平上皮癌の約3分の2の線量で根治が得られる。

> ●**放射線療法のポイント②**　放射線の照射線量は、治療方針や腫瘍の組織型によって異なる。根治的方針、準根治的方針、緩和的方針を区別して考える。

放射線療法の適応

　放射線療法の適応に関しては、一般的に、次の2つの条件を満たすことが必要である。
①治療の対象部位を特定できる。また、腫瘍やその由来臓器が大きく動かない。
②腫瘍の放射線感受性が、由来臓器もしくは近接臓器の正常組織の感受性より高い。

　①の条件に関しては、頭頸部がんでは、咽頭、喉頭などの由来臓器や領域リンパ節が比較的限局した範囲に収まり、嚥下や呼吸の多少の動きはあるものの、その可動範囲が少ないため、遠隔転移がなければ放射線療法のよい適応となることが多い。

　②の条件に関しては、扁平上皮癌、未分化癌はよい適応といえるが、腺癌や腺様嚢胞癌では放射線感受性がやや低いため相対的適応となり、一般的には外科的治療を上回る効果が期待できない。

　外科的治療と放射線療法の併用では術後照射が一般的であり、①原発巣の切除断端が陽性の場合、②リンパ節転移の節外浸潤が陽性であった場合、③領域リンパ節転移が多数(3個以上)の場合、に局所制御を向上させる目的で適応される。

放射線療法の急性期有害反応、晩期有害反応

　放射線療法に伴う有害反応をその発症時期から分類すると、放射線療法終了後約3カ月以内に発症するものを「急性期有害反応」、放射線療法終了後約6カ月～数年経過して発症するものを「晩期有害反応」と呼ぶ。

　担当医（放射線腫瘍医）および看護師は、放射線療法開始前に治療部位をよく把握し、急性期と晩期の有害反応を区別して、わかりやすく患者や家族に説明する必要がある（表1-1）。また看護師は、観察のポイントや有害反応の対処法を担当医とよく相談し、放射線療法期間中の看護ケアや治療後の経過観察を計画すべきである。

表1-1　放射線療法に伴う一般的な急性期有害反応と晩期有害反応

部位	急性期有害反応	晩期有害反応
口腔・咽頭	粘膜の発赤、疼痛	線維化、潰瘍、萎縮
	味覚障害、口腔内乾燥	口腔内乾燥症
食道	食道通過障害、嚥下時の痛み	狭窄、潰瘍、出血
胃	食欲不振、嘔気・嘔吐	難治性胃潰瘍
小腸	腹部不快感、下痢	狭窄、出血
大腸	腹部不快感、下痢	狭窄、出血
肺	乾性咳嗽、微熱	線維化、咳嗽
肝臓	肝機能障害	線維化
腎臓	腎機能障害	腎硬化症
膀胱	排尿痛、頻尿	萎縮、出血
脳	ふらつき、頭重感、食欲不振	脳壊死、血管障害
脊髄	神経圧排症状	運動神経障害、知覚障害
心臓	軽度の心不全症状	心不全症状、心嚢水貯留、不整脈
骨	—	骨硬化、骨壊死、病的骨折
皮膚	紅斑、浮腫、水疱	線維化、硬化
水晶体	—	白内障
生殖腺	一時不妊	永久不妊

表1-2　頭頸部がんの放射線療法に伴う急性期有害反応

部位	線量	反応
脳	10～20 Gy	頭蓋内圧亢進症状（脳浮腫）、頭痛、嘔気・嘔吐
皮膚	20 Gy	発赤、熱感、脱毛
	40～50 Gy	乾性落屑性皮膚炎
口腔粘膜・咽頭粘膜	20 Gy頃に出現 30～40 Gyで顕著	口腔内乾燥と味覚異常、粘膜炎による疼痛 偽粘膜反応、紅斑、浮腫 疼痛による摂食・嚥下困難感
喉頭	20 Gy頃に出現 30～40 Gyで顕著	喉頭浮腫、嗄声、偽粘膜反応
上咽頭 鼻腔・副鼻腔	20 Gy頃に出現 30～40 Gyで顕著	咽頭粘膜炎・口腔粘膜炎による疼痛 鼻腔乾燥感、鼻涙管閉塞症状（流涙、目やに）
耳	50 Gy	耳鳴、耳閉塞感、耳痛、中耳炎症状

(1) 急性期有害反応(表1-2)

❶口腔粘膜炎、咽頭粘膜炎

粘膜の発赤が治療開始2〜3週目(20〜30 Gy)の時点で出現する。この粘膜炎の症状は、頭頸部領域の悪性腫瘍に対する放射線療法では最も重要な有害反応の1つであり、化学療法との同時併用でより強く症状が出現する。

疼痛が強くなると、嚥下時痛やそれに伴う経口摂取不良をきたすので、栄養管理や薬物療法による疼痛管理が重要である。

❷皮膚炎

治療開始2〜3週目(20〜30 Gy)頃より、放射線が照射された部分の皮膚に発赤や疼痛が生じ、治療直後には色素沈着が軽度残存するが、数カ月でほぼ消失する。

患部に対しては、ポビドンヨード(イソジン®)などの刺激の強い消毒薬の使用は避ける。ぬるま湯での洗浄などで清潔を保つことが重要である。皮膚炎の症状が強い場合には水疱ができることがあるが、水疱が破れても絆創膏やテープを貼ってはいけない。

❸唾液分泌障害

耳下腺や顎下腺などの大唾液腺の大部分や、小唾液腺が照射野に含まれる場合に生じる。両側唾液腺に高線量が照射されると、唾液分泌障害は不可逆的となる。長期間にわたり唾液が出ない状態が続くと、持続性の口腔咽頭の乾燥を生じ、う歯の原因にもなる。また乾燥が強い場合は、食事の飲み込みが困難になる場合もある。便秘の原因になることもあるので、水分の経口摂取をより多くするように生活指導することが重要である。

❹味覚障害

舌が照射野に含まれる場合に生じる。照射範囲が狭ければ、半年〜1年後に味覚はほぼ回復する。逆に照射範囲が広いと、長年にわたり味覚低下が持続することがある。

(2) 晩期有害反応

腫瘍の部位や治療法、線量によっては、視力障害、脳神経障害、開口障害、摂食時の鼻逆流、甲状腺機能低下などが生じる。腫瘍が近接する場合などでは、ごくまれに脳壊死、視力障害が生じることもあるが、慎重に治療計画を行い、正確に治療を実施することにより、できる限り回避する必要がある。これらの有害反応の出現時期は、治療終了後、約6カ月〜数年後のことが多いので、治療部位を考慮に入れながら、慎重な経過観察することが重要である。

晩期有害反応は、臓器の耐容線量を超えた場合に発生するため、他部位のがんであっても放射線療法の履歴は非常に重要である。特に、脊椎や腸管は直列臓器(serial organ)と呼ばれ、耐容線量を超えた場合、その一部であっても損傷されると重篤な症状につながる。脊髄では、その下位の神経機能が不全に陥る危険性もあることを十分に認識しなければならない。

一方、肝臓や腎臓、肺は並列臓器(parallel organ)と呼ばれ、その一部が損傷されても、他の部分が機能を代償することが可能である。ただし、主気管支や肝門部などでは、並列臓器であっても直列臓器に近い考え方を適応するほうが妥当な場合もある。また、基礎疾患としてリウマチなどの膠原病を有する患者では、急性期有害反応・晩期有害反応ともに通常よりも高頻度かつ強い症状が出やすいので、照射野や照射線量は最小限に抑える努力が必要である。

放射線骨髄炎、放射線顎骨壊死とは、口腔内乾燥やう歯が悪化して上顎や下顎の骨に感染を起

こし、骨髄炎や骨壊死が発生することである。顎骨壊死がひどい場合は、骨の切除を必要とする場合もあるので、できる限り回避すべき有害反応の1つである(p.61参照)。

また、視力(視神経)、脳・脳神経、脊髄の障害は不可逆的であり、QOLに直結する重篤な有害反応であるため、できる限り有害反応を回避できる照射範囲や線量を選択する。

腫瘍と重要臓器が近接している場合には、標的体積に十分な線量を照射することが困難な場合もある。しかし近年では、IMRTや粒子線治療などの最新の治療技術を用いることにより、根治的線量を照射しつつ、近接する臓器の線量を有害反応が起こりにくい線量まで低減することが可能である。

> **▶放射線療法のポイント③** 有害反応は、発症の時期・部位によって特有である。治療中から治療終了後3カ月以内に発生する「急性期有害反応」と、治療終了後6カ月～数年の間に発生する「晩期有害反応」を個別に考えよう。

放射線療法開始前、治療期間中、治療後の線量の経過と患者管理

放射線療法開始前に、全身的な基礎疾患の有無に加えて、放射線療法の履歴がないかを問診する。また、口腔内をよく観察したうえで、う歯の有無を確認する。

治療期間中には、それぞれの照射部位・照射時期に応じて、さまざまな有害反応が出現することに注意する(表1-1)。治療期間中の患者管理とは、この有害反応の管理といっても過言ではない。放射線療法を中断なく完遂するためには、放射線療法の有害反応が、どのように、いつ出現するのかを、化学療法などの併用療法の有無も併せて看護師が判断し、全身状態の維持に全力を尽くす必要がある。

治療後には、その照射線量によって急性期有害反応の回復の具合や、晩期有害反応の出現の頻度が変わってくることに注意しながら、経過観察をする。放射線療法の有害反応には個人差があり、同じ線量でも有害反応の程度が異なることがあるので、個々の症例に応じて、注意深く観察する必要がある。

> **▶放射線療法のポイント④** 有害反応には、可逆的(軽快する)な症状と不可逆的(改善しない)な症状がある。不可逆的な症状に関しては、特に留意して患者に説明する必要がある。また、直列臓器(serial organ；脊髄、腸管など)と並列臓器(parallel organ；肺、肝臓、唾液腺など)があり、特に直列臓器では総照射線量が各臓器の耐容線量を超えると重篤な有害反応につながることがある。耐容線量や分割法に関しても、DVH(dose volume histogram)を用いて慎重に判断することが必要である。

2 放射線療法と併用される化学療法・分子標的薬療法の有害反応

　化学療法(抗がん薬治療)や分子標的薬療法が放射線療法と同時併用される目的は、その薬剤がもつ抗腫瘍効果以上に、放射線療法に対する増感効果を期待しているところが大きい。しかし、必然的に毒性も増強するため、有害反応を有害事象共通用語規準(Common Terminology Criteria for Adverse Events；CTCAE)に基づいて適切に評価、マネジメントしていくことが重要となる。

　ここでは、頭頸部がんに対する化学放射線療法とセツキシマブ併用放射線療法における抗がん薬とセツキシマブの有害反応について概説する。なお、それぞれの治療法のスケジュールや有効性に関する詳細は、p.24［放射線療法と併用される化学療法・分子標的薬療法の理解］の項を参照されたい。

抗がん薬による主な有害反応

(1) 骨髄抑制・発熱性好中球減少症
　白血球、赤血球、血小板などをつくっている骨髄の機能が、抗がん薬によって一時的に抑制される。

❶好中球減少
　好中球が減少することで免疫力が低下し、細菌に感染しやすい状態になる。抗がん薬投与後1〜2週間頃に最も低値となる時期を迎える。TPF療法(シスプラチン＋フルオロウラシル＋ドセタキセル水和物)では抗生物質を5〜15日目の間に予防投与することが規定されているが、それ以外の場合で抗生物質の予防投与は推奨されていない。

　また、G-CSF (granulocyte colony-stimulating factor；顆粒球コロニー刺激因子)の投与が検討される場合でも、抗がん薬投与前後24時間以内や放射線療法期間中は、かえって好中球減少を増強させるおそれがあるため、十分注意すべきである。

❷赤血球減少
　赤血球が減少することで、息切れやめまいなどの貧血症状が出現する。抗がん薬投与の累積により、月単位で進行する。貧血の程度が強い場合には、赤血球輸血が必要になることもある。

❸血小板減少
　血小板が減少することで、出血傾向が出現する。カルボプラチンで比較的高度に出現し、投与後3週間頃に最も低値となる時期を迎える。血小板減少の程度が強い場合には、血小板輸血が必要になることもある。

❹発熱性好中球減少症
　発熱性好中球減少症(febrile neutropenia；FN)は、「①好中球数が500μL (/mm³)未満、あるいは1,000μL未満で48時間以内に500μL未満に減少すると予測される状態で、②腋窩温37.5℃以

上(口腔内温38℃以上)の発熱を生じた場合」と定義されている[1]。急速に重症化して死に至る危険性が高い、がん救急疾患の1つである。原因が特定されないことも多いが、発熱後直ちに緑膿菌に有効な広域抗菌薬の投与により症状が改善し、致死率が低下することが知られている。

FN患者の中で重症化リスクを評価する目的で、MASCCスコア(Multinational Association for Supportive Care in Cancer scoring system)が提唱されている(表2-1)[2]。MASCCスコアは妥当性も検証されており[3]、世界各国のガイドラインに採用されている。

頭頸部がんの根治的放射線療法を施行中にFNが発症した場合、MASCCスコアで高リスク症例に分類されることが多く、セフェピム塩酸塩水和物(1回2g、12時間毎)、タゾバクタム・ピペラシリンナトリウム配合(1回4.5g、6時間毎)、メロペネム水和物(1回1g、8時間毎)などによる点滴抗生物質加療が必要となる。また、重症粘膜炎やカテーテル感染のリスクなどを抱えている場合も少なくないため、バンコマイシン塩酸塩(1回1g、12時間毎、薬物血中濃度モニタリングが必要)を初期治療から併用することも検討する。

表2-1 MASCCスコア

項目	スコア
臨床症状(以下の3項のうち1項を選択) ・無症状 ・軽度の症状 ・中等度の症状	5 5 3
血圧低下なし	5
慢性閉塞性肺疾患なし	4
固形がんである、あるいは造血器腫瘍で真菌感染の既往がない	4
脱水症状なし	3
外来管理中に発熱した患者	3
60歳未満(16歳未満には適用しない)	2

スコアの合計は最大26点。21点以上を低リスク症例、20点以下を高リスク症例とする

(2)腎機能障害・電解質異常

腎機能障害は、特にシスプラチンを用いた場合に注意が必要である。シスプラチン投与中および投与当日は100 mL/時を目安に尿量確保に努めることが、腎障害の予防に重要とされている。そのため、輸液を十分に行うこと(2〜3L程度)、in-outバランスおよび体重の増減に注意して、適宜利尿薬(フロセミド、D-マンニトールなど)を使用して尿量を確保することが大切である。投与翌日以降も水分摂取を促すように心がけるが、これが困難な場合は、輸液の追加を適宜検討する。

また、低ナトリウム血症や低マグネシウム血症などの電解質異常の出現にも併せて注意が必要であり、輸液の主体は生理食塩水もしくは細胞外液にすることが望ましい。

(3)消化器系有害反応

消化器系の有害反応には、嘔気・嘔吐、食欲不振、下痢、便秘などがある。特に嘔気・嘔吐、食欲低下については出現頻度が高く、5-HT$_3$拮抗薬、NK$_1$受容体拮抗薬、副腎皮質ステロイドなどの制吐薬を適切に使用することが重要である。高度催吐性抗がん薬であるシスプラチンを用いる際の制吐薬の使用法の一例を**表2-2**に示す。

(4)粘膜炎

粘膜炎には、口腔粘膜炎や咽頭粘膜炎がある。特にフルオロウラシル(5-FU)を用いた場合には、放射線療法の影響も重なって、強く出現することが多い。

粘膜炎は痛みが強く、食事摂取が困難となる原因の1つである。含嗽を頻繁に行い、口腔内を清潔に保つとともに、積極的に鎮痛薬(アセトアミノフェンだけでなくオピオイドなども)を使用して対応していくことが重要である[4]。なお、ジクロフェナクナトリウム(ボルタレン®)などの非ステロ

表2-2　シスプラチン使用時の制吐薬の投与方法の一例

		投与量		
		初日	2日目	3日目
抗がん薬	シスプラチン	80mg/m^2	—	—
制吐薬	5HT$_3$拮抗薬：グラニセトロン®	1mg/body	—	—
	NK1受容体拮抗薬：アプレピタント®	125mg/body	80mg/body	80mg/body
	副腎皮質ステロイド：デキサメタゾン®	12mg/body	8mg/body	8mg/body

イド抗炎症薬(NSAIDs)は、腎機能悪化を助長するため、使用を控えるべきである。

　このような工夫をしても、経口摂取量低下に伴い栄養状態の悪化を引き起こしやすい。有害反応による放射線療法の中断は治療成績の低下にもつながるため、適切な栄養管理は重要である。栄養管理の手段としては、経皮的内視鏡的胃瘻造設術(percutaneous endoscopic gastrostomy ; PEG)、経鼻胃管(naso-gastric [NG] チューブ)を用いての経腸栄養法や、高カロリー輸液を用いた中心静脈栄養法(total parenteral nutrition ; TPN)があげられる。

　このうち、NGチューブは咽頭・喉頭の違和感や嚥下障害は避けられず、誤嚥性肺炎の誘因となることもあり、化学放射線療法期間中に長期間使用するには不向きである。また、TPNはカテーテル留置に伴う感染リスクがあり、投薬ルートが制限されるところが難点である。一方、PEGは上述した問題点をクリアすることができる。PEGの造設に伴い、安全性や長期的な嚥下機能低下に関する懸念もあるが、安全性や嚥下機能には影響しないという報告もあり、結論は出ていない[5,6]。以上より、嚥下リハビリテーションも行いつつ、PEGによる栄養管理を行うことは重要な選択肢の1つと考えられる。なお、PEGの造設は、PEGチューブが原発巣のある咽頭を通過しないpush法が推奨される。これはpull法による腫瘍の瘻孔部転移が報告されているからである[7]。

(5) 神経毒性

　シスプラチンの神経毒性として末梢神経障害と聴力障害がよく知られており[8]、蓄積投与量が400 mg/m^{2}を超えると神経毒性が重症化しやすくなるとされる。リスク因子としては、性別(女性)、糖尿病などの基礎疾患、パクリタキセルなどの神経毒性を有する薬剤の併用・前治療歴がある。

　末梢神経障害は感覚神経障害が主体で、足趾から症状が出現することが多い。聴力障害も蓄積投与量と相関し、4,000 Hz以上の高音に対する感音難聴を特徴とする。難聴を自覚するのは16〜20％であるが、聴力検査では74〜88％に聴力障害が認められる。

　神経症状の改善には、投与中止や減量が必要となる。また、投与中止後も数カ月間は症状が悪化する場合があるので、注意を要する。

セツキシマブによる主な有害反応

(1) 皮膚障害

　セツキシマブ投与に伴う皮膚障害はほぼ必発である。しかし、皮疹の程度と治療効果が相関す

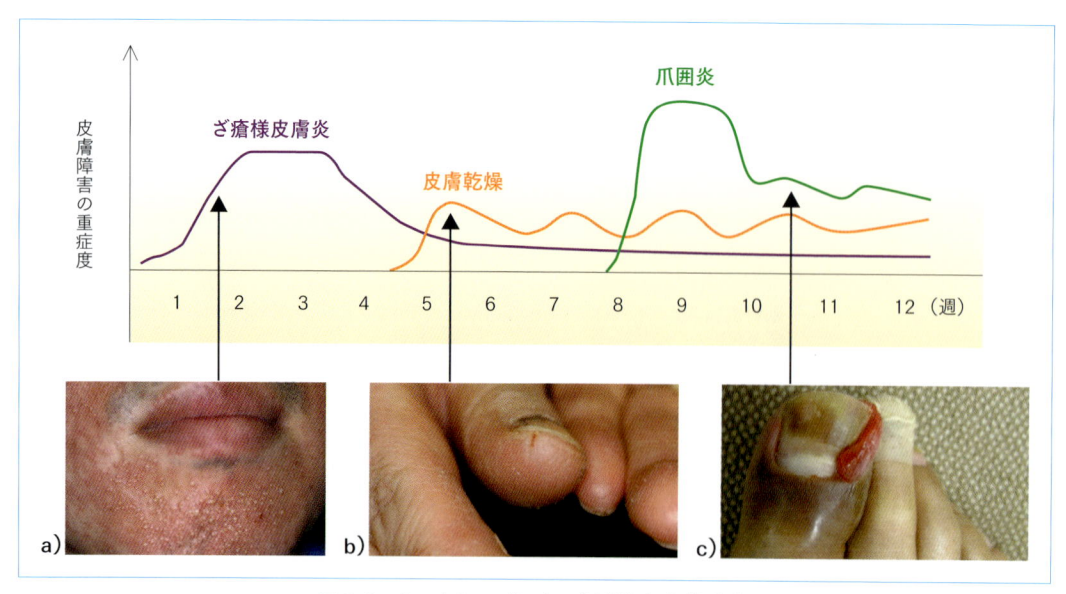

図2-1　セツキシマブによる典型的な皮膚障害

ることが頭頸部がんを含む複数のがん腫で報告されており[9]、皮膚障害をコントロールして治療を継続することが重要である。

❶ざ瘡様皮疹
治療開始後1～2週目でざ瘡様皮疹が出現する(**図2-1a**)。好発部位は顔面と前胸部、背部、前腕など体幹上部である。出現の時期と部位から、放射線皮膚炎との鑑別は比較的容易である。

❷皮膚乾燥・亀裂
治療開始後3週目くらいから皮膚乾燥・亀裂が出現する(**図2-1b**)。皮膚乾燥には掻痒感を伴うこともある。皮膚亀裂を生じると痛みがあり、QOLの低下を招く。

❸爪囲炎
治療開始後4週目くらいから爪囲炎が出現する(**図2-1c**)。これも痛みを伴うため、早めの対応が必要になる。

上記のような皮膚症状には、保湿クリームの予防的塗布と、積極的な副腎皮質ステロイド含有軟膏の使用が勧められている。また、テトラサイクリン系抗生物質の抗炎症効果を期待した予防投与の有効性を示す報告もあり[10]、ミノサイクリン塩酸塩を併用する場合が多い。皮膚症状に対する処方例を**表2-3**に示す。

こうした対応を行っても皮膚症状の管理に難渋する場合には、適宜休薬、減量を考慮するとともに、早めに皮膚科医にコンサルトすることが重要である。

（2）低マグネシウム血症

セツキシマブ投与に伴う低マグネシウム(Mg)血症の発症頻度は全グレードで18～55％、グレード3以上(Mg<0.9 mg/dL)で2～17％と報告されている。食欲不振、倦怠感、嗜眠、錯乱、振戦、筋線維束性収縮、運動失調、眼振、テタニー、QT延長などをきたすことがあるため、定期的に血清マグネシウムを測定することが重要である。

症状の有無にもよるが、Mg≤1 mg/dLを目安に補正を開始する。まず、硫酸マグネシウム液

表2-3 セツキシマブによる皮膚症状に対する処方例

皮膚症状	使用薬剤	備考
皮膚乾燥	ヘパリン類似物質：ヒルドイドソフト®	ベースのスキンケアに用いる
	尿素配合剤：ウレパール®	上記と同様だが、創があるとしみることがある
	抗ヒスタミン薬：アレロック®など	皮膚乾燥に伴うかゆみに対して使用する
ざ瘡様皮疹	副腎皮質ステロイド軟膏 ・Medium：ロコイド®、アルメタ®など ・Very strong：マイザー®など	出現部位により強度を変える 顔面を含めて使用可能。軽症向き 原則的に顔面以外。皮疹が強い場合
	ミノマイシン®100〜200 mg/日	皮疹が出現すれば早めに用いる 予防的に用いてもよい
爪囲炎	副腎皮質ステロイド軟膏 ・Strongest：デルモベート®など	長期的に難渋するため早めに介入する 腫脹部、肉芽部に使用する
	テーピング	爪が肉芽部分に当たらないように巻く

（1A、20 mEq/20 mL）を生理食塩水100 mLに溶解して点滴静注する。必要であれば、引き続き硫酸マグネシウム液（2A、40 mEq/40 mL）を生理食塩水500〜1,000 mLに溶解して、12〜24時間にわたりゆっくり点滴静注するとよい。

(3) インフュージョンリアクション

セツキシマブ投与に伴うインフュージョンリアクションの発症頻度は、全グレードで5.7〜15.4％、グレード3以上で1.1〜2.9％と報告されており、抗ヒスタミン薬の予防的前投薬を要する。インフュージョンリアクションは初回に生じることが最も多く、感作によって生じるⅠ型アレルギーである過敏性反応と異なるところである。このため、理論的には再投与は可能であるが、実際には以下のような対応をとることが多い。

❶軽症〜中等症（グレード1〜2）の場合

発熱、悪寒、搔痒、皮疹などの症状が出現した場合には、まず投与を中断する。状況に応じて、NSAIDs、抗ヒスタミン薬や副腎皮質ステロイドを投与する。これらに反応が良好であれば、慎重に再開もしくは再投与可能である。改善しない場合や再燃する場合には、投与を中止する。

❷重症（グレード3以上）の場合

呼吸困難や血圧低下、意識障害などのアナフィラキシー様症状を伴うような場合には、直ちに投与中止するとともに、適切な薬物治療（エピネフリン、β刺激薬吸入、抗ヒスタミン薬、副腎皮質ステロイド等）を行う。原則的に再投与は行わない。

(4) 薬剤性肺障害

薬剤性肺障害とは、薬剤を投与中に起きた呼吸器系の障害の中で薬剤と関連があるものと定義され、臨床病型として間質性肺炎の像を呈することが最も多い[11]。

発熱や乾性咳嗽、労作時呼吸困難、湿性ラ音の出現など、薬剤性肺障害の発症を疑った場合には、①原因となる薬剤の摂取歴がある、②薬剤に起因する臨床病型の報告がある、③他の原因疾患が否定される（感染症、心原性肺水腫、原疾患増悪など）、④薬剤の中止により病態が改善する、⑤再投与による増悪、などの薬剤性肺障害の診断基準に従って診断する。しかし実際には、上記の①〜③の情報で臨床判断を迫られることになる。疑った際には、高分解能CTによる病型分類を

行い、さらに原因検索と治療方針決定のため、気管支鏡検査を呼吸器内科医に依頼することが必要である。

最も重要なことは、すべての抗がん薬ならびに分子標的薬が薬剤性肺障害を起こし得ることを忘れないことである。頭頸部がん領域で使用される白金製剤、5-FU系抗がん薬、タキサン系抗がん薬、セツキシマブの発症頻度は概ね1％未満とされている。頻度は決して高くないが、致死率の高い合併症であり、薬剤性肺障害の診断・治療ができる診療体制の確立が求められる。

なお治療としては、急性呼吸不全があれば副腎皮質ステロイドを投与する。被疑薬の再投与は原則的に勧められない。

- 軽症（80 Torr ≤ PaO$_2$）：被疑薬の中止のみで改善することもある。
- 中等症（60 Torr ≤ PaO$_2$ < 80 Torr）：プレドニゾロン0.5〜1 mg/kg/日
- 重症（PaO$_2$ < 60 Torr、びまん性肺胞傷害[DAD]の場合）：メチルプレドニゾロン0.5〜1 g/日×3日→プレドニゾロン0.5〜1 mg/kg/日

引用文献

1) 日本臨床腫瘍学会編：発熱好中球減少症（FN）診療ガイドライン，南江堂，2012.
2) Klastersky, J. et al. : The Multinational Association for Supportive Care in Cancer risk index : A multinational scoring system for identifying low-risk febrile neutropenic cancer patients. J Clin Oncol, 18 (16) : 3038-3051, 2000.
3) Klastersky, J. et al. : Outpatient oral antibiotics for febrile neutropenic cancer patients using a score predictive for complications. J Clin Oncol, 24 (25) : 4129-4134, 2006.
4) Zenda, S. et al. : Multicenter phase II study of an opioid-based pain control program for head and neck cancer patients receiving chemoradiotherapy. Radiother Oncol, 101 (3) : 410-414, 2011.
5) Raykher, A. et al. : The role of pretreatment percutaneous endoscopic gastrostomy in facilitating therapy of head and neck cancer and optimizing the body mass index of the obese patient. JPEN J Parenter Enteral Nutr, 33 (4) : 404-410, 2009.
6) Silander, E. et al. : Impact of prophylactic percutaneous endoscopic gastrostomy on malnutrition and quality of life in patients with head and neck cancer : a randomized study. Head Neck, 34 (1) : 1-9, 2012.
7) Sul, J.K., Deangelis, L.M. : Neurologic complications of cancer chemotherapy. Semin Oncol, 33 (3) : 324-332, 2006.
8) Sheykholeslami, K. et al. : Metastasis of untreated head and neck cancer to percutaneous gastrostomy tube exit sites. Am J Otolaryngol, 33 (6) : 774-778, 2012.
9) Bonner, J.A. et al. : Radiotherapy plus cetuximab for locoregionally advanced head and neck cancer : 5-year survival data from a phase 3 randomised trial, and relation between cetuximab-induced rash and survival. Lancet Oncol, 11 (1) : 21-28, 2010.
10) Scope, A. et al. : Randomized double-blind trial of prophylactic oral minocycline and topical tazarotene for cetuximab-associated acne-like eruption. J Clin Oncol, 25 (34) : 5390-5396, 2007.
11) 日本呼吸器学会薬剤性肺障害の診断・治療の手引き作成委員会編：薬剤性肺障害の診断・治療の手引き，メディカルレビュー社，2012.

3 症例から学ぶ 放射線療法、化学放射線療法の有害反応

　放射線療法、化学放射線療法による有害反応(副作用)とは、治療や処置に際して起こる好ましくない反応や症状のことであり、その発生時期から急性期有害反応と晩期有害反応に分けられる(p.34 第2章「1 放射線療法に伴う有害反応」参照)。

　放射線療法または化学放射線療法による有害反応の発生は、患者に身体的苦痛と精神的苦痛を与え、治療継続の妨げとなることが多い。有害反応について正しく理解し、適切に対処することが重要である。本稿では、頭頸部がんに対する(化学)放射線療法による代表的な有害反応について写真を提示し、解説する。

口腔内粘膜反応

　口腔内粘膜反応(口腔粘膜炎)は放射線療法開始から約1～2週間で起こり始め、照射が進むに従って段階的に増悪し、治療終了時から1～2週間でピークを迎え、その後徐々に改善していくことが多い。口内炎発症のメカニズムについては完全には解明されていないが、①放射線療法や化学療法により生じた活性酸素によるDNA損傷によるアポトーシス誘導(図3-1の2・3期)、②活性酸素により活性化された血管内皮細胞やマクロファージなどから放出される炎症性サイトカインによるアポトーシス誘導により引き起こされ、また放射線療法や化学療法によって引き起こされる局所免疫機能低下が原因となる細菌感染(図3-1の4期)により、口腔粘膜炎が遷延したり、症状が増強すると考えられている。

　口腔粘膜炎による患者の訴え(症状)や口腔内の所見にはばらつきがあるが、グレードに応じた適切な対応が不十分であれば、口腔粘膜炎の増悪や遷延、疼痛や嚥下機能低下による低栄養状態、そして放射線療法や化学療法の中断もしくは中止などに陥る可能性がある(図3-2)。治療期間中だけではなく、その前後のマネジメントの成否が、治療の完遂、患者QOLに大きく影響する。

　口腔内粘膜反応の評価については有害事象共通用語規準(CTCAE)[*1]を用いて行うが、口腔内粘膜の他覚的所見(v3.0)および患者の自覚症状(v4.0)の両面から評価することが重要である(図3-3、表3-1)。

　上記の口内炎発症メカニズムからわかるとおり、放射線単独療法よりも化学放射線療法のほうが口腔粘膜炎は強く出てくることが多い。抗EGFR(上皮成長因子受容体)抗体であるセツキシマブ

[*1] CTCAE (Common Terminology Criteria for Adverse Events;有害事象共通用語規準):有害事象の評価や報告に用いる記述的用語集であり、重症度のスケールを示す。米国NCI (National Cancer Institute)が公表したものをJCOG (Japan Clinical Oncology Group;日本臨床腫瘍研究グループ)が日本語訳を行っている。

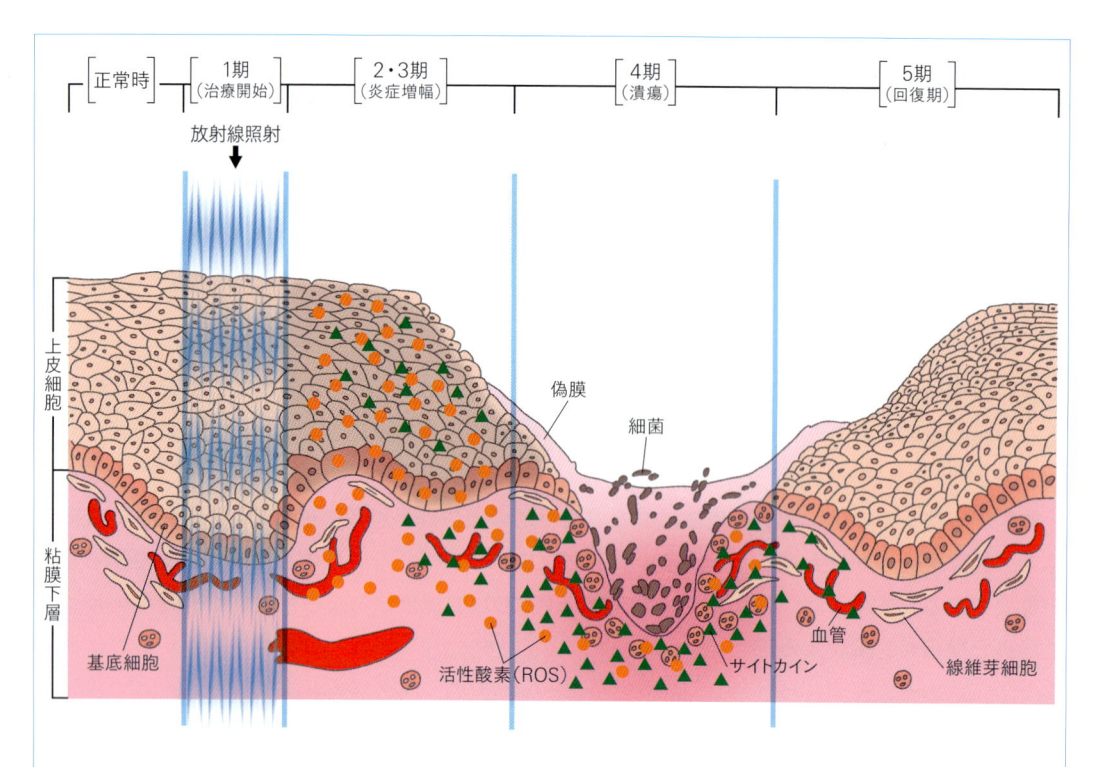

1期：放射線照射により細胞内に活性酸素（ROS●）が発生し、ROSが細胞のDNAを損傷することで細胞死を引き起こす

2・3期：ROSによって、血管内皮細胞、線維芽細胞、マクロファージ、上皮細胞が活性化し、炎症性サイトカイン（▲）*が放出され、細胞死を引き起こす。これにより組織障害が更なる炎症性サイトカインの放出を誘導し、損傷がさらに増幅する

4期：偽膜への細菌感染により、さらに炎症・細胞損傷が増強し、粘膜下層に至る潰瘍が生じる（強い痛み）

5期：上皮細胞の増殖・分化により粘膜上皮が再生する

*サイトカイン：細胞から放出され、種々の細胞間情報伝達分子となる微量生理活性タンパク質

図3-1　口腔粘膜炎のメカニズム

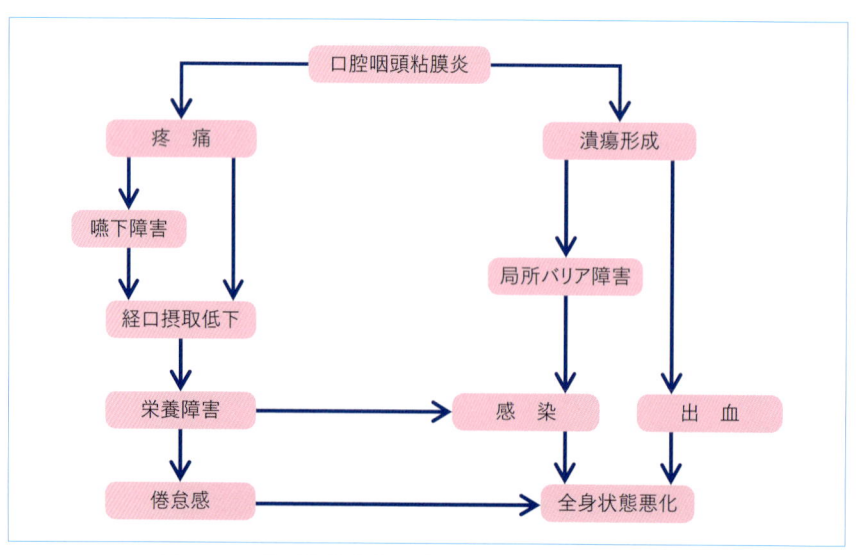

図3-2　口腔咽頭粘膜炎の増悪・遷延により出現する症状

図 3-3 口腔粘膜炎のグレード分類（CTCAE v4.0）

●グレード1：症状がない、または軽度の症状がある；治療を要さない

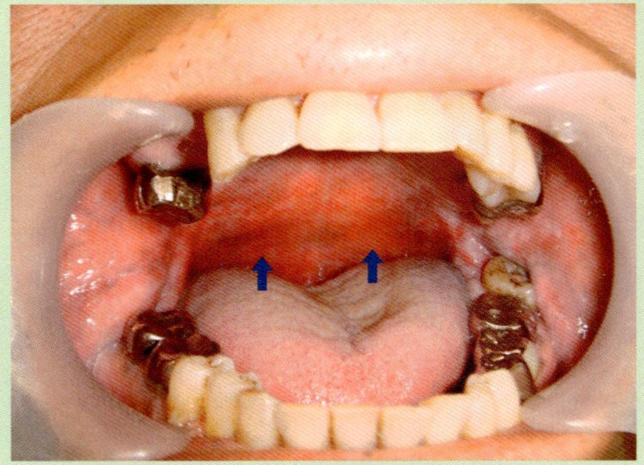

軟口蓋に発赤（→）を認める

[口腔内粘膜所見]
・粘膜の発赤と浮腫

[症状]
・わずかな症状
・少しピリピリした感じ
・摂食には問題なし

●グレード2：中等度の疼痛；経口摂取に支障がない；食事の変更を要する

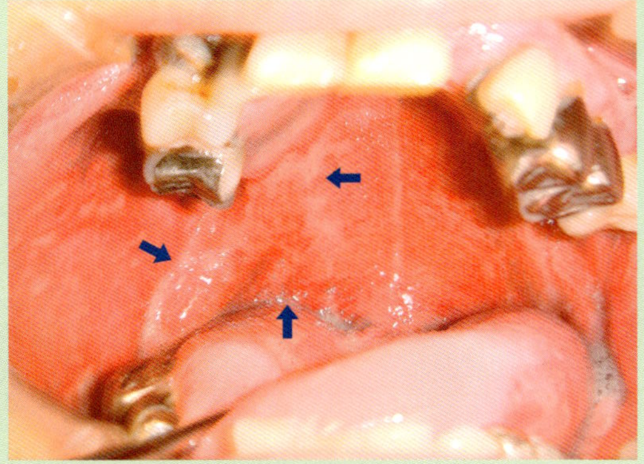

軟口蓋〜頬粘膜に強い発赤と斑状の潰瘍・偽膜形成、粘膜の強い発赤と斑状の潰瘍や偽膜形成（→）を認める

[口腔内粘膜所見]
・粘膜の強い発赤や潰瘍・偽膜形成

[症状]
・潰瘍部分に痛みがある
・食べやすく加工した食品ならば摂食可能

●グレード3：高度の疼痛；経口摂取に支障がある

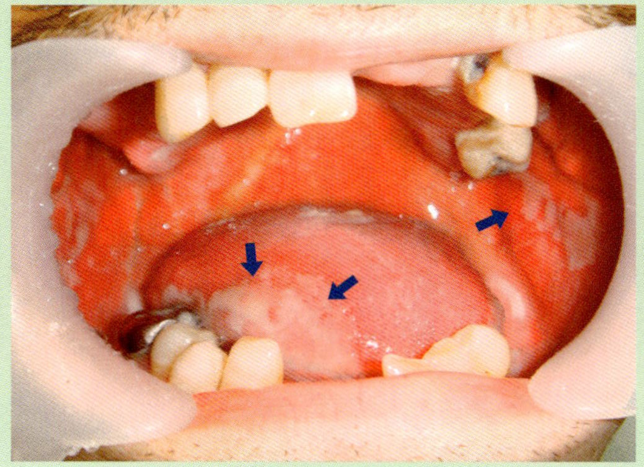

舌縁や頬粘膜に癒合した偽膜（→）を認める。また周囲内粘膜には広範に発赤を認める

[口腔内粘膜所見]
・癒合した潰瘍・偽膜
・わずかな外傷で出血

[症状]
・強い痛み
・十分な栄養や水分の摂取ができない

●グレード4：生命を脅かす；緊急処置を要する

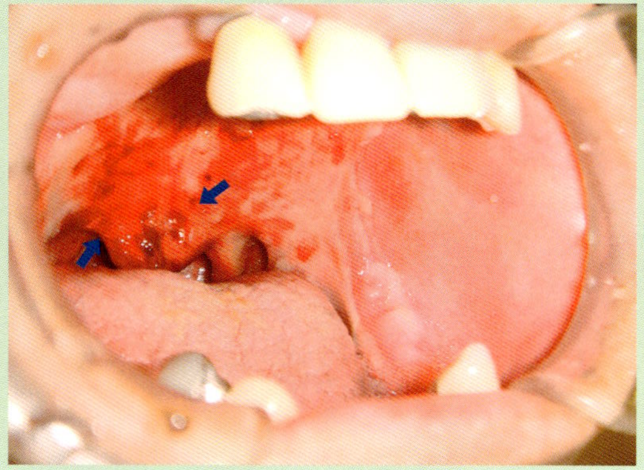

軟口蓋を中心に出血がみられ、深い潰瘍形成（→）もある

[口腔内粘膜所見]
・粘膜が少し赤みを帯びている
・粘膜に浮腫を認める

[症状]
・生命を脅かす症状

グレード	症状
1	症状がない、または軽度の症状がある；治療を要さない
2	中等度の疼痛；経口摂取に支障がない；食事の変更を要する
3	高度の疼痛；経口摂取に支障がある
4	生命を脅かす；緊急処置を要する
5	死亡

表3-1　口腔内粘膜反応の評価（CTCAE）

Ver.	有害反応	1	2	3	4	5
3.0	粘膜炎/口内炎（診察所見）	粘膜の紅斑	斑状潰瘍または偽膜	融合した潰瘍または偽膜；わずかな外傷で出血	組織の壊死；顕著な自然出血；生命を脅かす	死亡
4.0	粘膜炎/口内炎（自覚症状）	症状がない、または軽度の症状がある；治療を要さない	中等度の疼痛；経口摂取に支障がない；食事の変更を要する	高度の疼痛；経口摂取に支障がある	生命を脅かす；緊急処置を要する	死亡

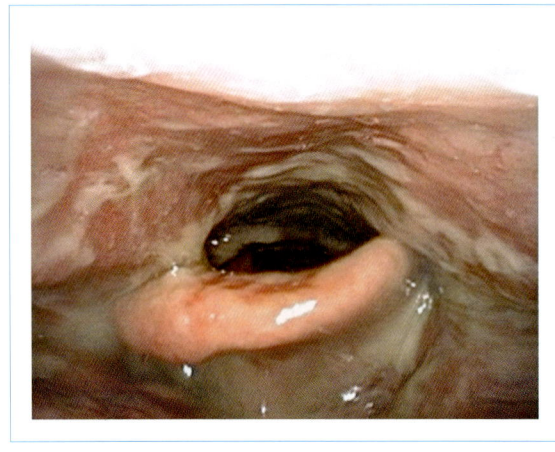

下咽頭がんT3N0M0に対し、セツキシマブ併用放射線療法を受けていた患者の照射線量60Gy/30回時点の咽頭写真
咽頭～喉頭蓋～舌根にかけて、広範囲に白色の偽膜を伴う粘膜炎を認める（グレード3）

図3-4　セツキシマブ併用放射線療法による咽頭粘膜炎の例

が近年頭頸部がんに対しても使用できるようになり、併用症例が増えている。セツキシマブ併用放射線療法時の口腔咽頭粘膜炎は、従来の化学放射線療法に比べ早期から強く出ることが多い（図3-4）が、その対処法は従来の化学放射線療法の場合と同様に、グレードに応じた対応でよい。

食道咽頭粘膜反応

　食道咽頭粘膜反応（食道咽頭炎）は、放射線療法開始から約2週間で起こり始め、治療終了時頃にピークを迎え、その後2週間から1カ月程度で改善していくことが多い。照射線量、照射範囲、化学療法の併用は粘膜反応の増悪因子である。
　代表的な症状は嚥下困難感と嚥下痛であり、特に嚥下痛は大変な苦痛を伴うことが多いため、その対応は重要である。また、咽頭の術後の場合は知覚低下により嚥下痛を訴えない患者もいるが、その場合でも食道咽頭炎は感染源になり得るため、留意が必要である。
　口内炎に限らず、頭頸部領域の粘膜炎の管理で最も重要なことは感染の予防であり、その基本は含嗽の励行と口腔ケアである。多くの感染症は口を介して起こっていることを忘れてはならない。特に、化学療法併用の際の骨髄抑制時に嚥下痛が著明になる場合は、カンジダ感染による食道咽頭炎が合併していることも多い。
　食道咽頭炎の対処法や予防法についてはエビデンスの確立した方法はないため、筆者らの経験から日常的に用いている方法を以下に述べる。
　含嗽には、ポビドンヨード（イソジン®）は刺激が強いので使用せず、アズレンスルホン酸ナトリ

グレード	症状		
1	症状がない；臨床所見または検査所見のみ；治療を要さない	**● グレード1：症状がない、臨床所見または検査所見のみ；治療を要さない** [食道粘膜所見] ・粘膜の発赤と浮腫（⇒） [症状] ・わずかな症状 ・摂食には問題なし	**● グレード2：症状がある；摂食／嚥下機能の低下；経口栄養補給を要する** [食道粘膜所見] ・粘膜の強い発赤と白苔（⇒）の付着 [症状] ・摂食時の痛み ・粘膜保護剤、痛み止めの併用が必要性 ・末梢点滴の併用が、時に必要
2	症状がある；摂食／嚥下機能の低下；経口栄養補給を要する		
3	高度に摂食／嚥下機能が低下；経管栄養/TPN/入院を要する	**● グレード3：高度に摂食／嚥下機能が低下；経管栄養/TPN/入院を要する** [食道粘膜所見] ・粘膜の発赤と偽膜（⇒）の形成 ・わずかな内視鏡等での接触で出血を伴う [症状] ・痛みでの医療用麻薬の頓服を希望される ・中心静脈栄養（TPN）の併用が必要	**● グレード4：生命を脅かす；緊急の外科的処置を要する** [食道粘膜所見] ・癒合した潰瘍と白苔、偽膜（⇒）の形成 ・瘻孔の形成 [症状] ・強い痛みで医療用麻薬の常時使用を希望される
4	生命を脅かす；緊急の外科的処置を要する		
5	死亡		

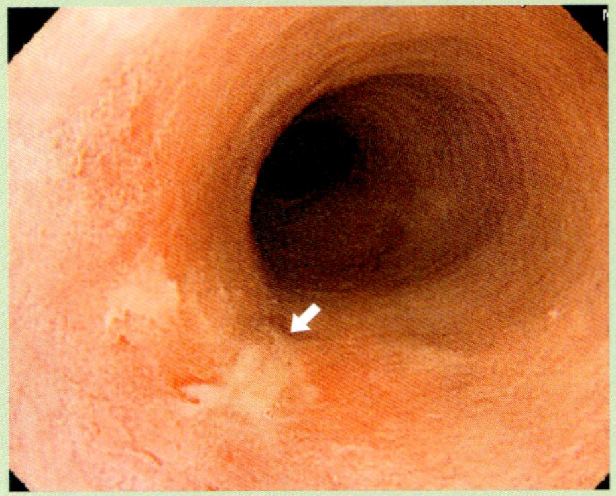

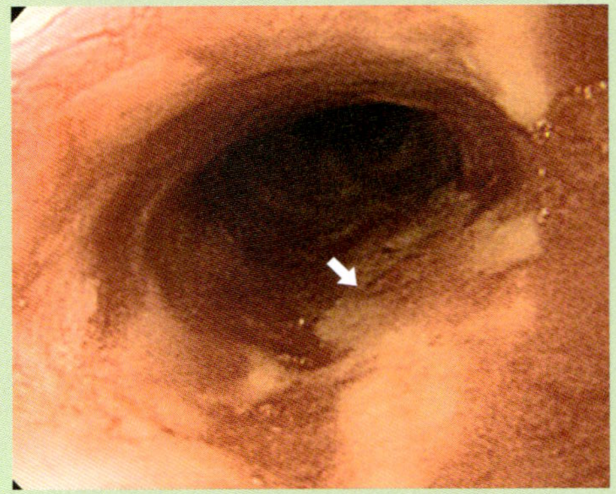

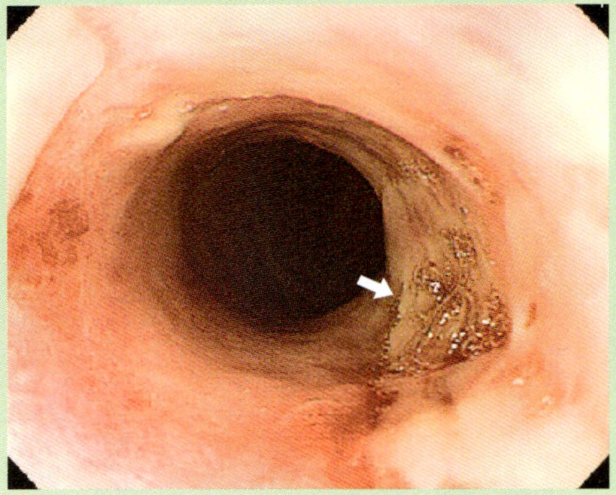

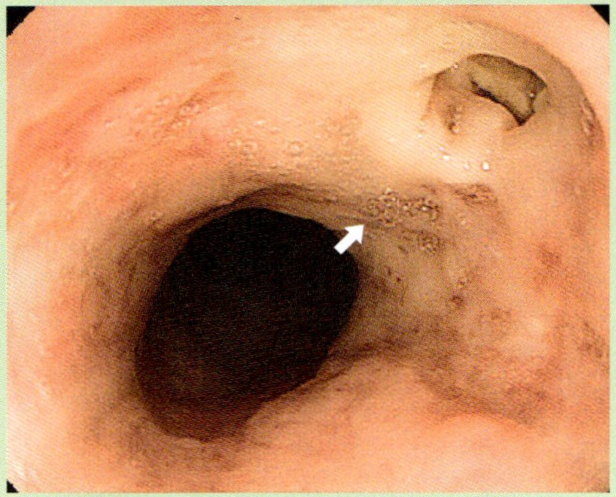

図3-5 食道炎のグレード分類（CTCAE v4.0）

ウム水和物(アズノール®、ハチアズレ®)や、食塩と重曹を溶いた水などがよい。
　軽症から中等症の食道咽頭炎では、粘膜保護剤(アルギン酸ナトリウム[アルロイドG®]、水酸化アルミニウムゲル＋水酸化マグネシウム配合薬[マーロックス®])を使用する。これらは粘膜に付着させて作用する薬剤であるので、服用後はすぐに水分や食べ物で流さないように指導する。嚥下痛に対しては、アセトアミノフェンや医療用麻薬(モルヒネ、オキシコドンなど)で対応する。しかし、頭頸部治療での食道咽頭炎では経口摂取が困難になることも多く、治療開始前に胃瘻造設や中心静脈栄養(TPN)による栄養管理を行うことを検討する必要がある。
　飲食物、嗜好品については、①禁酒・禁煙を徹底し、②よく噛み、一度にたくさん飲み込まず、少量ずつ飲み込む、③辛味、酸味など刺激の強いもの、熱すぎるものを避けるなど、粘膜を刺激しない心がけを患者に指導する。症状が悪化した場合には、症状の程度に合わせて食事のメニューを変更する。水分の多い粥や麺類、スープ、軟らかくて通過のよいヨーグルト、ゼリー、プリン、とうふなどが食べやすい。市販の離乳食やゼリー飲料なども利用できる。水分を摂取することは、疼痛を和らげ、粘膜炎の部分を清潔に保つのに役立つ。
　患者の自覚症状と内視鏡所見から、CTCAEのグレードによる食道咽頭粘膜反応(食道咽頭炎。CTCAEでは食道炎)との関連を図3-5に例示する。

嚥下障害

　頭頸部がん患者に対する放射線療法または化学放射線療法期間中に生じる嚥下障害は、脳梗塞や神経筋疾患、手術による嚥下障害とは異なる面も多い。留意しておくべき点は、①治療開始前から嚥下機能が低下していることも多い、②腫瘍の縮小により改善する症例と、逆に悪化する症例がある、③放射線治療が進むにつれて、徐々に嚥下機能が低下する、④誤嚥性肺炎は原疾患の治療の中断の原因となり得る、の4点である。特に、④の治療の中断の原因となり得ることは、がん治療にかかわる医療者すべてが心に留めておいてほしい。徐々に生じる嚥下障害は、疑わないと見逃してしまい、見逃すことががん治療の妨げになり得るのである。

(1) 放射線療法と嚥下機能
　頭頸部がんに対する放射線療法や化学放射線療法は、嚥下機能に影響を与えることが多い。大きな原因として、以下の4点があげられる。
❶ 原疾患(腫瘍)の縮小による変化
　たとえば下咽頭がんでは、腫瘍が食物路を閉鎖するために嚥下障害が起きるが、腫瘍の縮小により改善される。一方で、口蓋がんでは腫瘍の縮小により鼻咽腔閉鎖不全を生じ、嚥下機能が低下することもある。
❷ 咽頭粘膜の知覚低下による嚥下反射、咳反射の低下
　治療後半から明らかになってくることが多いが、照射範囲により障害の程度は大きく変化する。食物が咽頭に送り込まれても嚥下反射が起きず、また食物が咽頭に残っていてもわからなくなってしまい、誤嚥のリスクが高くなる。
❸ 咽頭粘膜炎による乾燥と疼痛
　口腔・咽頭粘膜の乾燥による通過障害もあるが、疼痛により無意識に嚥下動作から逃れようとする要素が大きい。治療開始2〜4週後より出現することが多い。疼痛は治療終了後に徐々に回

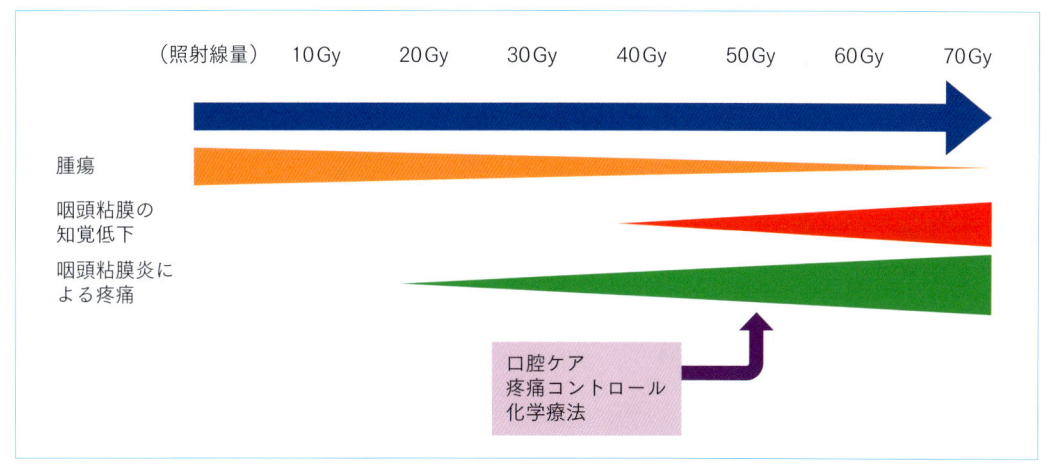

図3-6　放射線療法・化学放射線療法が嚥下機能に与える影響

復していくが、乾燥の回復は個人差が大きく、長く続くことも多い。

❹咽頭粘膜や嚥下関連筋の線維化による運動機能低下

❶〜❸と異なり、照射終了後半年〜数年に生じる晩期反応であるため、治療中に生じることは少ないが、治療終了後の嚥下障害の主な原因である。

治療中に重要な❶〜❸の要素のイメージを図3-6に示す。実際はこの3要素に加えて、口腔ケアや疼痛コントロールが関係するため、個々の症例で経過は異なってくる。

(2) 嚥下機能低下を見逃したら？

嚥下機能が低下したことに気づかず経口摂取を続けていると、誤嚥性肺炎が生じ、治療の中断が必要となり、がんの治療効果を下げてしまうこともある。しかし、正当な理由もなく経口摂取を禁止することは、患者の治療意欲を下げるだけでなく、嚥下機能のさらなる低下をきたすこともあるため、安易に経口摂取を止めることは慎むべきである。

(3) 嚥下障害を見逃さないためには

嚥下内視鏡検査、嚥下造影検査が有用であるが、全例に検査することはできず、実際には嚥下障害を疑った症例に対して検査を行うことが多い。逆に、嚥下障害は疑わないと見逃してしまうため、その徴候（症状）に注意することが最も重要である。以下に代表的な徴候を示す。

- 原因不明な発熱を繰り返す（初期は自然解熱することも多い）。
- 脱水、低栄養状態がある（無意識に経口摂取を避けるようになる）。
- 食事の好みが変わる、拒食がある。
- 食事時間が長くなる。
- 食後、嗄声がある（原疾患による嗄声もあり、慣れないと鑑別は難しい）。
- 食事中、食後にむせや咳が多い。

留意してほしいことの1つに、頭頸部がん患者は高齢者が多いため、治療開始前から咽頭知覚が低下していることがある。咽頭知覚が低下しているとむせや咳が出にくくなり、咳と嚥下障害が相関しなくなるため、注意が必要である。あらかじめ主治医に確認しておくとよい。

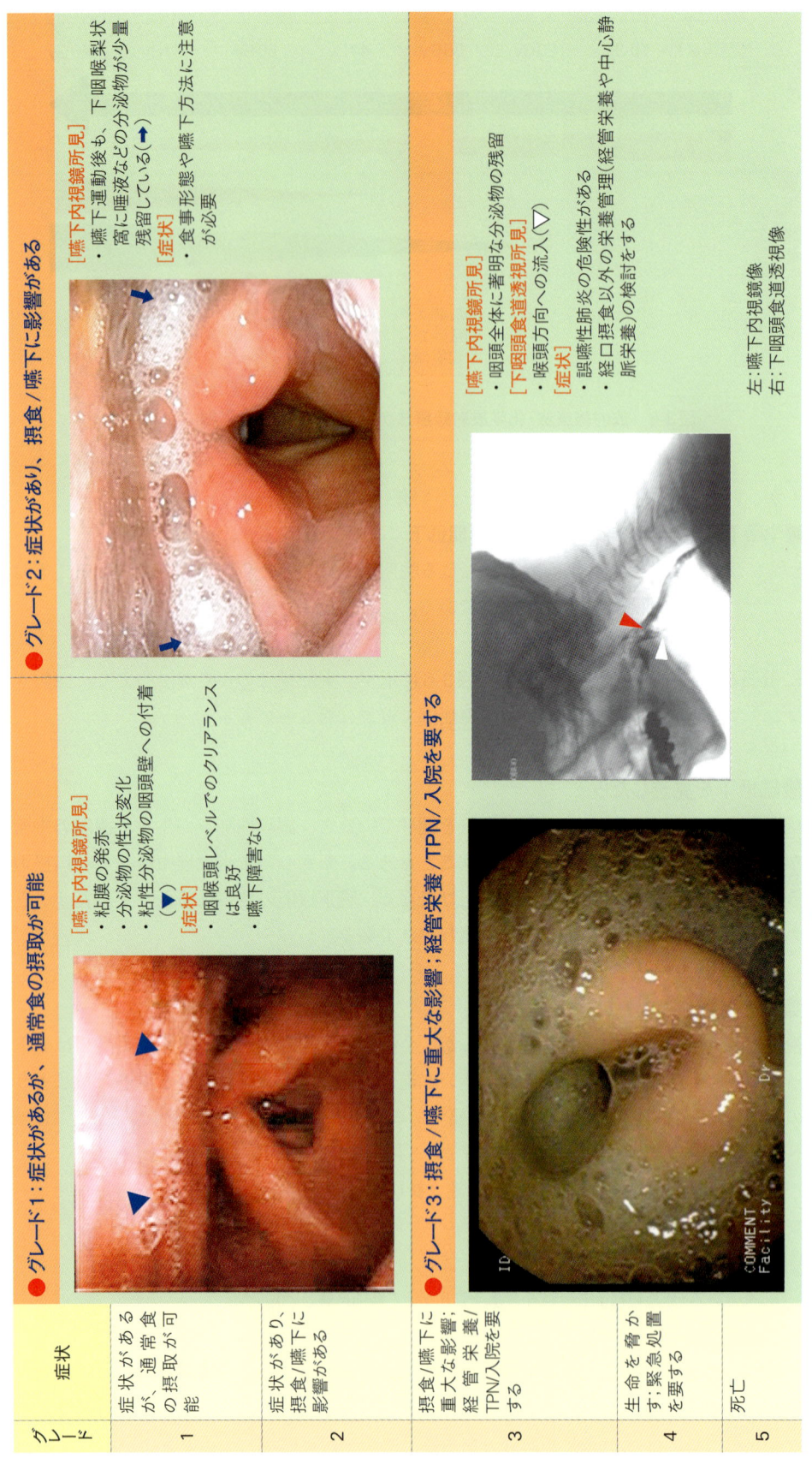

● グレード1：症状があるが、通常食の摂取が可能

[嚥下内視鏡所見]
・粘膜の発赤
・分泌物の性状変化
・粘性分泌物の咽頭壁への付着（▼）

[症状]
・咽喉頭レベルでのクリアランスは良好
・嚥下障害なし

● グレード2：症状があり、摂食/嚥下に影響がある

[嚥下内視鏡所見]
・嚥下運動後も、下咽頭梨状窩に唾液などの分泌物が少量残留している（→）

[症状]
・食事形態や嚥下方法に注意が必要

● グレード3：摂食/嚥下に重大な影響；経管栄養/TPN/入院を要する

[嚥下内視鏡所見]
・咽喉頭全体に著明な分泌物の残留

[下咽頭食道透視所見]
・喉頭方向への流入（▽）

[症状]
・誤嚥性肺炎の危険性がある
・経口摂食以外の栄養管理（経管栄養や中心静脈栄養）の検討をする

左：嚥下内視鏡像
右：下咽頭食道透視像

グレード	症状
1	症状があるが、通常食の摂取が可能
2	症状があり、摂食/嚥下に影響がある
3	摂食/嚥下に重大な影響；経管栄養/TPN入院を要する
4	生命を脅かす；緊急処置を要する
5	死亡

図3-7 嚥下障害のグレード分類（CTCAE v4.0）

● グレード1：わずかな紅斑や乾性落屑

● グレード2：中等度から高度の紅斑；まだらな湿性落屑、ただしほとんどが皺や襞に限局している；中等度の浮腫

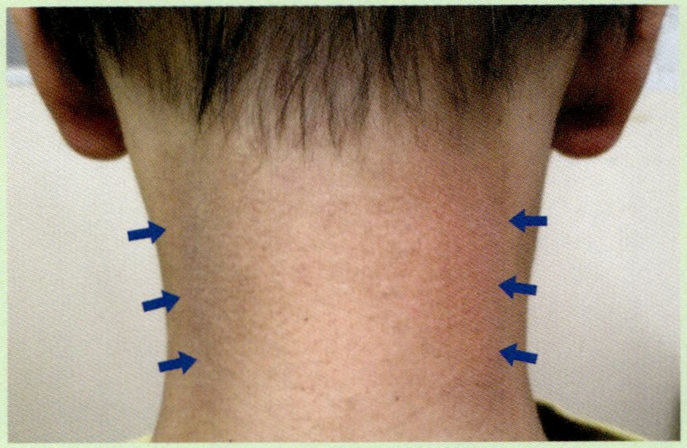

[皮膚所見] 軽度の発赤、脱毛、皮膚乾燥
[症状] 軽い熱感、掻痒感
[発現時期] 照射開始2〜3週後
[照射線量] 20〜30 Gy

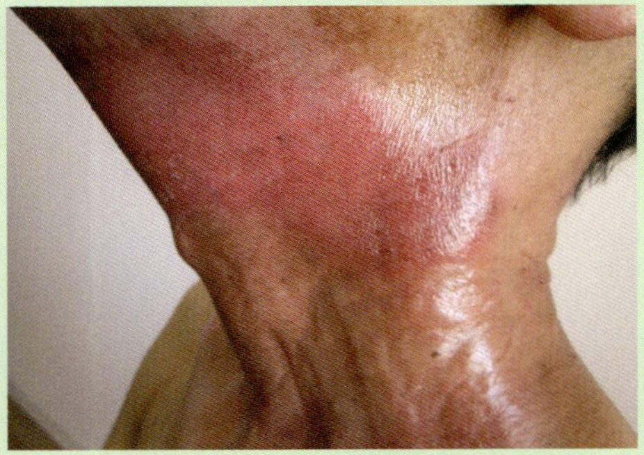

[皮膚所見] 中等度〜高度の紅斑、まだらな湿性落屑
[症状] 熱感、びらん部のヒリヒリとした痛み
[発現時期] 照射開始3〜6週後
[照射線量] 35〜45 Gy

● グレード3：皺や襞以外の部位の湿性落屑；軽度の外傷や摩擦により出血する

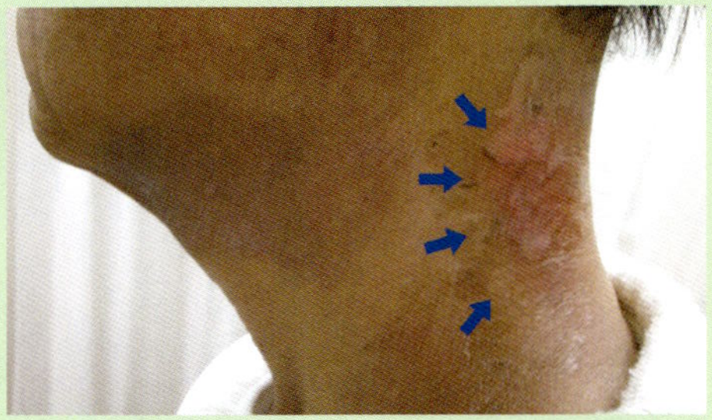

[皮膚所見] 照射範囲内のびらんと湿性落屑（↑）
[症状] 皮膚所見の痛み
[発現時期] 照射開始5〜6週後
[照射線量] 50〜60 Gy

グレード	症状
1	わずかな紅斑や乾性落屑
2	中等度から高度の紅斑；まだらな湿性落屑、ただしほとんどが皺や襞に限局している；中等度の浮腫
3	皺や襞以外の部位の湿性落屑；軽度の外傷や摩擦により出血する
4	生命を脅かす；皮膚全層の壊死や潰瘍；病変部より自然に出血する；皮膚移植を要する
5	死亡

図3-8 放射線皮膚炎のグレード分類（CTCAE v4.0）

(4)嚥下機能を評価する検査

　嚥下機能を評価する検査は、スクリーニング検査と嚥下機能検査に大きく分類される。それぞれの代表的な検査を紹介するが、詳しくは成書を参照していただきたい。

❶スクリーニング検査
- 反復唾液のみテスト：口を湿らせて空嚥下を30秒間行う。2回以下は異常とする。
- 改訂水飲みテスト：冷水3mLを嚥下して、むせるかどうかを観察する。

❷嚥下機能検査
- 嚥下造影検査(video fluorogram；VF)：X線透視を行いながら造影剤を嚥下し、その過程を観察する。誤嚥や食物残渣の有無、喉頭の動き、食道入口部の状態を観察する。
- 嚥下内視鏡検査(video endoscopy；VE)：喉頭内視鏡を鼻腔から通して咽喉頭を観察しながら、食物や水分を嚥下する様子を観察する。誤嚥の有無、食物残渣の程度などを評価する。造影検査と違い、飲み込む瞬間の観察はできないが、被ばくがなく繰り返し行える利点がある。

(5)放射線療法期間中の嚥下評価

　一般的な嚥下機能評価はスクリーニング検査から開始することが多いが、放射線療法期間中は次第に嚥下機能が低下するため、スクリーニング検査を行う機会は少ない。そのため嚥下内視鏡検査と嚥下造影検査で評価することが多くなるが、頻回に行うことは難しく、疑わしい症例に対して検査を行うことが多くなる。

　喉頭内視鏡検査でわかる唾液の貯留や粘膜炎の程度からも、疑うことができる。その際にはCTCAEのグレード分類(図3-7)が参考になるが、先に述べた嚥下障害の徴候を見逃さないことが最も重要であることを留意してほしい。

放射線皮膚炎

　頭頸部領域の外部照射では、放射線は必ず皮膚を通過して病巣へ到達する。細胞分裂が常に活発な皮膚の上皮組織は、放射線に対する感受性が高く、程度はさまざまであるが、放射線療法による皮膚障害は避けられない。

　放射線療法による急性期皮膚炎の発現時期と症状の程度は、照射部位や照射方法などにより異なる。一般的には、照射開始から2〜3週間で起こり始め、照射が進むに従って段階的に増悪し、照射終了後2〜3週間でピークを迎える。急性期皮膚炎の多くは一時的な症状であり、照射終了後1〜3カ月には回復する。がんが皮膚表面から近い場所に存在する場合は皮膚表面の線量が高くなり、病巣が深部に存在する場合と比べて皮膚炎を発症しやすくなる。放射線皮膚炎の程度を評価するためのスケール、発現時期と照射線量を図3-8に示す。

　頭頸部がんでは、化学放射線療法が標準治療として認知されている。近年では、放射線療法と分子標的薬(セツキシマブ)の併用も導入されるようになり、皮膚障害が増強するリスクが懸念される。第Ⅱ相(TREMPLIN試験[1])と第Ⅲ相(RTOG0522[2])比較試験では、セツキシマブと併用することで、標準治療の化学放射線療法に比べてグレード3〜4の皮膚炎が増加したと報告されている。

　頭頸部がん領域における放射線皮膚炎に対する特異的な対処法は、現時点で確立していない。強度変調放射線治療(IMRT)では、皮膚線量を落とすために、固定マスクによるボーラス効果を減らす試みや、皮膚を危険臓器として最適化計算する試みなどが行われている[3]。集学的治療法

が常に進化する頭頸部がんにおける放射線皮膚炎の管理は、その発症過程の理解とチーム医療による適切な支持療法が重要である。

唾液分泌障害

(1) 特徴
　唾液分泌障害は、治療開始後比較的早期から発症する有害反応の1つであり、照射線量が10 Gyを超える(通常は2週目)あたりから症状を自覚するようになる。放射線による唾液腺構造の破壊が原因とされる。主な症状は口腔内乾燥であるが、同時にしゃべりにくさ、咀しゃく・嚥下困難、口腔内易感染、味覚異常、う歯形成、義歯と歯肉間の摩擦といったさまざまな問題が生じる。
　この有害反応の難点は、他の多くの急性期障害と異なり、治療終了後も長期間にわたって持続する点である。実際に治療後の患者が最も困っている症状として、口腔内乾燥を訴える場面をよく経験する。口腔内乾燥のCTCAEグレード分類を図3-9に示す。グレーディングの際には、口腔内所見よりも摂食習慣の変化が重要になる。

(2) 原因
　持続する唾液分泌障害の主な原因として非可逆的な唾液腺障害が考えられるが、これは唾液腺への照射線量に依存することが知られている。従来の三次元原体照射(3DCRT)では、互いに近接する腫瘍と唾液腺を区別して照射することは困難であったが、近年ではIMRTがより一般的に導入され、腫瘍に対しては根治線量を投与しつつ、近接する唾液腺への照射線量を低減させることが可能となり(図3-10)、急性期障害からの回復が期待できるようになってきた。これは、頭頸部放射線療法においては革新的な進歩であり、もたらした恩恵は非常に大きい。
　しかし、急性期障害は3DCRTと同様に生じることもしばしば経験され、急性期から晩期にかけての回復をうまくサポートできるかどうかが、患者のQOLを大きく左右することになる。したがって、適切な支持療法が重要であり、細やかな看護の役割が大きいことは今後も変わりない。

(3) 介入・マネジメント
　口渇症状の緩和と口腔内衛生を保つことが目標である。

❶含嗽
　毎食後と眠前の少なくとも1日4回行う。保湿作用のあるグリセリン入りのうがい液が推奨される。抗炎症作用も期待して、神戸大学医学部附属病院ではアズレンスルホン酸ナトリウム水和物(アズノール®)含嗽液をよく使用している。含嗽薬がなければ、食塩と重曹を小さじ半分程度、コップ1杯の白湯に溶かして用いてもよい。市販のアルコール成分を含む洗口剤は避けたい。

❷水分摂取
　ペットボトルなどで水分を常備し、こまめに口を潤す。他疾患などで水分制限がなければ、1日コップ8杯程度をめどに摂取するとよい。

❸歯磨き
　軟らかい歯ブラシを用いて、毎食後(必要に応じて眠前も)に行う。粘膜刺激症状がなければ、

グレード	1	2	3
症状	症状はあるが、顕著な摂食習慣の変化がない(例:口内乾燥や唾液の濃縮);刺激のない状態での唾液分泌量が＞0.2 mL/min	中等度の症状がある;経口摂取に影響がある(例:多量の水、潤滑剤、ピューレ状かつ/または軟らかく水分の多い食物に限られる);刺激のない状態での唾液分泌量が0.1〜0.2 mL/min	十分な経口摂取が不可能;経管栄養またはTPNを要する;刺激のない状態での唾液分泌量が＜0.1 mL/min

口腔内粘膜、特に舌の乾燥が目立つ
唾液も粘稠になっている

図3-9　口腔内乾燥のグレード分類(CTCAE v4.0)

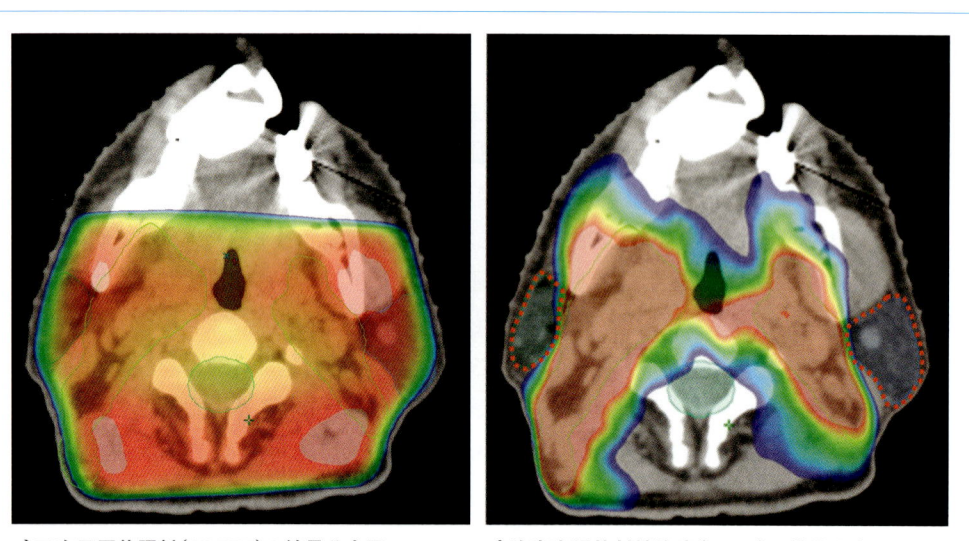

a) 三次元原体照射(3DCRT)の線量分布図　　b) 強度変調放射線治療(IMRT)の線量分布図

等線量の照射でも、IMRTでは両側耳下腺(茶色点線の輪郭)を極力避けて照射することが可能である

図3-10　三次元原体照射(3DCRT)と強度変調放射線治療(IMRT)の比較

フッ素入り歯磨き粉をつけるとよい。歯ブラシやスポンジを使って舌も清潔に保つ。
　硬いブラシの場合は、お湯に浸すことで軟らかくすることができる。1日1回眠前に歯間ブラシやデンタルフロス(糸ようじ)を用いた歯垢除去も有用である。
　また、定期的な歯科検診で、衛生状態の確認と、う歯の早期発見・早期治療を心がける。

❹ 人工唾液(サリベート®)・口腔内保湿剤
　食前や眠前、また症状に応じて数時間毎に使用する。市販されている一例を図3-11に示す。

❺ 唾液分泌促進薬
　ピロカルピン塩酸塩(サラジェン®)やセビメリン塩酸塩水和物(エボザック®、サリグレン®)などがあ

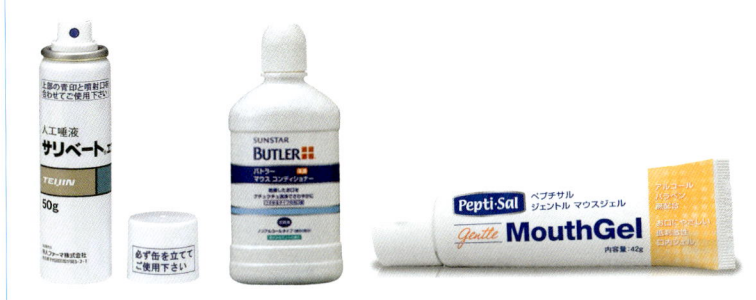

図3-11 人工唾液、洗口液・保湿剤の例

左から、人工唾液(サリベート®[帝人ファーマ])、洗口液・保湿剤(バトラーマウスコンディショナー[サンスター]、ペプチサルジェントルマウスジェル[ティーアンドケー])

るが、わが国では放射線療法後の口腔内乾燥に対してはサラジェン®のみが保険適用である。

(4)日常生活での注意点

- 喫煙や飲酒、多量のカフェイン摂取は、口腔内乾燥を助長するため控える。
- 咀しゃくすることで唾液分泌が促されるため、よく噛んで食べる習慣をつける。無糖・キシリトール入りの飴・ガムや、氷片なども有効である。急性期の粘膜炎が治癒後であれば、酸っぱいもの(レモンや梅風味の無糖飴・ガムなど)も有効なことがあるが、クエン酸や酸性の強い飲食物(トマト、オレンジ、グレープフルーツなど)は歯牙表面のエナメル質を溶かすおそれがあるため、多用は避けたい。
- 睡眠中の口渇軽減のため、眠前の口腔内保湿剤の使用、マスクの着用や加湿器による加湿が有効なこともある。

　介入に対するコンプライアンスや治療効果は個人差が大きく、一朝一夕に改善が得られるものではない。しかし少しの改善でも喜びを得られることが多く、さまざまな対処法の選択肢はもっておきたいものである。

脱　毛

　放射線により毛包が傷害されると脱毛が生じる。脱毛は整容面における患者の負担が特に大きく、時に治療拒否の理由となり得る。放射線による脱毛について正しく理解し、患者にそれを伝えることで、誤解に起因する治療拒否を少しでも減らすよう努めるべきである。

(1)部位

　放射線に関連した他の有害反応と同様に、放射線による脱毛は照射範囲内のみに生ずる。化学療法に伴う全身性の脱毛と混同されることがあるので、患者への説明の際には注意を要する。頭髪のほか、眉毛、睫毛、鼻毛、胸毛、陰毛、四肢の毛など、全身のどの部位でも、照射野に含まれさえすれば脱毛を生じ得る。整容的な問題のほかに、部位毎に機能的な問題も生じ得る(表3-2)。ここでは臨床的に問題となることの多い頭皮の脱毛について、主に述べる。

　典型的な放射線照射に伴う脱毛を図3-12に示す。照射野(図3-12a)に一致した、明瞭な境界を有する脱毛が生じている(図3-12b)。放射線療法に最も一般的に用いられるX線は人体を通過す

表3-2 脱毛の生じる部位とその影響

部位	影響
頭髪	物理的な保護や保温性が失われる 外見の変化が心理面に影響を与える
眉毛	汗が目に入りやすい
睫毛	汗・ホコリが目に入りやすい 脱落した毛が目に入る
鼻毛	異物・ホコリを吸い込みやすい 乾燥しやすい

表3-3 放射線療法による脱毛の経過

時期	症状
放射線療法開始から2～3週間	脱毛が始まる
放射線療法終了後3～6カ月	発毛が始まる
放射線療法終了後6～12カ月	おおよそ元の状態に戻る

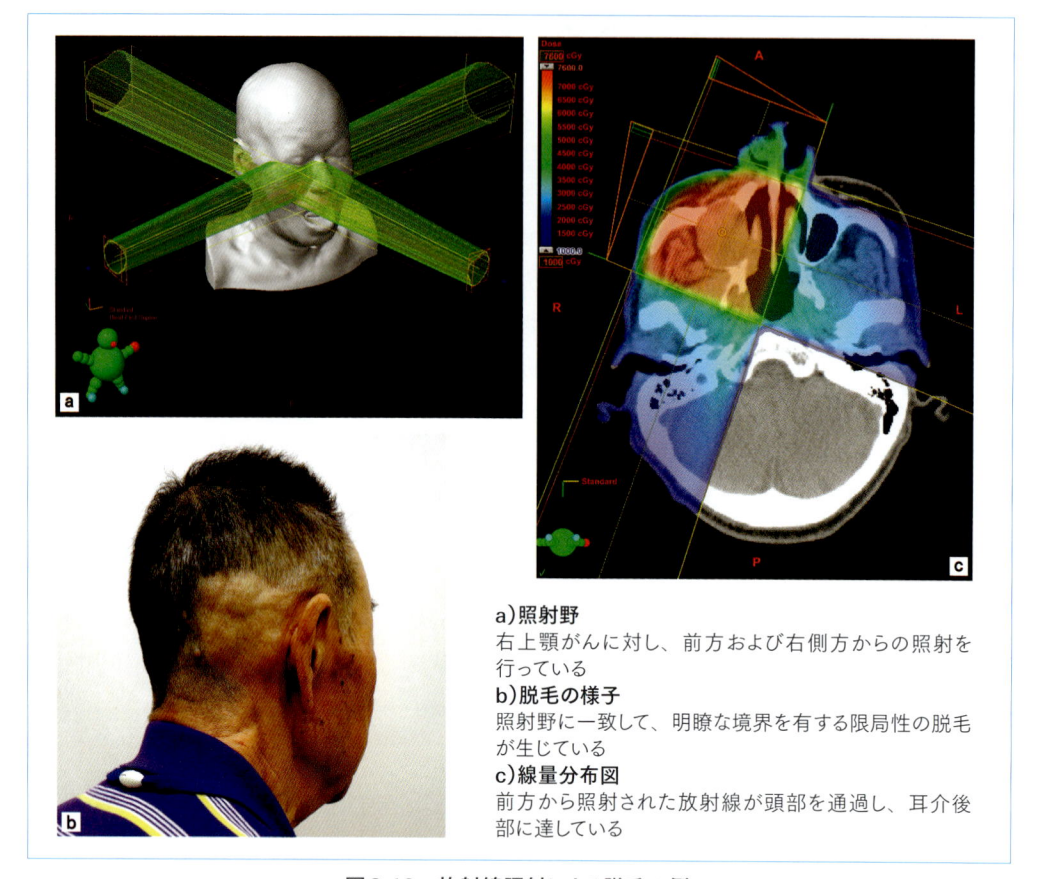

a) 照射野
右上顎がんに対し、前方および右側方からの照射を行っている
b) 脱毛の様子
照射野に一致して、明瞭な境界を有する限局性の脱毛が生じている
c) 線量分布図
前方から照射された放射線が頭部を通過し、耳介後部に達している

図3-12 放射線照射による脱毛の例

るため、本症例のように放射線の「出口」にあたる部位にも脱毛が生じ、患者にとって予想外の状況となり得る。脱毛の生じる部位は、線量分布図(図3-12c)を見ることで予測できる。

転移性脳腫瘍などに対して行われる全脳照射においては、頭皮のほぼ全体が照射野に含まれるが、前頭部、頭頂部、後頭部は照射野辺縁にあたるため、線量が低下する。結果として、同部は比較的脱毛が生じにくく、鶏冠状に頭髪が残ることがある。

(2) 照射線量との関係

脱毛の程度は照射線量によっても左右される。低エネルギーX線被ばくでは、およそ1Gyを超えると脱毛が生じるとされるが、放射線療法に用いられる高エネルギーX線による治療の場合は、経験的に皮下数ミリの線量がおよそ10Gyを超えないと目立った脱毛は生じない。線量が

低ければ脱毛は一時的なものとなるが、高線量が照射された場合は永久脱毛となることがある。放射線療法においてよく用いられる、1回当たり2 Gyの放射線を照射する線量分割法においては、永久脱毛のD$_{50}$(50％の患者に永久脱毛を生じさせる線量)は43 Gyとする報告[4]がある。

脱毛を規定するのは毛根に照射された線量であって、腫瘍に処方された線量とは一致しないことに注意が必要である。先に示した症例では、病変部には70 Gyの線量が照射されているが、脱毛を生じた部には20 Gy程度の線量しか照射されておらず、脱毛は一時的なものであった。

(3)経過

一過性の脱毛は概ね表3-3に示すような経過をたどるが、個人差が大きい。脱落した体毛は毛根近傍が細く、エクスクラメーションマーク(!)型の特徴的な形態をとる。治療終了後に再生する毛髪は、細い・縮れているなど、元とは質が異なることがある。数カ月の経過を経て、元の髪質に戻っていくことが多い。

(4)対策

脱毛を予防する手段は現時点では確立されていない。したがって現状は、生じてしまった脱毛に対して目的に応じウィッグ(かつら)や付け毛、帽子、バンダナなどを使い分けて対処することとなる。ウィッグの準備には時間を要することがあるので、前もって準備しておくことが望ましい。

なお動物実験においては、プロスタグランジンE$_2$やビタミンD$_3$などによる予防効果が示唆されている[5, 6]。

その他の晩期有害反応

放射線療法による晩期有害反応は、主に血管系、唾液腺、粘膜、結合組織および骨の慢性損傷の結果であると考えられている。これらの変化の型および重症度は、総線量、1回線量などの要素が関係している。

粘膜の変化には、上皮萎縮、血管新生低下および粘膜下線維化があり、これらの変化により粘膜バリアが萎縮し、易出血化すると考えられている。筋肉、真皮および顎関節が線維化すると、口腔機能が低下する。血管新生および骨リモデリング能低下によって、骨壊死のリスクが生じると考えられている。

代表的な晩期有害反応のCTCAEグレード分類を表3-4に示す。以下に、晩期に特に問題となる有害反応について述べる。

(1)放射線骨髄炎、顎骨壊死

頭頸部がんに対する放射線療法を施行する際、顎骨に高線量(50～70 Gy)が照射されると、まれに骨髄炎を起こすことがある。『Principles and Practice of Radiation Oncology』[7]の中では、上咽頭がんに対して放射線療法が施行された患者のうち、約5％の患者に上顎骨あるいは下顎骨に放射線顎骨壊死が認められたという文献を引用している。原因としては、顎骨への被照射線量(線量や腫瘍と顎骨との位置関係)、細菌感染(歯牙の状態)、あるいはコントロール不良の糖尿病などが

表3-4 代表的な晩期有害反応のグレード分類

	グレード1	グレード2	グレード3	グレード4	グレード5
骨の感染	—	—	処置を要する(抗生物質や外科処置など)	生命を脅かす緊急処置を要する	死亡
顎骨壊死	症状がない	症状がある	高度の症状がある 日常生活の制限 外科治療が必要	生命を脅かす緊急処置を要する	死亡
皮膚萎縮	毛細血管拡張または皮膚色の変化を伴う	線条を形成する、または皮膚付属器腺の消失を伴う	潰瘍を伴う	—	—
皮膚硬結	軽度の硬結 皮膚の横滑り可 つまみあげ可	中等度の硬結 皮膚の横滑り可 つまみあげ不可	高度の硬結 皮膚の横滑り不可 つまみあげ不可	全身性；呼吸困難や嚥下障害の徴候や症状を伴う	死亡
皮膚潰瘍形成	潰瘍部の径が＜1cm	潰瘍部の径が1〜2cm	潰瘍部の径が＞2cm	広範囲の破壊/組織壊死/損傷を伴う潰瘍	死亡

(CTCAE v4.0を参考に筆者作成)

あげられる。特に、放射線療法後の安易な抜歯は原因の1つとして重要因子であるため、避けなければならない。放射線療法開始前には、う歯の有無のチェックや必要に応じた予防的な抜歯、そして放射線療法によって起こる口腔内乾燥、う歯、歯周病などの発生に注意を払うなど、口腔ケアが重要である。

また、骨髄炎をきたし、さらに放射線顎骨壊死を起こした場合には、骨露出、二次感染症および重度の疼痛に至ることがある。顎骨壊死では、抗生物質で改善しない場合、顎骨切除などの観血的処置が必要になることもまれではない。放射線療法後、骨髄炎をきたした症例の口腔内所見およびCT画像を図3-13に示す。

(2) 放射線皮膚障害

どの部位に放射線を照射するにしても、常に念頭においておかなければならないのは、放射線による皮膚障害である。その中でも晩期に起こる変化として、色素沈着、皮膚乾燥、皮膚萎縮、毛細血管拡張、皮膚潰瘍/壊死がある。

一般に、難治性の皮膚炎は70 Gy以上の線量を照射した場合や、感染症、糖尿病、膠原病(リウマチを除く)などの基礎疾患が背景にある患者に起こる可能性が高いと言われている。頭頸部がん患者に対する放射線療法は、一般に70 Gyに近い線量が処方されることが多く、また頭頸部という凹凸の強い部位に照射するということもあり、局所において70 Gy以上の線量が照射されることも多い。

(3) 難治性粘膜潰瘍

頭頸部がんへの放射線療法は、広範囲にわたる頭頸部領域の粘膜合併症の誘因となる。口腔・咽頭および食道粘膜の萎縮・線維化と進み、潰瘍形成および壊死に至ることもある。

潰瘍性粘膜炎は、自然治癒が困難な病態である。原因は、放射線療法を施行することで起こる微小血管障害に起因する組織栄養の阻害と考えられている。さらにまれではあるが、潰瘍が進行することにより、出血・穿孔および瘻孔形成に至ることもある。

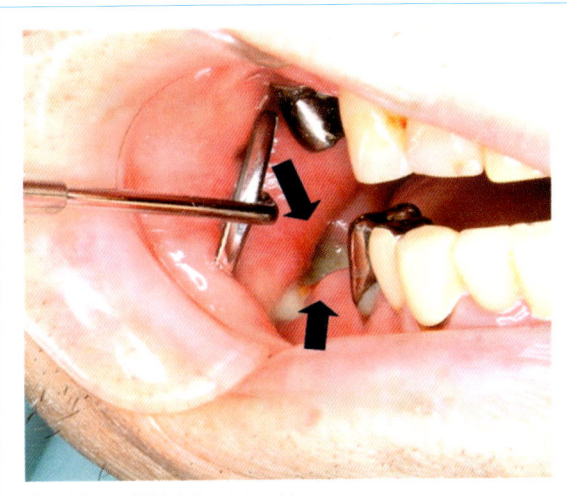

a）右側下顎骨髄炎（口腔内写真）
70 Gy 照射されていた部位に一致して、骨髄炎をきたし、骨の露出が認められる

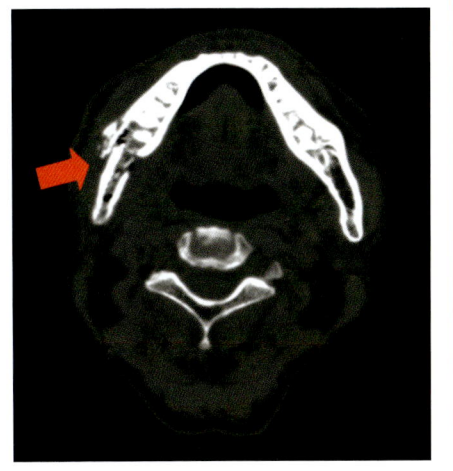

b）右側下顎骨髄炎（CT所見）
骨髄炎の部位に一致して骨折をきたしている

図3-13　放射線療法後、骨髄炎をきたした症例の口腔内所見およびCT画像

（4）甲状腺機能低下

　頭頸部がんに対して、領域リンパ節に対する照射を行った場合に、甲状腺が照射野に含まれることが多い。治療計画上では甲状腺に対する明確な線量制約は決められていないことが多いが、一般に頸部に照射を受けた患者の約10〜50％に発生するとされる[8-10]。

　症状は、全身倦怠感、食欲低下、徐脈などの甲状腺ホルモン低下による症状であるが、甲状腺ホルモンの補充療法で改善するので、放射線療法後には定期的に採血にて free T4、TSH等を測定し、必要に応じて適切な治療を行うことが重要である。

（5）聴力障害

　特に上咽頭がんの患者に放射線療法を行う際、腫瘍の位置関係より、両側の内耳、中耳に高線量の放射腺が照射されることがある。

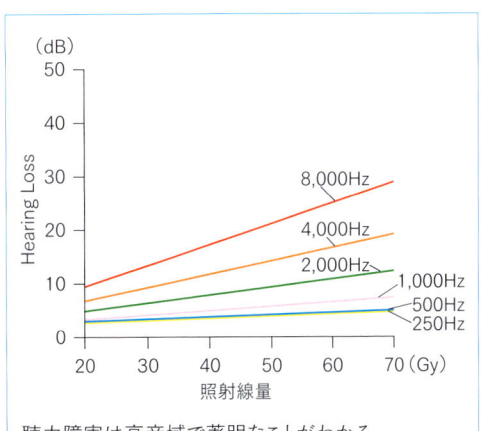

聴力障害は高音域で著明なことがわかる
蝸牛への線量依存性に聴力低下を認め、聴力低下例は45 Gy以上照射されていた

図3-14　上咽頭がんに対する放射線療法後の聴力障害の現状

(Pan, C.C. et al. : Prospective study of inner ear radiation dose and hearing loss in head-and-neck cancer patients. Int J Radiat Oncol Biol Phys, 61 (5) : 1393-1402, 2005より改変)

　高音域で著明であり、蝸牛への線量依存性（特に45 Gy以上照射されていた領域に）に聴力低下を認めたという報告[11]（図3-14）がある一方で、48 Gy以上照射された場合に hearing loss が著明であったとする報告がある[12]。

　放射線療法に伴う急性期有害反応および上記に示した晩期有害反応の低減化を図るため、日本

でも2000年よりIMRTが開始され、全国へと広まりつつある。IMRTが掲げる理念は、照射したい部位にしっかりと放射線を当て、照射したくない部位には可能な限り線量の低減化を図るということであり、つまりは上記のような有害反応の低減化につながる。頭頸部領域はまさにその恩恵を十二分に享受できる領域であり、具体的には唾液腺、味覚の保護、聴力障害、甲状腺機能障害の低減化、骨壊死あるいは粘膜・皮膚潰瘍といった重篤な障害のリスクを大幅に下げることが可能となる。今後はこの技術が広く普及することが、よりよい治療の提供へとつながると考える。

引用文献

1) Lefebvre, J.L. et al. : Induction chemotherapy followed by either chemoradiotherapy or bioradiotherapy for larynx preservation : The TREMPLIN randomized phase II study. J Clin Oncol, 31 (7) : 853-859, 2013.
2) Ang, K.K. et al. : Randomized phase III trial of concurrent accelerated radiation plus cisplatin with or without cetuximab for stage III to IV head and neck carcinoma : RTOG 0522. J Clin Oncol, 32 (27) : 2940-2950, 2014.
3) Lee, N. et al. : Skin toxicity due to intensity-modulated radiotherapy for head-and-neck carcinoma. Int J Radiat Oncol Biol Phys, 53 (3) : 630-637, 2002.
4) Lawenda, B.D. et al. : Permanent alopecia after cranial irradiation : dose-response relationship. Int J Radiat Oncol Biol Phys, 60 (3) : 879-887, 2004.
5) Hanson, W.R. et al. : Subcutaneous or topical administration of 16,16 dimethyl prostaglandin E2 protects from radiation-induced alopecia in mice. Int J Radiat Oncol Biol Phys, 23 (2) : 333-337, 1992.
6) Baltalarli, B. et al. : The preventive effect of vitamin D3 on radiation-induced hair toxicity in a rat model. Life Sci, 78 (14) : 1646-1651, 2006.
7) Perez, C.A. et al. (ed) : Perez & Brady's Principles and Practice of Radiation Oncology, 6th ed., p.758, Lippincott Williams & Wilkins, 2013
8) Hancock, S.L. et al. : Thyroid disease after treatment of Hodgkin's disease. N Engl J Med, 325 (9) : 599-605, 1991.
9) Grande, C. : Hypothyroidism following radiotherapy for head and neck cancer : multivariate analysis of risk factors. Radiother Oncol, 25 (1) : 31-36, 1992.
10) Tell, R. et al. : Hypothyroidism after external radiotherapy for head and neck cancer. Int J Radiat Oncol Biol Phys, 39 (2) : 303-308, 1997.
11) Pan, C.C. et al. : Prospective study of inner ear radiation dose and hearing loss in head-and-neck cancer patients. Int J Radiat Oncol Biol Phys, 61 (5) : 1393-1402, 2005.
12) Chen, W.C. et al. : Sensorineural hearing loss in combined modality treatment of nasopharyngeal carcinoma. Cancer, 106 (4) : 820-829, 2006.

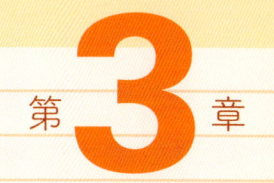

第3章

チームで取り組む
頭頸部がんの治療と有害反応のケア
――神戸大学医学部附属病院の取り組み

1 頭頸部がんの治療方針（ガイドライン）
2 各頭頸部がんの部位と解剖
3 チームで取り組む 頭頸部がん治療
4 頭頸部がん患者へのチーム医療
   ――それぞれの職種の立場から
   ⓐ 頭頸部外科医
   ⓑ 放射線腫瘍医
   ⓒ 腫瘍内科医
   ⓓ 歯科口腔外科医、歯科衛生士
   ⓔ 看護師
   ⓕ 言語聴覚士
   ⓖ 管理栄養士
   ⓗ 薬剤師
   ⓘ 診療放射線技師、医学物理士

1 頭頸部がんの治療方針（ガイドライン）

　『頭頸部癌診療ガイドライン』初版は2009年に出版され、国際対がん連合(Union Internationale Contre le Cancer ; UICC)のTNM悪性腫瘍の分類、頭頸部癌取扱い規約の改定を受けて、2013年に1回目の改訂が行われた。今回の改訂では、現状で最も妥当と考えられる診断・治療法をCQ（clinical question）として取り上げ、参考文献のエビデンスレベル（表1-1）とともに、委員会の総意による推奨グレード（表1-2）を提示している。

　本稿では、化学放射線療法の対象となることが多い口腔がん、上顎洞がん、咽頭がん、喉頭がんを取り上げ、概要を解説する。詳細は『頭頸部癌診療ガイドライン2013年版』[1]または日本癌治療学会ホームページの「がん診療ガイドライン 頭頸部がん」[2]を参照されたい。

　なお、本ガイドラインは、ここに示されていない治療法を規制するものではなく、さまざまな治療法が選択できるようになった現在、それぞれの症例に最も適切な治療を検討するためのガイドブックとして、利用していただきたい。

表1-1　文献のエビデンスレベル

I	システマティック・レビュー /RCTのメタアナリシス
II	1つ以上のランダム化比較試験
III	非ランダム化比較試験
IV	分析疫学的研究
V	記述研究（症例報告やケースシリーズ）
VI	患者データに基づかない専門委員会や専門家個人の意見

（日本頭頸部癌学会）

表1-2　推奨グレード

A	診療で利用・実践することを強く勧める
B	診療で利用・実践することを勧める
C1	診療で利用・実践することを考慮してよい
C2	診療に利用・実践すべきかコンセンサスは得られてない
C3	診療で利用・実践することを勧めない
D	診療で利用・実践しないことを勧める

（日本頭頸部癌学会）

引用文献

1) 日本頭頸部癌学会編：頭頸部癌診療ガイドライン2013年版（第2版），金原出版，2013．
2) 日本癌治療学会：がん診療ガイドライン─頭頸部がん．www.jsco-cpg.jp/item/15/index.html

口腔がん　　　　　（頭頸部癌診療ガイドライン2013年版（第2版）より作成）

　照射線源の管理などの問題により、組織内照射が施行可能な施設は限られ、外科的治療が中心となってきている。

	治療法
放射線療法	・組織内照射は、T1・T2症例、表在性のT3症例に対して適応となる（推奨グレードC1）
手術	・舌部分切除術、舌可動部半側切除術、舌可動部（亜）全摘出術、舌半側切除術、舌（亜）全摘出術に分類される ・病期Ⅰ・Ⅱ症例に対する予防的頸部郭清術は、深部浸潤が高度な症例に対して行われることが多い（推奨グレードC1） ・再建手術は、舌半側切除程度では直接縫合、または前腕皮弁や外側大腿皮弁などの薄い皮弁による再建が推奨される（推奨グレードC1） ・術後嚥下機能が問題となる舌（亜）全摘出症例では、遊離腹直筋皮弁のようなボリュームのある再建材料を選択する（推奨グレードB）
化学療法	・進行がんに対して、導入化学療法として用いられる ・白金製剤を含む多剤併用療法が用いられる（推奨グレードC1）

上顎洞がん

（頭頸部癌診療ガイドライン2013年版（第2版）より作成）

根治とともに機能と整容にも配慮した治療が求められることから、1960年代から手術、放射線療法、化学療法を組み合わせた集学的治療が行われてきた。

	治療法
放射線療法	・60〜70Gy/30〜35回/6〜7週の外照射が一般的である ・手術、化学療法と併用されることが多い ・晩期毒性軽減のため、利用可能であれば強度変調放射線治療（IMRT）が推奨される（推奨グレードB）
手術	・切除術式は、上顎部分切除、上顎全摘出、上顎拡大全摘出、頭蓋底手術に分類される ・骨膜までの浸潤であれば、術前後に放射線療法を併用し、眼窩内容の温存を検討する（推奨グレードC1） ・術後の口蓋の欠損に対しては、口腔と鼻腔の遮断のためにプロテーゼないしは再建手術により閉鎖する必要がある
化学療法	・顎動脈などの腫瘍の栄養血管からの動注（推奨グレードC1）ないしは全身投与が行われる ・動注には白金製剤やフルオロウラシル系薬剤が選択されることが多い ・全身投与では、白金製剤を中心とした多剤併用療法も行われる。導入化学療法として用いられることもある

上咽頭がん

（頭頸部癌診療ガイドライン2013年版（第2版）より作成）

上咽頭がんは低分化・未分化の組織の腫瘍が大部分で、放射線感受性が高いこと、解剖学的に手術が困難なことより、放射線療法が標準治療とされる。遠隔転移が多く、放射線増感効果が期待できることから、全身状態に問題がなければ化学療法を併用する。

	治療法
放射線療法	・放射線療法は、原発巣と予防的リンパ節領域に40〜50Gyを投与し、病巣部に縮小して60〜70Gy/30〜35回/6〜7週の外照射を行う ・進行がんでは、化学放射線同時併用療法が広く行われる（推奨グレードB） ・晩期毒性軽減のため、IMRTが望ましい（推奨グレードB）
手術	・化学放射線療法後の頸部リンパ節転移残存に対して、救済手術が考慮される ・化学放射線療法後の局所再発の救済手術は、適応となる症例は限られる
化学療法	・遠隔転移リスクが高い進行がんは、同時併用療法以外に補助化学療法が併用される場合が多い ・化学療法は、白金製剤を含む単剤ないしは多剤併用療法が行われる ・遠隔転移を有する進行がんは化学療法が主たる治療で、臨床的に利点がある場合に放射線療法の併用も考慮される

中咽頭がん   （頭頸部癌診療ガイドライン2013年版（第2版）より作成）

　中咽頭がんの治療においては、生命予後とともに構音・嚥下機能の温存が重要である。近年、化学放射線療法の感受性がよいヒトパピローマウイルス（human papillomavirus ; HPV）関連の中咽頭がんが増加しており、HPV関連の有無を調べることは、治療効果や予後予測に有用である（推奨グレードC1）。再建術式や手術手技の向上に伴い、進行がんの術後機能も改善されてきた。

	治療法
放射線療法	・原発巣と転移リンパ節を含む予防的リンパ節領域に40～50 Gyを照射し、病巣部に縮小して60～70 Gy/30～35回/6～7週の外照射を行う ・頸部転移の制御が困難と判断される場合は頸部郭清術を先行し、その後に頸部も含めて放射線療法を行う場合もある ・進行がんには、化学放射線同時併用療法が広く行われている
手術	・側壁がんや上壁がんのT1～2症例であれば、口腔内からの切除（口内法）で根治できる症例も多く、術後の障害も比較的少ない ・側壁がんの進行症例や前壁がんでは、Pull Through法ないしは下口唇下顎正中離断法が用いられる ・予防的頸部郭清術を行う場合は、内深頸領域を中心に行う ・原発巣が正中を超える場合は、健側の予防郭清も考慮する ・原発巣の切除範囲が広範な場合、嚥下機能や鼻咽腔閉鎖機能の保持のために、局所（粘膜）皮弁、有茎（筋）皮弁、遊離（筋）皮弁を用いた再建が必要となる
化学療法	・放射線療法との同時併用や、導入化学療法として用いられる ・レジメンとして、白金製剤を含む単剤ないしは多剤併用療法が多い

下咽頭がん   （頭頸部癌診療ガイドライン2013年版（第2版）より作成）

　早期例に対しては喉頭温存をめざし、根治的照射あるいは喉頭温存手術（経口的切除、外切開による切除）を症例に応じて選択する（推奨グレードB）。進行例に対しては、外科的治療が主体となる。QOL保持の観点より、化学放射線同時併用療法や喉頭温存手術も行われる。

	治療法
放射線療法	・60～70 Gy/30～35回/6～7週の外照射が一般的である。基本的にはT1～2症例が適応となる ・リンパ節転移も照射野に含めるが、頸部転移の制御が困難と判断される場合は、頸部郭清術を先行し、その後頸部も含めて放射線療法を施行する場合もある ・臨床的にリンパ節転移がなくても、予防的にリンパ節を照射野に含めることが多い ・進行がんに対しては、化学療法を併用する
手術	・内視鏡切除術、経口的切除術、喉頭温存・下咽頭部分切除術、喉頭摘出・下咽頭部分切除術、下咽頭・喉頭全摘出術、下咽頭・喉頭・食道全摘出術、下咽頭・頸部食道切除術に分類される ・進行例に対しては下咽頭・喉頭全摘出術が標準術式だが、亜部位や進行度により喉頭温存手術も試みられている ・頸部郭清術は内深頸領域を中心に行い、喉頭全摘出時は患側の甲状腺を切除し、気管傍リンパ節を郭清する ・下咽頭・喉頭全摘出術後の再建は、遊離空腸移植術を用いるのがわが国では一般的である（推奨グレードB） ・拡大内視鏡、狭帯域領域内視鏡によりはじめて確認される表在がんに対しては、近年、内視鏡切除術や経口的切除術が行われるようになってきた
化学療法	・放射線療法との同時併用や、導入化学療法として用いられる ・レジメンとして白金製剤を含む単剤ないしは多剤併用療法が行われる（推奨グレードB）

喉頭がん

(頭頸部癌診療ガイドライン2013年版(第2版)より作成)

　早期がんに対しては、放射線療法あるいは喉頭温存手術のいずれかにより、喉頭温存を図ることが推奨される(推奨グレードA)。従来、進行がんに対しては喉頭全摘出術が行われることが多かったが、近年、QOL保持の観点から、年齢や全身状態などを十分考慮したうえで、化学放射線同時併用療法や喉頭温存手術が行われることが多くなってきた。

	治療法
放射線療法	・根治照射のよい適応は、T1N0、T2N0症例である。T1では60〜66 Gy/30〜33回/6〜7週、T2以上では70 Gy/35回/7週の通常分割照射が一般的である ・声門がんでは頸部リンパ節領域を含めないが、声門上がんでは両側上・中頸部リンパ節領域を照射野に含める ・進行がんに対しては化学療法の併用が一般的に行われ、同時併用療法が標準的である
手術	・喉頭微細手術や喉頭部分切除術に代表される喉頭温存手術と、喉頭全摘出術に大別される ・早期声門がんに対する喉頭温存手術の治療成績は、放射線療法と同等とする報告が多い[*1] ・早期声門がんに対する放射線療法後の再発例に対し、救済手術として喉頭温存手術が適応となる症例は少なくない[*2] ・甲状軟骨を超えて軟部組織へ腫瘍浸潤がみられるT4症例に対しては、喉頭全摘出術が一般的である ・声門下進展例では、喉頭全摘出時、患側の甲状腺を切除して気管傍リンパ節の郭清を行うことが望ましい ・頸部郭清術は、内深頸リンパ節領域を中心に行う
化学療法	・放射線療法との同時併用(推奨グレードB)、導入化学療法(推奨グレードC1)として、白金製剤を含む単剤ないしは多剤併用療法が行われる

[*1] 日本頭頸部癌学会編:頭頸部癌診療ガイドライン2013年版(第2版),金原出版,2013 / 日本癌治療学会:がん診療ガイドライン—頭頸部がん,CQ7-1.
[*2] 同上,CQ7-2.

2 各頭頸部がんの部位と解剖

頭頸部がんとは

　頭頸部がんは、頭蓋底から鎖骨に至る頭頸部領域の臓器に発生する悪性腫瘍の総称である。頭頸部は、呼吸、咀しゃく・嚥下など、生命維持に必要な機能をもつ臓器と、人がヒトらしく社会生活を送るうえで重要な発声、構音機能にかかわる臓器や聴覚、嗅覚、味覚などを司る感覚器が集中し、その障害はQOLに大きく影響を与える。

　頭頸部がんは全がんの5％程度と言われ、このうち舌がんを含む口腔がんが最も多い。2010年地域がん登録[1]によると、人口10万人に対して口腔・咽頭がんは12.2人、喉頭がんは3.9人と頻度は少ないが、鼻・副鼻腔、唾液腺、口腔、咽頭、喉頭、甲状腺など種類が多く、それぞれの部位で発生原因や腫瘍の特性、治療法、予後が異なるのが特徴である。

　喫煙と飲酒は、口腔・咽頭・喉頭がん発症の危険因子としてよく知られている。上咽頭がんでは、Epstein-Barrウイルスの感染が発症に関与しているとされる。近年、喉頭がんの罹患率は横ばいであるのに対し、口腔・咽頭がんは増加傾向にある。その背景因子として、中咽頭がんの発症にヒトパピローマウイルス（human papillomavirus；HPV）が関与することが指摘されている。

　頭頸部がんではその発症要因から、重複がんの発生が多いのが特徴である。重複がんの発生部位は、食道、頭頸部、胃、肺であり、治療の前には重複がんの検索が必要であるとともに、治療後の経過観察においても定期的な検査が必要である。

各部位の解剖と機能

　頭頸部の各部位の解剖を図2-1に示す。以下、各部位の解剖、機能および各部位に発生するがんの特徴を概説する。

(1) 口腔（舌）

　口腔とは、大きく口を開けたときに見える口の中をいい、入り口は上下の口唇からなる。口腔はさらに、舌、口腔底（舌と下歯肉の間）、上下の歯肉（歯ぐき）、頬粘膜（頬の内側）、硬口蓋（口腔の天蓋）に分けられる。硬口蓋の後方は、中咽頭の軟口蓋、口蓋垂に連続している。上下の顎にはそれぞれ、成人では14〜16本の永久歯が、小児では10本の乳歯がみられる。歯以外の口腔は、重層扁平上皮からなる粘膜で覆われ、粘膜下には小唾液腺が存在する。また、口腔には、耳下腺、顎下腺、舌下腺を含む大唾液腺の導管（排出管）が開いており、その開口部から唾液が分泌されて粘膜を潤している。

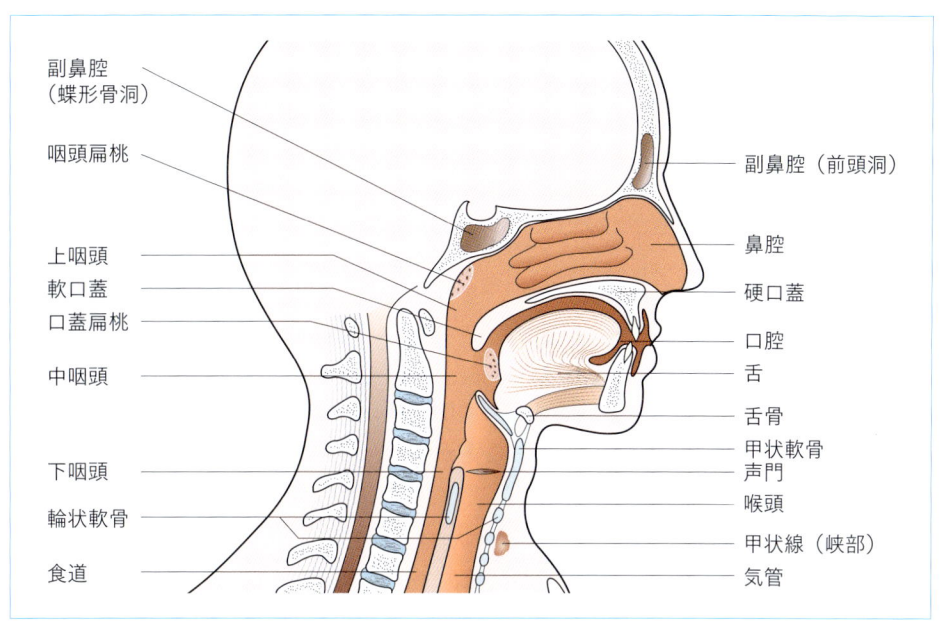

図2-1　頭頸部の解剖

　口腔の働きには、食物を摂取する(摂食)、噛み砕く(咀しゃく)、味わう(味覚)、飲み込む(嚥下)、しゃべる(発音、構音)があり、いずれも日常生活に不可欠な働きをしている。外的な刺激を受けやすい舌縁部に発生する舌がんが最も多い。

(2) 鼻腔・副鼻腔

　鼻腔は、鼻の入り口(前鼻孔)から咽頭までの空隙である。鼻中隔によって左右に分けられ、気道としての役割を担っている。鼻腔は、鼻中隔、鼻腔底(口蓋に接する部位)、外側壁(上顎洞、篩骨洞、眼窩に接する部位)、鼻前庭(外鼻孔から鼻腔粘膜に至る皮膚部分)に分けられる。吸気の加湿と加温に加え、発声時の共鳴作用などの機能を果たしている。
　副鼻腔は顔面骨内につくられた空洞であり、前頭洞、篩骨洞、上顎洞、蝶形骨洞の4つがあり、すべてが鼻腔に通じている。鼻腔・副鼻腔は、上方では頭蓋底、外側もしくは上方では眼窩と接し、下方は口蓋が存在する。
　鼻腔がん、副鼻腔がんは、早期には鼻出血や鼻閉などで発見されるが、症状に乏しいことも少なくなく、隣接臓器に浸潤した進行がんの状態で受診することが多い。

(3) 咽頭

　咽頭は、上咽頭、中咽頭、下咽頭の3つに分かれる。それぞれ、鼻腔の後方で咽頭の上部、口腔の後方で咽頭の中央部、喉頭の後方で食道の上方にあたる咽頭の下部である。

❶ 上咽頭

　後上壁、側壁、下壁に分類される。
　後上壁は、硬口蓋と軟口蓋の接合部の高さから頭蓋底までを指し、天蓋には咽頭扁桃が存在する。側壁はローゼンミューラー窩を含み、下壁は軟口蓋上面にあたる。主に呼吸路としての役割を果たすが、耳管の開口部(耳管咽頭口)が存在し、中耳腔(鼓室)の換気、気圧調節を行っている。

そのため、腫瘍による耳管咽頭口の閉塞では滲出性中耳炎をきたすことがある。

早期のものでは自覚症状に乏しいが、頸部リンパ節転移をきたしやすいことから、頸部腫脹を主訴に受診する場合も少なくない。大きな腫瘍による後鼻孔の閉塞では、鼻閉をきたす。

❷ 中咽頭

中咽頭は、硬口蓋、軟口蓋の移行部から舌骨上縁、または喉頭蓋谷底部(がいこく)の高さまでをいい、前壁、側壁、後壁、上壁の4つの亜部位に分けられる。

前壁は舌根、喉頭蓋谷を含み、側壁には口蓋扁桃、扁桃窩および口蓋弓が含まれる。上壁は軟口蓋下面と口蓋垂からなる。呼吸路と食物路の役割を担っており、嚥下・構音に重要な部位である。

中咽頭がんは、早期では嚥下時の咽頭違和感や咽頭痛、進行すると嚥下困難、構音障害、頸部リンパ節腫脹(リンパ節転移)が受診契機となることが多い。

❸ 下咽頭

下咽頭は舌骨上縁または喉頭蓋谷底部から輪状軟骨下端(食道の上縁)の高さまでの範囲を指し、輪状後部(咽頭食道接合部)、梨状陥凹(りじょうかんおう)、咽頭後壁の3つの亜部位に分けられる。輪状後部は下咽頭の前壁を構成する部分で、披裂軟骨と披裂間部の高さから輪状軟骨下縁までを指す。梨状陥凹は下咽頭がんの好発部位で、咽頭喉頭蓋ヒダから食道上端までを指し、外側は甲状軟骨、内側は披裂喉頭蓋ヒダ下咽頭面と披裂軟骨および輪状軟骨を境とする。頸部リンパ節転移をきたすことが多く、特に後壁がんでは、外側咽頭後リンパ節(ルビエールリンパ節)への転移がみられるのが特徴である。

下咽頭がんは、早期では中咽頭がんと同様に、嚥下時の咽頭違和感や咽頭痛を主訴とするが、早期がんは少なく、進行し、嚥下困難、嗄声、頸部リンパ節腫脹が出現してから受診する場合が多い。また、食道がんとの重複がんが多いため、食道がん治療後の内視鏡検査で偶然みつかる場合も多い。

(4) 喉頭

喉頭は舌骨より下方で気管より上方にある器官で、気道としての役割を果たしている。甲状軟骨の中央付近にある左右の声帯を振動させることで、発声が行われる。また、食物が気管や肺などの下気道へ流入しないようにする下気道の保護も、重要な機能である。亜部位では、喉頭蓋、披裂、喉頭室、仮声帯を含む声門上部、左右の声帯、前連合、後連合からなる声門、声帯の下方から輪状軟骨の下端までに至る声門下部に分けられる(p.11 図2-16参照)。

声帯に発生する声門がんが最も多く、早期に嗄声が出現するため、早期がんが多い。声門上がん、声門下がんは進行するまで症状が出にくく、また声門下がんは観察しにくい部位であるため、進行がんになって発見される場合が多い。声門上がんは声門がんに比べて、頸部リンパ節転移が多いのが特徴である。

引用文献

1) Matsuda, A. et al. and The Japan Cancer Surveillance Research Group : Cancer incidence and incidence rates in Japan in 2008 : a study of 25 population-based cancer registries for the Monitoring of Cancer Incidence in Japan (MCIJ) Project. Jpn J Clin Oncol, 44 (4) : 388-396, 2013.

3 チームで取り組む頭頸部がん治療

頭頸部がん治療におけるチーム医療

　チームとは、ある共通の使命・価値観・信念をもち、望ましい将来像・実現したい世界観を共有した集団を意味するとされ、単なる集合を意味するグループとは異なる。チーム医療は、治療を受ける患者もチームの一員と考え、その患者の医療に携わるすべての職種が、それぞれの専門性を発揮することで、患者の満足度を高めることをめざした医療を指す。

　従来、医療は医師を頂点とした指示体制に基づく診療活動だったが、チーム医療は各職種が平等な関係であるとともに、専門的な意見をもとに議論し、その結果、得られたチームのコンセンサスに基づき協働して行うものである。それぞれの職種が状況によってリーダーシップを発揮することが求められるとともに、お互いの意見を尊重しあうことが必要である(「ジャパンチームオンコロジープログラム」[1]の定義を要約)。

　現在、化学放射線療法は、頭頸部がん治療において大きな柱となる治療法である。その完遂には、医師、看護師、言語聴覚士、薬剤師、歯科衛生士、管理栄養士、診療放射線技師、医学物理士など多くの職種がかかわり、特にチーム医療が求められ、実践されている領域といえる。

　チーム医療においては、それぞれの職種が他職種とかかわることで広い視野をもつとともに、自分自身の専門分野を高める必要がある。また、互いの意見を傾聴し、コミュニケーションをとることが大切である。相互の理解のもとに信頼関係が生まれ、チームとしての基本方針が決まっていく。これは医療者同士に限らず、患者やその家族との関係にもいえることである。チームのリーダーは担当する医師であるが、その中心は患者本人であることは、常に認識しておかなくてはならない(図3-1)。

各職種間での情報の共有と連携

　病院の規模やシステムによって情報を共有する方法はさまざまであるが、大学病院のような大規模な施設では、コミュニケーションの方法が多く存在する反面、コミュニケーションそのものは希薄となり、チームとは名ばかりの単なる分業になりかねない。そのため、状況によって適切な方法で連携をとることが求められる。神戸大学医学部附属病院では、治療方針の決定は頭頸部外科医、放射線腫瘍医、放射線診断医、腫瘍内科医、消化器内科医、歯科口腔外科医、言語聴覚士、薬剤師を含めた腫瘍カンファレンスという会議形式で行い、コミュニケーションをとっている。

　病棟看護師は、病棟回診で主治医である頭頸部外科医とそれぞれの患者の治療方針について確認し、言語聴覚士、薬剤師を含めて問題点などについて協議を行うようにしている。また、頭頸部がんの化学放射線療法で特に問題となる摂食嚥下障害については、回診前に言語聴覚士と看護

師、状況によっては医師を含めたカンファレンスを週1回行っている。

　定期的に行う会議形式のカンファレンスを、すべての職種が一堂に会して行うことは非現実的であり、いくつかの問題点を絞って必要最低限の職種にすることが、有意義で永続的な方法ではないかと思われる。当院では電子カルテが導入されていることから、個々の患者の情報は院内のどこでも閲覧することができ、状況に応じてメールや電話でのやり取りが可能であり、チームの中のメンバーは密にコミュニケーションをとることができる。

　個々の部分を誰に任せるのがよいのかを判断し、意見を求めることが重要で、その経緯を含めた情報をカルテ上に記載することが、チームの情報共有につながっている。

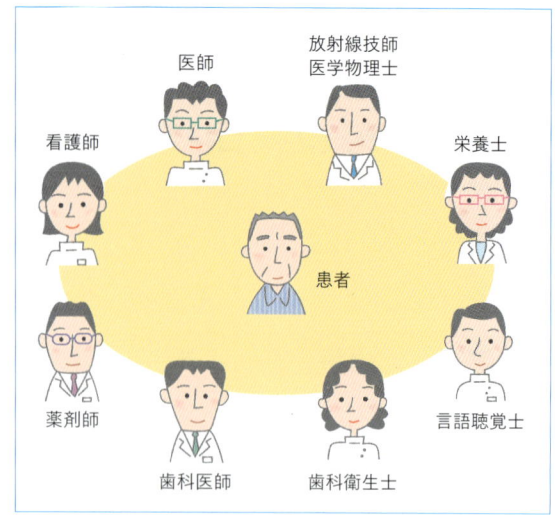

図3-1　頭頸部がん治療におけるチーム医療

アセスメントシートによる共通認識

　がん患者の治療に携わるチームのメンバーは、各患者の症状や所見に応じた対応が必要であるが、各個人が全く同じ評価をすることは困難である。しかし、共通の認識をもち共有することによって、ほぼ同様の評価をすることが可能になる。その1つのツールとして、アセスメントシートの作成は有効な方法である。

　当院では、放射線療法に対する口内炎（口腔粘膜炎）、咽頭炎（咽頭粘膜炎）対策として、「口腔ケア・アセスメントシート」を作成している。このシートでは、それぞれの重症度に応じて含嗽薬や鎮痛薬を変更していくようになっているが、医師、看護師をはじめとする医療者が共通の評価ができるように、実際の重症度別の代表的な写真を示す工夫をしている。また、重症度は有害事象共通用語規準（CTCAE）という万国共通の規準によって分類しているので、カルテに記載しておけば誰でも見ることが可能で、評価を共有することができる。

　チーム医療では、自分自身の専門性を生かし、メンバーとしての責任ある役割を果たしていくことが求められるが、共通認識に基づいた評価がなければ、お互いのコミュニケーションを円滑に行うことはできない。どのようなコミュニケーション体制をつくっていくかが、チームとして機能し、ひいては患者の満足度を向上させることにつながるのである。

　以上、チームの概念、チーム内各職種間での情報の共有と連携、またツールとしてのアセスメントシートの活用について述べた。次項より、当院で行っているチーム医療の取り組みについて、各職種の立場から紹介する。

引用文献
1) ジャパン チームオンコロジー プログラム（J-TOP）チューター：チーム医療の定義，チームオンコロジー.Com，2009．http://www.teamoncology.com/team/

4 頭頸部がん患者へのチーム医療
——それぞれの職種の立場から
a 頭頸部外科医

　近年、放射線療法や化学療法の進歩に伴い、頭頸部領域に対する(化学)放射線療法の初回治療としての適応は拡大してきた。しかしながら、再発した場合には放射線の追加照射は不可能であり、根治をめざすには外科的切除に頼らざるを得ない。

　照射後の術野は血流障害が顕著で、創傷治癒が障害され、粘膜の浮腫も非常に強くなるため、術後の合併症が増加する。治療選択の段階で患者に「放射線療法か手術か」とたずねると、ほとんどの患者が放射線療法を選択する。手術に対する恐怖心が大きく、手術をせずに治るなら、それに越したことはないと考えるのはよく理解できる。しかし、放射線療法の合併症はもちろん、再発した場合に手術を行うリスクに関しても、頭頸部外科医の立場から患者に十分に情報提供を行ったうえで、治療法をいっしょに考える必要がある。そのため、手術を行わない初回治療の段階であっても、必ず頭頸部外科医も患者の診察を行い、治療前の疾患について把握をしておく。初診段階で外科的切除が可能であるか、再発した場合に救済手術が可能であるかなどについて、放射線腫瘍医や腫瘍内科医と初回治療前から検討する。

　本稿では、頭頸部がんに対して行われる外科的治療の中でも目にすることが多い気管切開術や頸部郭清術、代表的な再発がんとして喉頭がんに対する手術について述べる。

気管切開術

(1) 手術の背景

　頭頸部がんに対して放射線療法を行った場合、喉頭粘膜が浮腫状に腫脹し、嚥下障害や呼吸障害を起こすことがある。放射線の線量や化学療法併用の有無、頸部郭清の有無により、その程度は大きく異なり、軽度〜中等度の浮腫であれば厳重な経過観察のもと、消炎鎮痛薬や副腎皮質ステロイドの投与により改善することも多い。しかし、浮腫が高度になった場合や、喉頭壊死を伴い気道狭窄をきたした場合には、窒息のおそれがあり、気管切開を要することもある。

　また、放射線療法終了後、数年経過してから気道狭窄をきたすこともあり、咽頭炎などの感染症や、炎症に伴って急激に症状が悪化することもあるため、注意が必要である。

(2) 手術の手技

　皮膚切開は、横切開でも縦切開でもよい。横切開の場合は輪状軟骨下縁と胸骨上縁の中間点を通るラインとし(図4-a-1)、縦切開の場合は、輪状軟骨下縁やや下方から胸骨上縁上方に向かい正中切開とする。広頸筋まで切開を加えると、前頸筋群が露出する。左右の前頸筋群の間(白線)には重要な血管や神経が存在しないため、ここからアプローチすると比較的容易に気管にたどり着くことができる。そのため、白線をしっかりと見極めることが重要である(図4-a-2)。

前頸筋群を左右に分けると甲状腺が露出する(図4-a-3)。甲状腺の処理法により上気管切開、中気管切開、下気管切開に分けられるが(図4-a-4)、通常は甲状腺峡部を頭側に持ち上げ、下気管切開を行うことが多い。甲状腺を処理すると気管前壁が露出する(図4-a-5)。気管の開窓部位は、第2～3気管輪か第3～4気管輪が適当である(図4-a-6)。

　手術操作が頭側にずれ輪状軟骨に及ぶと、術後に声門下狭窄をきたす可能性があり、尾側にずれると気管が皮膚から離れるため、気管孔が深くなる。気管開窓は気管壁を円状にくり抜いてもよいが、逆U字型下方有茎の気管弁を作成し皮膚に縫合すると、気管カニューレ誤挿入の予防に有効である。

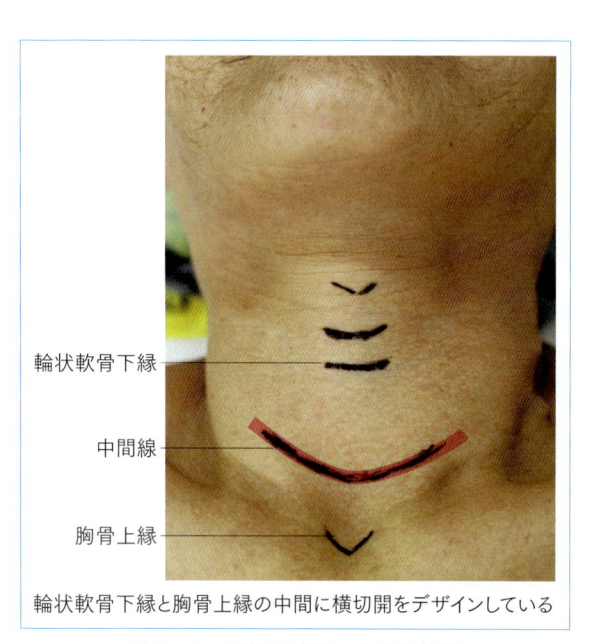

図4-a-1　気管切開術の皮膚切開線
輪状軟骨下縁と胸骨上縁の中間に横切開をデザインしている

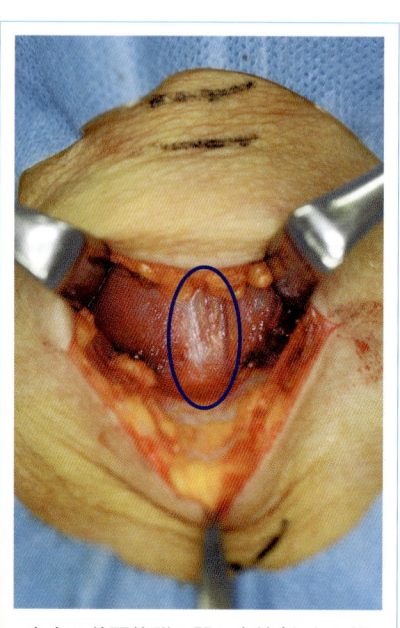

図4-a-2　白線の確認
左右の前頸筋群の間に白線(左右の筋膜の癒合部)を確認する

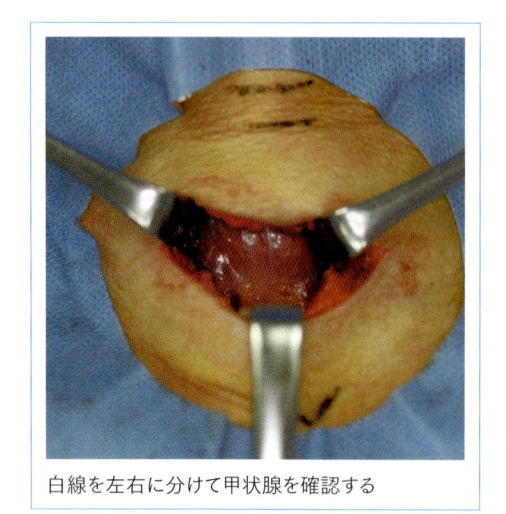

図4-a-3　甲状腺の確認
白線を左右に分けて甲状腺を確認する

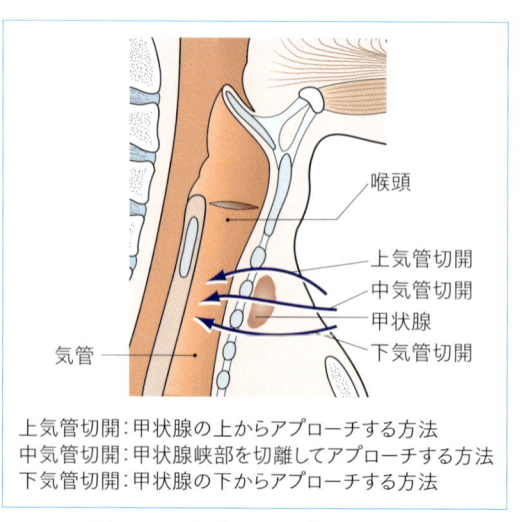

図4-a-4　気管へのアプローチ方法
上気管切開：甲状腺の上からアプローチする方法
中気管切開：甲状腺峡部を切離してアプローチする方法
下気管切開：甲状腺の下からアプローチする方法

最後に、気管の大きさに合わせたサイズの気管カニューレを挿入するが、術後早期に事故抜管した場合には再挿入に手間どることがあるため、しっかりと固定することが重要である。

(3) 気管カニューレの選択

気管カニューレは、カフありとカフなしに大きく分けられる（**表4-a-1**）。

カフ付きカニューレ（**図4-a-7a**）は、カフにより気管内への血液の流入を防ぐことができるという長所がある一方で、①発声ができない、②喉頭への気流がなくなり喉頭の知覚が低下する、③声門下圧がかからなくなるため誤嚥が増加する、④気道内への唾液の流れ込みが増加する、という短所がある。

カフなしカニューレ（**図4-a-7b〜d**）は、その形状や弁、フタの有無により、いくつかの種類が存

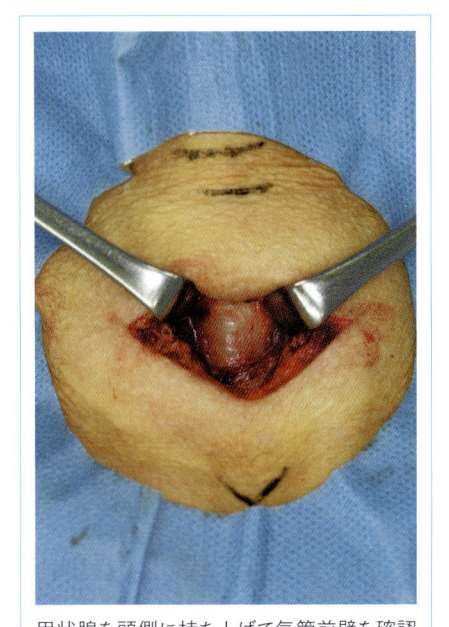

甲状腺を頭側に持ち上げて気管前壁を確認する	気管の軟骨を確認し、第2〜3もしくは第3〜4気管輪で開窓する
図4-a-5 気管前壁の確認	**図4-a-6 気管の開窓**

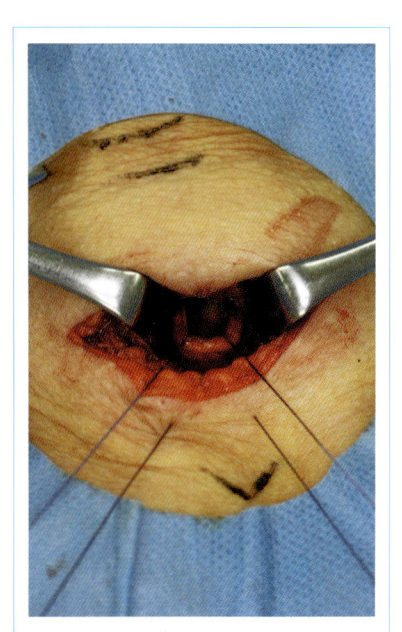

表4-a-1 気管カニューレの分類

種類	カフあり	カフなし		
		フタあり	弁付き	フタなし
呼気、吸気	呼気も吸気も気管孔から行う	呼気も吸気も口・鼻から行う	吸気は気管孔から、呼気は口・鼻から行う	呼気も吸気も気管孔から行う
発声	発声できない	発声できる	弁の働きで発声できる	発声するためには、指でカニューレの開口部を押さえる
誤嚥	誤嚥をある程度予防可能*	誤嚥が少ない	誤嚥が少ない	誤嚥をきたしやすい
その他	カフにより気管内への血液の流入を防ぐ	呼吸状態に問題がなければ、気管孔の閉鎖が可能	スピーチカニューレと呼ばれる	

*誤嚥防止としてカフ付きカニューレを使用しているところもあるが、完全に防止できるわけではなく、むしろ嚥下を障害することもある

a)カフ付きカニューレ　　b)カフなしカニューレ

c)カフなしスピーチカニューレ　　d)レティナ

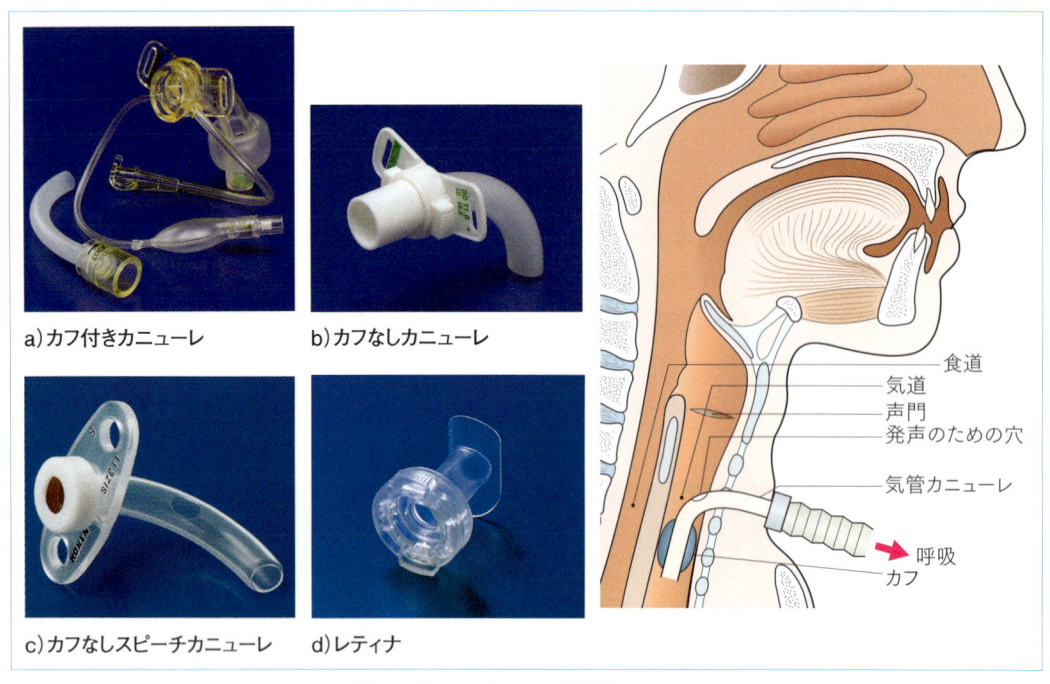

食道
気道
声門
発声のための穴
気管カニューレ
呼吸
カフ

図4-a-7　いろいろな気管カニューレ

(資料提供:高研)

在する。フタのないものは呼気も吸気も気管孔から行い、発声するためには指でカニューレの開口部を押さえる。開口部に弁の付いたものはスピーチカニューレ(**図4-a-7c**)と呼ばれ、吸気は気管孔から、呼気は口・鼻から行い、弁の働きで発声も可能である。フタの付いたものは呼気も吸気も口・鼻から行い、これで呼吸状態に問題がなければ気管孔の閉鎖が可能となる。

　弁やフタのないものは、カフ付きカニューレと同様に誤嚥をきたしやすい。弁やフタの付いたものは、気道内への唾液の流入や誤嚥が減少する。レティナタイプ(**図4-a-7d**)のものは、ヒモで固定する必要がないため、喉頭挙上もあまり障害されず、またその形状から肉芽形成も少ない。

　手術直後は、血液の流入などを防ぐためにも、3〜7日程度はカフ付きカニューレを留置するほうがよい。その後は、状況に応じてカフなしに変更するが、もし呼吸状態に問題がなければ、発声・嚥下の面からスピーチカニューレが優れる。気管カニューレの留置が長期にわたる場合には、レティナタイプに変更することが多い。

　気道に問題がなくなり、気管孔閉鎖を考慮する際は、しばらく気管カニューレ開口部をテープ閉鎖してみる、もしくはフタ付きカニューレに変更するなど、本当に閉鎖しても問題が起きないか確認してから閉鎖する。

(4) 管理上の注意点

　気管孔が開存することにより、さまざまな症状が出現する。吸気が鼻腔を通らないため、鼻腔のもつ加湿機能やフィルタ機能が働かず、汚染され、乾燥した空気が直接気管内に入る。そのため喀痰は増加し、気管内は乾燥する。これに対して、①気管カニューレに人工鼻を装着する、②気管カニューレ前面を覆うようなエプロンガーゼを装着する、③室内を加湿する、④1日に数回、気管孔から喀痰溶解剤を含んだ生理食塩水の吸入(ネブライザー)を行う、などが必要となって

くる。

　嗅覚も低下し、鼻をかむことや鼻をすすることができなくなる。声門下圧がかからないため、息こらえをしにくくなり、排便時に力が入りにくくなる。

　入浴に関しては、気管孔から水が入るとおぼれるため、湯船の湯量は鎖骨の高さ程度までにとどめておく。

　嚥下に関しても、前述のように障害が出現するため、術後しばらくは誤嚥の有無を慎重に観察する必要があり、特に高齢者などでは嚥下リハビリテーションを必要とすることもある。

　発声に関しては、カフ付きカニューレ挿入中は筆談を要することを患者に事前に説明し、あらかじめホワイトボードなどの筆記用具を準備する。

頸部郭清術

（1）手術の背景

　頭頸部がんの治療に際し、頸部リンパ節転移を制御（コントロール）することは非常に重要である。原発巣は放射線療法で制御できても、頸部リンパ節転移が残存したり再発することも多く、頸部郭清術は切り札ともいえる術式である。

　基本的な考え方としては、転移リンパ節のみを摘出するのでなく、下顎下縁、僧帽筋前縁、鎖骨上縁で囲まれた範囲のリンパ節を一塊として摘出し、その範囲のリンパ節すべてを郭清するという術式である（図4-a-8）。近年では、原発巣の部位や進展範囲、リンパ節転移の有無を正確に評価することにより、局所制御率を落とすことなく郭清範囲の縮小や組織の温存を行うさまざまな術式が提唱されている。

（2）リンパ節領域の分類

　頸部のリンパ節は、領域によりレベルⅠ～Ⅵの6領域に分類される（図4-a-9）。さらにレベルⅠ、Ⅱ、Ⅴはa、bのサブレベルに分類される（表4-a-2）。頭頸部がんでは原発巣により転移しやすいリンパ節領域があり、これを第1次領域リンパ節と呼ぶ。

（3）頸部郭清術の分類

❶根治的頸部郭清術（radical neck dissection）

　レベルⅠ～Ⅴの範囲を胸鎖乳突筋、内頸静脈、副神経などの非リンパ組織も含めて一塊に郭清する術式。通常、レベルⅥは郭清範囲に含まれず、これを含んだ場合には後述する拡大頸部郭清術となる。

❷保存的頸部郭清術（modified radical neck dissection）

　郭清範囲は根治的頸部郭清術と同様であるが、非リンパ組織である胸鎖乳突筋、内頸静脈、副神経のいずれか1つ以上を温存する術式で、保存した組織を併記して記載する。

❸選択的頸部郭清術（selective neck dissection）

　根治的頸部郭清術と比べて郭清範囲を縮小し、レベルⅠ～Ⅵの特定の領域のみを郭清する術式。郭清した範囲を「選択的頸部郭清（Ⅱ-Ⅳ）」のように記載する。

❹拡大頸部郭清術（extended radical neck dissection）

　根治的頸部郭清術では切除しない範囲のリンパ節（気管傍リンパ節や外側咽頭後リンパ節など）を郭清

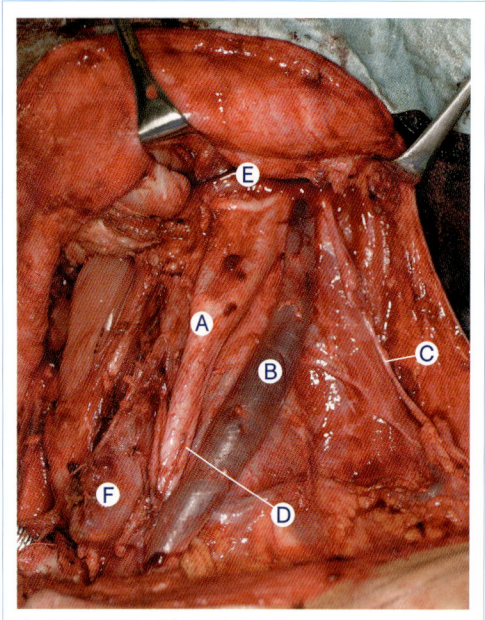

左頸部郭清術が終了したところ
A：総頸動脈、B：内頸静脈、C：副神経、D：迷走神経、E：舌下神経、F：甲状腺

図4-a-8　頸部郭清術の術野

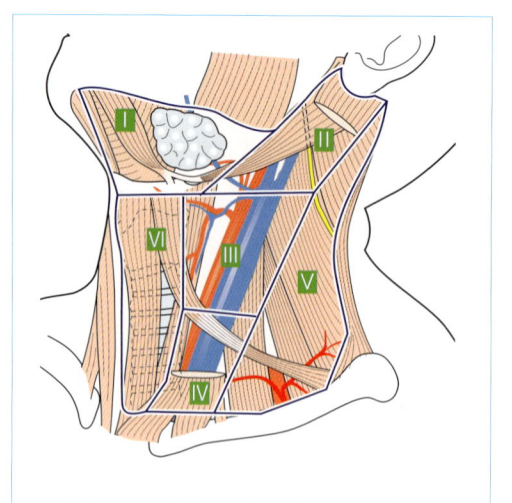

Ⅰ：頤（おとがい）下リンパ節、顎下リンパ節
Ⅱ：上内深頸リンパ節
Ⅲ：中内深頸リンパ節
Ⅳ：下内深頸リンパ節
Ⅴ：副神経リンパ節
Ⅵ：気管前リンパ節、気管傍リンパ節、喉頭前リンパ節

図4-a-9　頸部リンパ節の領域分類

表4-a-2　頸部リンパ節の領域分類

レベル		領域
レベルⅠ	a（頤下リンパ節）	左右の顎二腹筋前腹と舌骨に囲まれた領域
	b（顎下リンパ節）	顎二腹筋前腹、後腹、下顎下縁で囲まれた領域。口腔がんが転移しやすい
レベルⅡ	a（上内深頸リンパ節）	上方は頭蓋底、下方は舌骨、外側は副神経で囲まれた領域。咽頭がんや喉頭がんなど、多くの頭頸部がんの転移をきたす重要な領域
	b（上内深頸リンパ節）	上方は頭蓋底、下方は舌骨、外側は胸鎖乳突筋外側縁で囲まれた領域。比較的転移は少ない
レベルⅢ（中内深頸リンパ節）		上方は舌骨、下方は輪状軟骨下縁、外側は胸鎖乳突筋外側縁で囲まれた領域
レベルⅣ（下内深頸リンパ節）		上方は輪状軟骨下縁、下方は鎖骨、外側は胸鎖乳突筋外側縁で囲まれた領域
レベルⅤ（副神経リンパ節）		内側を胸鎖乳突筋外側縁、外側を僧帽筋前縁、下方を鎖骨で囲まれた領域。輪状軟骨下縁の高さでⅤaとⅤbに分けられる
レベルⅥ（気管前リンパ節、気管傍リンパ節、喉頭前リンパ節）		左右の頸動脈と胸骨、舌骨に囲まれた領域。甲状腺がんが転移しやすい

した場合や、舌下神経、迷走神経など非リンパ組織を切除した場合は、切除した組織とともに「拡大頸部郭清術（迷走神経合併切除）」などと記載する。

（4）術後管理上の注意点

❶ ドレーン

　頸部郭清術に際して、術後早期に注意すべきはドレーンである。ドレーンからの排出量はもちろんだが、排出液の性状を確認する。特に気管傍部に挿入しているドレーンに関しては、リンパ

漏がないか確認する。この部位は、左は胸管、右は頸リンパ本管が存在し、郭清の際に損傷すると長期にわたりリンパ漏のコントロールに難渋しやすい部位である。

ドレーンは排液量を観察しつつ、2〜5日程度で抜去する。

❷皮弁の壊死

放射線療法後の頸部郭清では、皮弁の壊死にも注意が必要である。通常は広頸筋を皮弁に付けて挙上すれば問題ないが、再発の場合は広頸筋の合併切除を要することもあり、放射線療法による皮弁の血流障害と相まって壊死をきたすことがある。頸部で皮弁壊死をきたすと、直下に重要血管が存在するため、時に非常に危険な状態に陥り、三角筋胸筋(DP)皮弁や大胸筋皮弁を使って再手術を行うこともある。

❸咽喉頭粘膜の浮腫

頸部郭清を行うと頸部の血流やリンパ流が遮断され、咽喉頭粘膜の浮腫を引き起こす。放射線療法による咽喉頭粘膜の浮腫と重なり、長期にわたり高度の浮腫をきたすことも多い。

下咽頭粘膜が腫脹すると嚥下障害が出現し、嚥下リハビリテーションを行っても物理的な通過障害が出現するため、なかなか改善しない。喉頭粘膜が腫脹すると、呼吸困難感が出現する。特に両側頸部郭清を行う場合は、重篤な呼吸困難をきたすこともあるため、予防的に気管切開術を行っておくことが多い。

❹その他

副神経や頸神経に関しては、術中に切断することも多いため、それに伴う症状も出現する。上肢の挙上障害や頸部の絞扼感である。上肢の挙上障害に関しては、できるだけ拘縮をきたさないように、上肢を外側上方に挙上するようにリハビリテーションを行う。絞扼感に関しては、特に放射線療法後の場合は頸部が板状に硬くなり、非常に強く締めつけられる感覚が出現し、改善しないことも多い。

迷走神経や横隔神経、舌下神経などを損傷した場合には、それぞれに応じた嚥下・呼吸・構音リハビリテーションを必要とする。

放射線療法後に再発した喉頭がんに対する手術

(1) 手術の背景

喉頭がんは、放射線療法が非常に有効ながんの1つである。病期がⅠ期やⅡ期の早期がんはもちろん、最近では非常に腫瘍サイズの大きな腫瘍や声帯固定(反回神経麻痺)をきたしているような腫瘍に対しても(化学)放射線療法が行われつつある。

放射線療法は、喉頭の主要機能である呼吸、嚥下、発声すべてを障害することなく、がんの根治を期待できる有効な治療法であるが、再発した場合には救済手術を選択せざるを得ない。その際にも、できるだけ喉頭機能を温存して手術を行うこととなる。

再発範囲が非常に小さければ、レーザーを用いてその部位だけを切除する喉頭微細手術(laryngomicrosurgery)が有効である。再発範囲がもう少し広い場合や浸潤傾向が強い場合には、喉頭部分切除術を行う。再発が両側声帯に及び、喉頭部分切除術も困難な場合には、喉頭全摘出術を行うことになる。

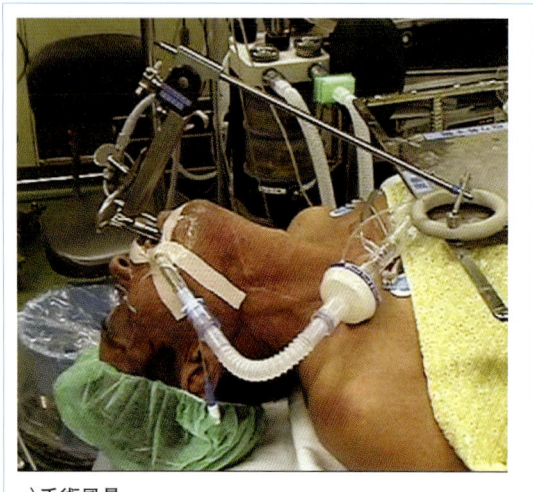

①鉗子、②吸引管、③直達喉頭鏡

a）手術風景　　b）手術器具

図4-a-10　喉頭微細手術

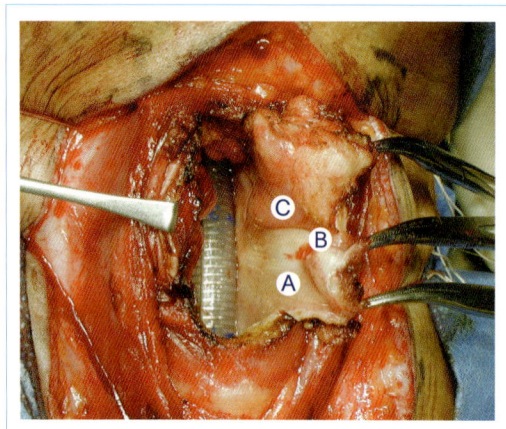

a）術野
健側の声帯を切離し、喉頭をドア状に開いたところ。挿管チューブが見える
A：声帯、B：喉頭室、C：仮声帯

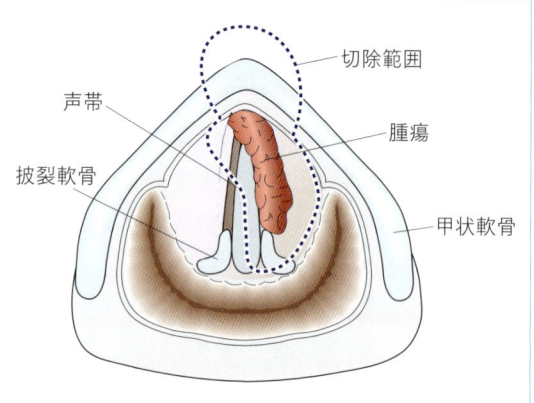

b）切除範囲
患側声帯は一部披裂軟骨も含めて、健側声帯は十分な安全域をつけて切除する

図4-a-11　喉頭垂直部分切除術

（2）喉頭微細手術

❶概要

　再発が一側の声帯に限局しており、傍声門間隙に浸潤していないような症例に対して行われる。経口的に切除を行うため皮膚切開を必要とせず、喉頭への侵襲も少なく、術後の合併症も少ないのが特徴である。ただし、放射線療法後の場合は、喉頭展開が困難であったり、喉頭浮腫により病変を観察しにくい場合もある。

　全身麻酔下に口から喉頭鏡を挿入し、顕微鏡や内視鏡を用いて病変を確認する。病変に数ミリメートルの安全域をつけて、レーザーを用いて切除する（**図4-a-10**）。炭酸ガスレーザーやKTPレーザーが使用されるが、喉頭に関しては炭酸ガスレーザーを使用することが多い。通常30分

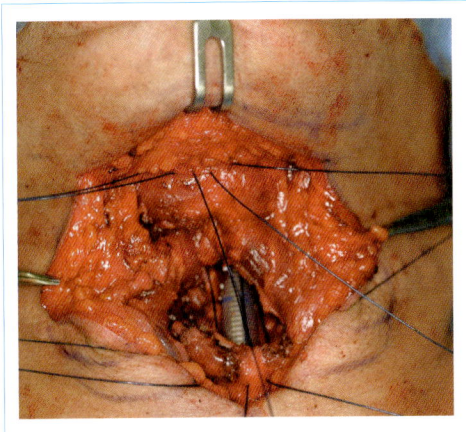

a）術野
病変切除後に喉頭腔を閉鎖しているところ。甲状軟骨は上半分が摘出されている。喉頭を引き上げることにより、気道が舌根に隠れるように再建する

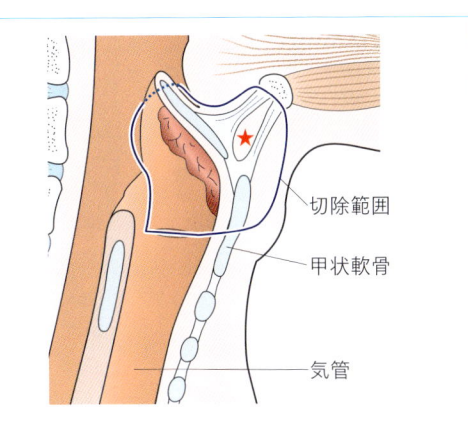

b）切除範囲
喉頭蓋前間隙（★）を含めて声門上の構造を摘出する

図4-a-12　喉頭水平部分切除術

〜1時間で手術が終了し、数時間後から発声も食事も可能である。

❷合併症

　合併症としては、歯牙損傷、口内炎・口角炎、舌の違和感、味覚障害、咽頭痛などがあるが、最も注意すべきは創部感染に伴う喉頭浮腫である。放射線療法を行っていない症例ではまず問題になることはないが、放射線療法後の再発では呼吸困難をきたすこともある。そのため、術後に喉頭を観察し、手術当日は夜間の呼吸モニタリングを行う。

（3）喉頭部分切除術

❶概要

　喉頭垂直部分切除術（図4-a-11）、喉頭水平部分切除術（図4-a-12）、喉頭亜全摘出術などに分類される。それぞれの細かい適応については記載を控えるが、基本的には再発範囲が広くなるほど切除範囲が大きくなり、術後の機能障害も大きくなる。

❷発声機能

　どの術式でも発声機能に関しては切除範囲に応じて悪化するものの、日常生活においてコミュニケーションがとれる程度には温存可能である。

❸呼吸機能

　呼吸機能に関しては、切除範囲、放射線療法の照射線量、化学療法併用の有無、頸部郭清術の有無により、その障害は大きく異なる。喉頭浮腫をきたした場合は致死的な合併症となる可能性があるため、多くの症例では術後に気管孔もしくは喉頭皮膚瘻を作成しておき、創部腫脹の軽減を確認しつつ安全な閉鎖をめざす。閉鎖までの期間は数週間〜数カ月で、通常は3カ月程度である。症例によっては閉鎖できないこともあり、そのような場合は鼻・口呼吸が制限され、「気管切開術」の項で述べたような問題（p.78参照）が出現する。

❹嚥下機能

　嚥下機能に関しても個人差が大きく、切除範囲はもちろんのこと、年齢や食べることへの意欲が大きく影響する。喉頭垂直部分切除術では、嚥下機能は比較的保たれることが多い。喉頭水平

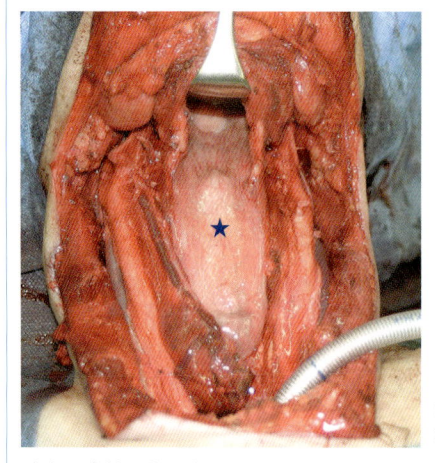

図4-a-13　喉頭全摘出術

a）喉頭全摘出術の術野
喉頭が摘出された後の状態。咽頭の後壁（★）が見えており、これを筒状に縫合して食物路を再建する

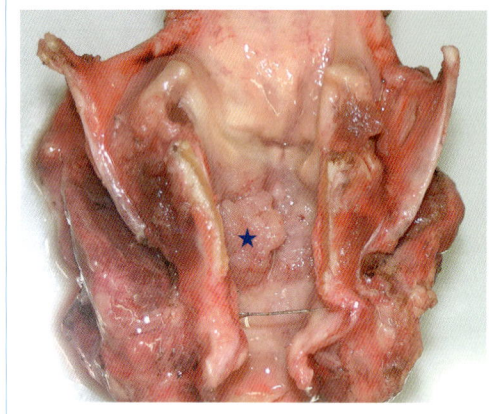

b）摘出された喉頭
左声帯から声門下にかけて大きな腫瘍（★）を認める

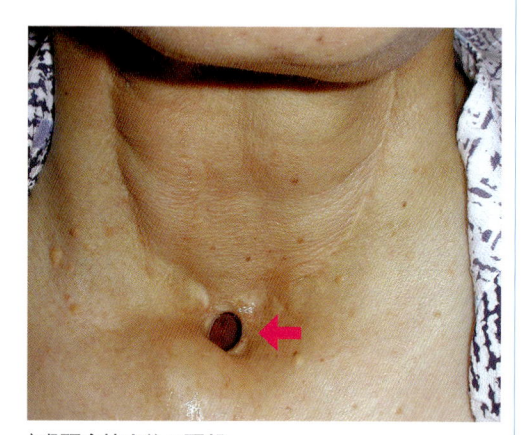

c）喉頭全摘出後の頸部
永久気管孔（➡）が開存しており、ここから呼吸を行う

部分切除術では、声門は温存されるものの喉頭蓋が摘出されるため、残存披裂喉頭蓋ヒダ、披裂部、舌根により下気道を保護する。多くの場合、知覚神経である上喉頭神経内枝も切除されてしまうため、嚥下反射の惹起も障害される。喉頭亜全摘出術では両側声帯の大部分がなくなり、症例によっては喉頭蓋もなくなる。披裂部が声門閉鎖の機能を代償するようになり、嚥下の際にも舌根と披裂部により下気道を保護する。

　これらの手術では、術後嚥下リハビリテーションが重要であり、顎引き嚥下や息こらえ嚥下の練習、それぞれに合わせた食事形態の調整などを行っていく。もともと嚥下機能に障害のある症例や高齢者では、嚥下リハビリテーションを行っても経口摂取ができないこともあり、手術適応を決める際に十分に検討する必要がある。

（4）喉頭全摘出術
❶概要
　喉頭部分切除術では根治的切除ができないような範囲の再発や、合併症や年齢により喉頭部分切除術の適応とならない場合に、喉頭全摘出術を行う（図4-a-13）。喉頭がんに関しては、局所の

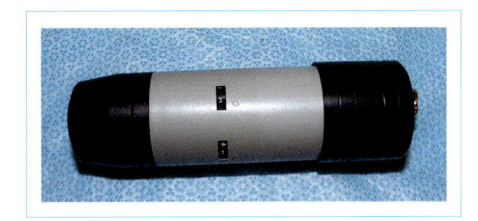

図4-a-14　電気式人工喉頭

非常に大きな再発腫瘍でも喉頭全摘出術を行えば根治できることも多く、生命予後の観点からはきわめて有用な術式である。嚥下機能は完全に保たれ、呼吸機能も永久気管孔を作成することにより保たれるが、発声機能は犠牲となる。

指で気管孔を押さえることによりボイスプロテーゼ(★)を介して呼気が咽頭に導かれ、新声門(★)が振動する

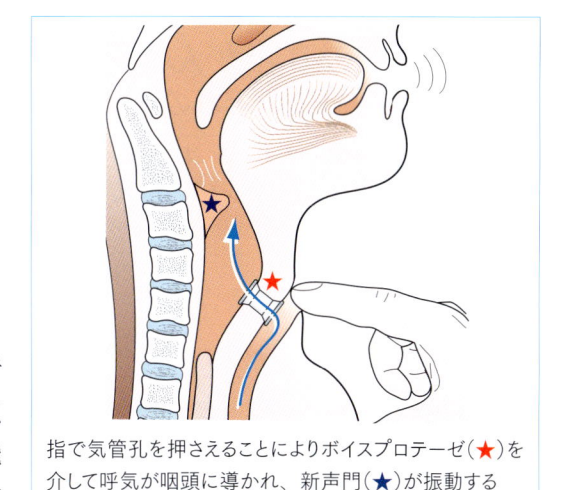

図4-a-15　シャント発声

❷合併症

発声機能以外にも、「気管切開術」の項で記載したことと同様の合併症が出現する(p.78参照)。気管孔が開存することにより、さまざまな症状が出現する。喀痰の増加や、気管内の乾燥、嗅覚低下、水様鼻汁の継続的な漏出、便秘などである。喉頭がなくなり、気管孔を閉鎖することが不可能であるため、これらの症状はずっと続くこととなる。

❸代用音声

術後の発声に関しては、電気式人工喉頭発声、シャント発声、食道発声などを練習することになる。電気式人工喉頭(図4-a-14)は、バイブレーターを頸部に当てることにより作り出した原音を、口腔に導いて発声する方法である。簡便で比較的習得は容易であるが、人工的な音声である。

シャント発声は、気管と食道の間にシャントを作成し、指で気管孔を押さえることにより呼気を口腔に導き発声する方法である(図4-a-15)。生身の音声に近く、声量もあるが、シャントを作成するための手術が必要で、またシャントを介して食道から気管に摂食物が流れ込む危険性がある。

食道発声は、食道内に飲み込んだ空気を咽頭から口腔に導き発声する方法である。習得には訓練が必要だが、熟達すれば喉頭全摘出者であることがわからないほど流暢な会話が可能である。

このように、それぞれの代用音声には一長一短があるため、年齢や社会的背景、発声への意欲などを考慮し、どの発声法を行うかを患者とともに相談する。

▶**手術についての理解のポイント**　頭頸部外科医は手術だけにかかわるのではなく、初診時における局所病変の進展範囲や根治手術および救済手術の可否などについて十分に把握する必要があり、治療方針の決定に積極的にかかわっていく必要がある。

4 頭頸部がん患者へのチーム医療
── それぞれの職種の立場から

b 放射線腫瘍医

　頭頸部がん化学放射線療法において、放射線腫瘍（治療）医は、一方の柱である放射線療法の責任者である。照射野および線量の決定を行い、安全かつ有効に放射線療法を遂行する。そのためには、照射野における急性期および晩期有害反応（副作用）に精通し、刻一刻と変化する患者の状態を把握して対応することが重要である。

　さらに、化学放射線療法はチームとして機能することが重要であり、放射線腫瘍医は放射線治療室においては診療放射線技師、医学物理士、担当看護師らと、外来診療・病棟においては耳鼻咽喉科スタッフや腫瘍内科医らと、常に連携をとりつつ治療を進めていく。

　本稿では、放射線療法における代表的な有害反応などについて述べ、さらに神戸大学医学部附属病院における放射線腫瘍医の役割とチーム内での連携について言及する。

放射線療法に伴う有害反応

　放射線療法は頭から足まで、身体のあらゆる部分の腫瘍に対して適用される。基本的に、放射線療法は局所照射であり、照射部位に応じて出現する有害反応は異なる。まず、ここで覚えておきたいことの第1は、照射部位それぞれに、治療期間中の出現時期に応じて、急性期有害反応と晩期有害反応の2つが存在するということである。急性期有害反応は、主に粘膜や上皮細胞の障害であり、多くは一過性で、照射中から終了後3カ月以内に出現するものとされる。晩期有害反応は一般には6カ月以降から数年にわたり出現するものとされ、不可逆的な場合が多い。その主たる原因には、血管系の障害が起因していることもある。

　放射線腫瘍医は、治療計画を立てる際に、どのような有害反応が起こり得るかを念頭におきつつ、特に晩期有害反応に注意して計画を立てる。放射線療法に伴う主な急性期有害反応と晩期有害反応を、代表的ながん腫別に**表4-b-1**に示す。ここから、頭頸部領域の有害反応は他の領域と比べて多彩であり、QOLに直結するものも多いことが読み取れる。もちろん、頭頸部がんの治療方法もその発生部位や進行度によって異なるので、一括りにすることはできない。**表4-b-1**に示した有害反応の中には、粘膜炎や唾液分泌障害など高頻度に発生するものもあるが、脊髄症は適切な放射線治療計画を行えば回避でき、一般には発生しない。有害反応に関してはそれぞれの頻度やその対処法をも併せて理解すべきである。

> ▶ **放射線療法に伴う有害反応のポイント**　頭頸部がんの化学放射線療法において、急性期有害反応への対応が不十分であると、総治療期間の延長につながる場合がある。治療期間の延長は治療成績の低下につながるので、十分な注意が必要である。

表4-b-1　放射線療法に伴う主な急性期・晩期有害反応

	急性期有害反応	晩期有害反応
脳腫瘍	放射線宿酔(嘔気・嘔吐、食欲不振など)、脱毛	脳壊死、視力障害、下垂体ホルモン分泌不全
頭頸部がん	咽喉頭粘膜炎、唾液分泌障害、味覚障害、皮膚炎	慢性唾液分泌障害、顎骨壊死、声門浮腫、甲状腺機能低下、脊髄症
肺がん	食道炎、肺臓炎	肺線維症、脊髄症
食道がん	食道炎、肺臓炎、皮膚炎	心囊液貯留、食道狭窄・穿孔、脊髄症
乳がん(温存療法)	皮膚炎、肺臓炎	肋骨骨折、心膜炎
前立腺がん	頻尿、排尿痛、下痢	直腸出血、尿道狭窄、膀胱炎、性機能障害
子宮体がん 子宮頸がん	下痢、頻尿	直腸出血、膀胱炎、便通異常(腸閉塞)、リンパ浮腫

耐容線量の基礎知識

　近年、放射線治療計画装置および治療技術は非常に精密になってきており、以前は困難な場合も多かったリスク臓器の詳細な線量評価が可能となっている。しかし、有害反応をできるだけ減らしつつ有効な治療を行うには、精密な治療計画装置を用いて正確な治療を行うだけでなく、正常組織の耐容線量に対する正しい知識が最低限必要である。

　耐容線量はTD 5/5(5年間で5%に有害反応を生じる線量)、TD 50/5(5年間で50%に有害反応を生じる線量)の2通りで示される(**表4-b-2**)。また、臓器の体積との関係で規定されるのが一般的であるが、体積の評価が困難な臓器(腸管などの管腔臓器や脊髄)は最大線量で規定されている。これらの指標は、特に晩期有害反応の評価において重要である。

　各臓器の耐容線量は、**表4-b-2**のようにかなり細かく規定されている。中でも特に重要なのは、脊髄の耐容線量である。一般的に、脊髄の耐容線量は50 Gyとされているが、化学療法の(同時)併用の場合は、その線量はさらに低く想定すべきであり、できる限り脊髄への照射線量は低く抑えられなければならない。頭頸部領域においては、全頸部〜鎖骨上までの比較的広い範囲への照射が行われることも多く、脊髄が広範囲に照射野内に入るため、特に注意が必要である。そのため、脊髄線量を抑えるさまざまな工夫がなされている。通常照射の場合、CT上で囲われた脊髄に5 mmの安全領域を付加し、そちらの線量が50 Gyを超えないように治療計画を立てる、などの方法がある。近年では、強度変調放射線治療(IMRT)が急速に広がっており、より確実な脊髄線量の低減化が可能となっている。

　また、広範囲に照射を行う頭頸部がんにおいては唾液分泌障害が高率に生じるが、これもIMRTを用いることによって臓器線量の低減化が可能になっている。

▶**耐容線量の理解のポイント**　耐容線量については、脊髄に加え、耳下腺(唾液腺)、視神経、視交叉、水晶体、脳幹などについても押さえておきたい。

表4-b-2　通常分割照射における正常組織の耐容線量

耐容線量	TD5/5			TD50/5			判定基準
体積	1/3	2/3	3/3	1/3	2/3	3/3	
脳幹	60 Gy	53 Gy	50 Gy	75 Gy	65 Gy	60 Gy	壊死、潰瘍
視神経	50 Gy	体積効果なし				65 Gy	失明
視交叉	50 Gy	体積効果なし				65 Gy	失明
脊髄	5 cm：50 Gy、10 cm：50 Gy、20 cm：47 Gy			5 cm：70 Gy、10 cm：70 Gy、20 cm：—			脊髄炎、壊死
水晶体	10 Gy	体積効果なし		—		18 Gy	手術を要する白内障
耳下腺	—	32 Gy			46 Gy		口腔内乾燥症
喉頭	79 Gy	70 Gy		90 Gy	80 Gy		軟骨壊死
	—	45 Gy	45 Gy	60 Gy	40 Gy	24.5 Gy	喉頭浮腫
顎関節	65 Gy	60 Gy		77 Gy	72 Gy		著明な開口障害
肺	45 Gy	30 Gy	17.5 Gy	65 Gy	40 Gy	24.5 Gy	肺炎
心臓	60 Gy	45 Gy	40 Gy	70 Gy	55 Gy	50 Gy	心外膜炎
肝臓	50 Gy	35 Gy	30 Gy	55 Gy	45 Gy	40 Gy	肝不全
腎臓	50 Gy	30 Gy	23 Gy	—	40 Gy	28 Gy	臨床的腎炎
直腸	100 cm^{3}では体積効果なし		60 Gy	100 cm^{3}では体積効果なし		80 Gy	高度の直腸炎、壊死、瘻孔、狭窄
膀胱	—	80 Gy	65 Gy	—	85 Gy	80 Gy	症候性の膀胱萎縮、体積減少
皮膚	10 cm^3：—、30 cm^3：—、100 cm^3：50 Gy			10 cm^3：—、30 cm^3：—、100 cm^3：65 Gy			毛細血管拡張
	70 Gy	60 Gy	55 Gy	—		70 Gy	壊死、潰瘍
大腿骨頭	—	52 Gy			65 Gy		壊死

TD 5/5：5年間で5％に有害反応を生じる線量
TD 50/5：5年間で50％に有害反応を生じる線量

（Emami, B. et al.：Tolerance of normal tissue to therapeutic irradiation. Int J Radiat Oncol Biol Phys, 21 (1)：109-122, 1991／日本放射線専門医会・医会，日本放射線腫瘍学会，日本医学放射線学会編：放射線治療計画ガイドライン2008, http://www.kkr-smc.com/rad/guideline/2008/を参考に作成）

チーム医療の実際

　以上、総論的な放射線療法に伴う有害反応の概要を述べたが、ここからは神戸大学医学部附属病院における化学放射線療法期間中の放射線腫瘍医の有害反応へのアプローチについて述べる。

(1) 合同カンファレンス

　どの領域の腫瘍にも共通するが、化学放射線療法は、さまざまな分野の専門家がそれぞれの役割を果たして、はじめて適切に施行できるものである。これには、最初の悪性腫瘍か否かの診断から、病期の決定、治療方針の決定、そして実際の治療およびその後の経過観察（再発のチェックや晩期有害反応への対応）まで含まれている。

　これらの実施のためには、治療方針を決定する際に各職種が集まった合同カンファレンスを行

う必要がある。当院では、頭頸部外科医、放射線腫瘍医、腫瘍内科医、歯科口腔外科医や看護師、医学物理士、言語聴覚士、薬剤師などが参加する多種職カンファレンスが行われ、できるだけ多くの症例について議論している（図4-b-1）。そして、このカンファレンスでの確認事項をもとに、実際の治療に移り、治療期間中の患者の状態や治療後の経過に関しても、垣根のない情報交換を行っている。

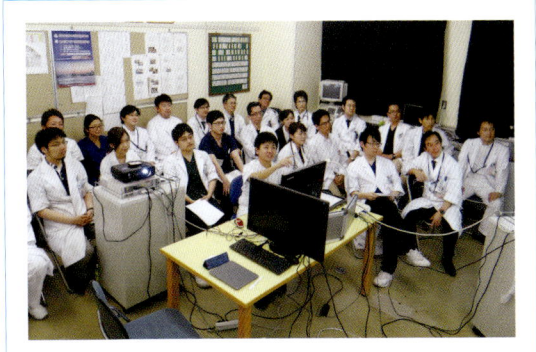

頭頸部外科医、放射線腫瘍医、腫瘍内科医、歯科口腔外科医、看護師、医学物理士、言語聴覚士、薬剤師など多職種が参加する

図4-b-1　多職種による合同カンファレンス

(2) 患者への説明と同意

　放射線腫瘍医の最初の仕事は、患者に放射線療法の内容について説明し、同意を得ることだが、その際に有害反応に関する説明は非常に重要である。しかし、放射線療法を受ける患者は、治療の実際や有害反応に関しても知らない場合が多く、非常に緊張していることが多い。そのことをふまえて、できるだけわかりやすく、かつていねいに伝えることが要求される。

　頭頸部がんに対する放射線療法では、治療期間中に口腔粘膜炎による痛み、唾液分泌の低下による口腔内乾燥、味覚の変化、皮膚炎などが高頻度にみられる。これらの症状は患者にとって重要なポイントなので、特に詳しく説明する。

　また、口腔粘膜炎や皮膚炎は、時間の経過とともに軽快してくること、唾液分泌の低下や味覚の変化は長期間続き、特に唾液に関しては分泌が元に戻らない場合が多いことなども伝えるべきであると思われる。

　これに加えて、治療開始日、治療計画CTの日（放射線療法を行うには、必ず専用のCT撮影が必要である）、放射線療法の回数・期間などを説明する。一度にこれだけのことを説明するので、たとえ用紙に書き留めて患者に手渡したとしても、理解できていない場合が多い。そこで当院では、医師の説明の後、看護師からも同様の説明を行い、精神的にも、また手順としてもできるだけスムーズに治療に入れるようにしている。

(3) 病棟との連携

　実際の治療期間中、放射線腫瘍医は通常週1～2回、外来で診察を行う。その際に、有害反応の発現の有無およびその程度についてチェックする。

　化学放射線療法を行う場合、当院では多くの患者が頭頸部外科病棟への入院となる。病棟での症状に対する日々の投薬や処置は病棟の主治医が行うが、放射線腫瘍医はその対応が適切であるかどうかの確認を行う。そこには、いわばダブルチェック的な役割も含まれる。当院の場合、病棟で担当する主治医も化学放射線療法に精通しているが、予測できない有害反応が出現したり、患者の状態が急変したりすることもあり、その場合は主治医と協議したうえで、適切に対処することが重要である。

　また、治療開始時に説明した有害反応について、治療開始前の説明だけでは患者の理解が十分でない場合も多く、治療経過中の診察の中で繰り返し説明し、納得していただきつつ治療を進め

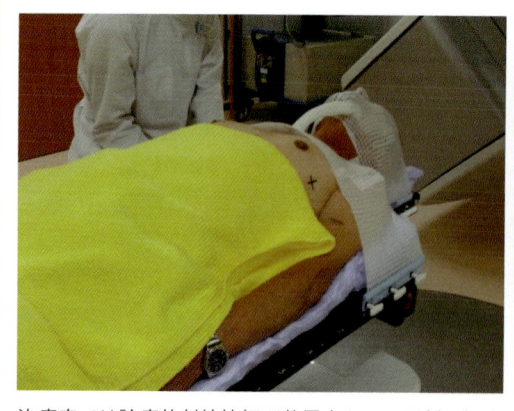

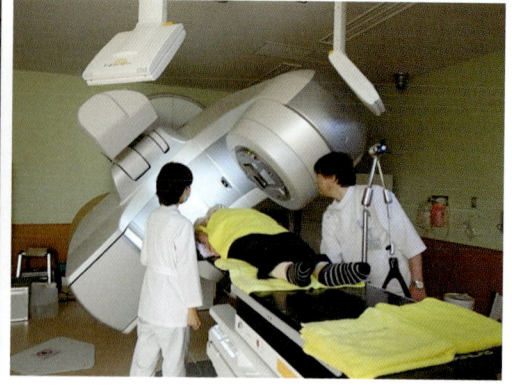

治療室では診療放射線技師が位置合わせ、照射を担当する

図4-b-2　頭頸部がん患者の実際の治療風景

ていくのも、放射線腫瘍医の役割と考えられる。

(4) 安全な治療環境を守る

　有害反応のチェックに加えて重要なことは、日々の放射線療法が治療計画通りに実行されているかどうかを確認することである。放射線療法はその開始時には必ず照射野の位置照合をリニアコグラフィーやOBIと呼ばれる位置照合システムを用いて行うが、治療計画の期間中に複数回確認することもある。個々の症例の治療計画において想定される有害反応を診察時に確認し、予想外の症状がないかを確認する必要がある。

　放射線療法の照射技術や位置照合システムは日進月歩であるが、緻密な治療計画は逆に大きなミス、大きな事故につながるおそれがある。そのため、放射線腫瘍医は実際に照射業務を行う診療放射線技師、治療計画とその検証を行う医学物理士、看護師らすべてと緊密に連絡をとり、システムエラー、ヒューマンエラーの回避に尽力しなければならない。

> ▶**チーム医療のポイント**　照射線量、照射野の確認は非常に重要である。日々の診療で確認するのに加え、放射線腫瘍科内でも週1回カンファレンスが行われている。それには医師、診療放射線技師、医学物理士が参加する。その場においても相互にチェックを行い、間違いのないことを十分に確認しつつ治療を進める。

放射線腫瘍医の役割

　化学放射線療法における放射線腫瘍医の役割と連携について**図4-b-3**に図示した。放射線腫瘍医は、①病棟側(主治医、看護師)と連携をとりつつ有害反応に対応し、②放射線治療室(主に診療放射線技師)と連携をとりつつ適正な放射線療法を行う。

　化学放射線療法は、治療期間中に患者は症状の改善を実感することが少なく、場合によっては有害反応ばかりが目立ってしまうことも多い。このことは、患者の精神状態にも悪影響を与え、治療スケジュールの完遂が困難になることも考えられる。そのため、各部門が連携をとりつつ、

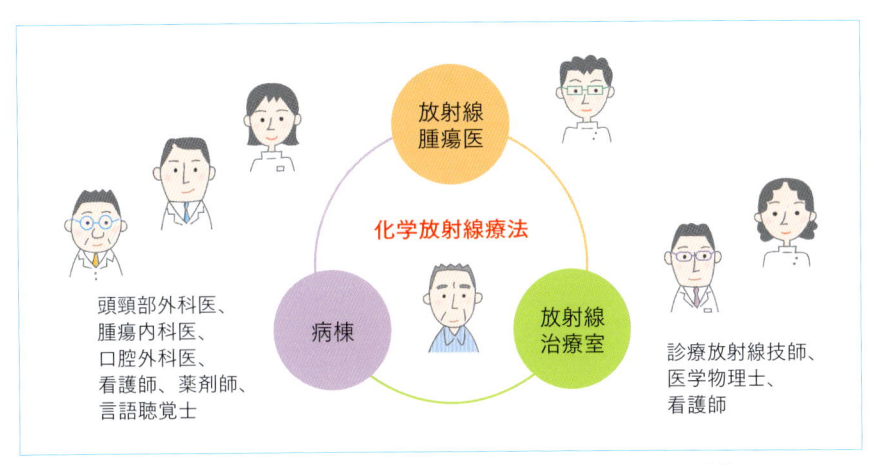

図4-b-3　化学放射線療法における放射線腫瘍医の役割と連携

できるだけスムーズに治療を進めていくことが重要である。その中で放射線腫瘍医も重要な役割を担っているといえる。

化学放射線療法において、放射線腫瘍医のもう1つの重要な役割は、放射線療法終了後にも患者のフォローアップを行うことである。がんが治癒したと判断される5年以降も放射線療法の晩期有害反応は発生する可能性があることや、再発の可能性も念頭におき、頭頸部外科医や腫瘍内科医とともに局所の観察や領域リンパ節の触診を丹念に行い、CTやMRI、PET-CT等の画像診断などを適宜実施する（**表4-b-3**）。また、晩期有害反応が発生し、その症状と治療との関連が疑われる際には、放射線治療計画における線量や分割方法などを正確に情報提供する姿勢が望まれる。

晩期有害反応の中には、治癒することが難しく、対処方法を実施したとしてもQOLの改善が十分に得られない場合もあり得る。そのような場合も全力で対処し、症状の緩和に努めることが大切である。

表4-b-3　放射線腫瘍医が関連各科の医師と協力して行う外来フォローアップ項目

治療後早期（～6カ月）	・頸部の状態の観察 ・ファイバースコープでの局所観察、リンパ節の触診等 ・急性期有害反応の確認 ・粘膜炎、皮膚炎、口腔内乾燥等の確認 ・画像診断 ・必要に応じてCT、MRIにより局所の評価等を行う
慢性期（最低5年）	・頸部の状態の観察 ・ファイバースコープでの局所観察、リンパ節の触診等 ・晩期有害反応の確認 ・口腔内乾燥、甲状腺機能、頸部の浮腫等の確認 ・画像診断 ・CT、MRIによる定期的な局所領域評価、PETによる遠隔転移および他がんの評価

4 頭頸部がん患者へのチーム医療
——それぞれの職種の立場から
ⓒ 腫瘍内科医

腫瘍内科医とは

　腫瘍内科学は、がんの診療における全身的治療に関する専門分野、学問である。ただし、腫瘍内科学を専門とする腫瘍内科医は、単にがん薬物療法のみを担うのではなく、腫瘍学の全般的な知識を理解したうえで、内科医としての全身管理能力と多種多様な抗がん薬に対応できる知識を備え、臓器別診療体系にとらわれない臓器横断的な視点から最適ながん診療を患者に提供するために、他の職種と協力してがん診療の全般的な方針決定に携わる専門職である。つまり、腫瘍内科医は頭頸部がん以外の悪性腫瘍の病態や治療に関する知識や経験が豊富であり、実際の臨床で多くみられる応用的な対応が必要な場面においても適切なアドバイスや方針決定を行い、より適切な医療を他職種と協力して患者に提供することができる。

　このような腫瘍内科学および腫瘍内科医は、欧米では一般的な学問であり、専門職である。しかし、日本ではまだ十分に普及しているとはいえず、日本臨床腫瘍学会(JSMO)認定の専門医制度である「がん薬物療法専門医」は2015年1月3日現在で954名にすぎない。このため、頭頸部がん診療にかかわることができている腫瘍内科医はさらに不足しており、腫瘍内科医が頭頸部がん診療に積極的に関与し、よりよいチーム医療体制を築くには、教育の充実が必須である。特に、大学での卒前教育の時点から「腫瘍内科学」という臓器横断的治療体系を学ぶことで、診療科間の垣根を越えたがん治療を行うことの重要性を理解することが重要である。そのうえで、JSMOが中心となって取り組んでいる腫瘍内科学に関する卒後教育システムの整備と、がん薬物療法専門医という日本における腫瘍内科医の育成を今後も継続して行うことで、少しずつ積極的に頭頸部がんのチーム医療の輪に参加する腫瘍内科医が増加するものと考える。

頭頸部がん患者へのチーム医療における腫瘍内科医の役割

　腫瘍内科医はがん薬物療法を担当し、化学放射線療法や導入化学療法といった根治をめざす場面、転移・再発症例への緩和的な場面、新規薬剤の開発での研究的な場面を担当している。これから行うがん薬物療法の目的、期待される有効性と予測される有害反応について患者に詳細に説明し、既往症、合併症、生活習慣、社会背景等の因子も加味して患者の全体像を適切に評価し、安全かつ有効な治療を実施できるように他の職種と連携して管理する。また、腫瘍の影響で生じる症状の緩和や、治療中の合併症の状況にも十分に注意を払って、内科医としての管理も同時に行う。

頭頸部がんにおける薬物療法の考え方と管理

(1) 頭頸部がん患者の特徴と薬物療法適応の判断のポイント

　わが国における頭頸部がんによる死亡率、罹患率はともに近年増加傾向にあり、男性に多く、罹患率は50歳代から高くなる。発生要因として圧倒的に多いのは、喫煙・飲酒によるものであり、ともに確立した危険因子である。その他の危険因子としては、子宮頸がんにおいてよく知られているヒトパピローマウイルス（human papillomavirus；HPV）は中咽頭がんの50％程度に関係しているとされ、海外でもわが国でも近年増加傾向であると考えられている。また、Epstein-Barrウイルス（EBV）は上咽頭がんの発症に深く関与しており、上咽頭がんは中国南部や東南アジア、アラスカ、北米に多く認められ、罹患率に地域差があることが知られている。このようなウイルスが発がんに関与する頭頸部がんは、一般的に薬物療法や放射線療法に感受性がよいのも特徴である。

　頭頸部がん患者の多くは高齢で、喫煙・飲酒歴が長く、虚血性心疾患や慢性閉塞性肺疾患、肝障害などを合併していることが多い。このような合併症を抱えているため、治療による影響も受けやすく、全身状態が悪化しやすいのも注意すべき特徴といえる。さらに、経口摂取にかかわる臓器に悪性腫瘍が生じるため、診断時や治療前に著明な体重減少や栄養状態の悪化を伴うことも多い。このため、治療方針を決定するうえで、単に疾患の進展範囲の把握だけでなく、詳細な病歴聴取、全身の診察、基礎疾患および栄養状態も含めた全身状態の評価を行うことが非常に重要である。さらに、頭頸部がんの治療は長期間にわたることも多く、治療終了後の患者の社会復帰も考慮すれば、家族背景や生活状況の確認も重要となってくる。

(2) 頭頸部がん治療におけるがん薬物療法の意義と目的

　遠隔転移のない局所進行性の頭頸部がん治療の目的は治癒であり、その主役は手術と放射線療法である。その中でがん薬物療法は、進行例に対する術後治療や放射線療法との併用で行われることが多い。たとえば、手術後に再発するリスクが高いと判断された患者であれば、再発率の低下と治癒率の向上をめざして術後補助化学放射線療法が行われる。また、機能温存手術が困難な場合には機能温存を目的に化学放射線療法が行われたり、技術的に手術が困難な場合にも化学放射線療法が行われたりする。つまり、いずれも治癒を目的とした手術や放射線療法といった局所療法にがん薬物療法を組み合わせることで治療成績を向上させることをねらっている。

　また、遠隔転移がある場合には治癒を望むことはできないため、がん薬物療法の目的は症状緩和と延命になる。本稿では緩和的な薬物療法についての詳細は述べないが、転移・再発頭頸部がん患者の予後は著しく不良であり、こうした患者に対してもがん薬物療法と支持療法を駆使してQOLを維持できるように工夫することも、腫瘍内科医の重要な役割の1つである。

(3) 頭頸部がんで使用する薬物療法の管理

　頭頸部がんにおいて使用される代表的な抗がん薬として、白金製剤のシスプラチン（CDDP）、カルボプラチン（CBDCA）、タキサン系薬剤のドセタキセル（DTX）、パクリタキセル（PTX）、フッ化ピリミジン系薬剤の5-フルオロウラシル（5-FU）、TS-1などがあげられる。さらに分子標的薬としては、EGFR（epidermal growth factor receptor；上皮成長因子受容体）に対する抗体薬であるセツキシ

マブ(C-MAb)が、近年頭頸部がんに対しても使用できるようになった。以下に代表的な薬剤について概説するが、頭頸部がんにおける薬物療法の有効性や有害反応とその管理の詳細ついては、p.24「放射線療法と併用される化学療法・分子標的薬療法の理解」、p.41「放射線療法と併用される化学療法・分子標的薬療法の有害反応」を参照されたい。

❶ シスプラチン(CDDP)

　CDDPは頭頸部がん薬物療法において最も重要な薬剤の1つである。単剤または多剤併用で、また放射線療法と併用するなど、いろいろな場面で用いられている。高用量のCDDP投与の際には腎機能障害が問題となるため、2～3リットルを目安に十分な輸液が必要となるが、心機能が低下している場合や栄養状態不良に伴う浮腫をきたしている状態では、大量の輸液を行うことが憚られる。その際には、同じ白金製剤であるCBDCAへの変更も検討されることがあるが、一般的にはCDDPに比べて有効性が劣ることも知られているため、十分に検討してから使用する必要がある。

❷ フッ化ピリミジン系薬剤

　フッ化ピリミジン系薬剤の代表的な有害反応には、口腔粘膜炎がある。口腔粘膜炎の予防や重篤化を防ぐ意味で、口腔ケアは非常に重要である。一方で、フッ化ピリミジン系薬剤は単独で用いられることは少なく、併用されることの多い白金製剤の有害反応としての嘔気・倦怠感などが重なったり、口腔粘膜炎そのものの痛みのために口腔ケアが困難となったりすることも多い。さらに、原発巣の存在や開口障害を合併していることからも、口腔ケアが困難となりやすい。そして、このような口腔粘膜炎を契機に肺炎など重篤な全身感染症に進展することもあるため、注意が必要である。このため、口腔ケアについては治療開始前から患者に必要性を十分に説明して積極的に行うこと、治療中の定期的な歯科受診に加えて、頻回の含嗽や義歯の洗浄を行うなどの生活指導が重要となる。

❸ セツキシマブ(C-MAb)

　C-MAbを使用する際に注意すべき有害反応としては、皮膚障害や薬剤性肺障害などがあげられる。皮膚障害は経時的に変化し、ざ瘡様皮疹(図4-c-1a)の出現で始まることが多い。その後、皮膚乾燥が増強・長期化し、ひび割れ(図4-c-1b)や爪囲炎(図4-c-1c)を生じてくる。放射線療法を併用する場合は、照射部位における皮膚障害が増悪するため注意する。

　このような皮膚障害の増悪は、治療の中止や減量を招く可能性もあるため、治療開始時からの予防的処置(スキンケアや保湿剤の外用など)は必須である。また、抗EGFR抗体による皮膚障害の程度と治療効果が相関するということはよく知られており、可能な限り治療を継続するためにも、患者教育・指導が重要になる。このため、医師だけでなく看護師や薬剤師との密な連携がとても大切である。

❹ 薬剤性肺障害

　薬剤性肺障害は、通常は0.5～1％と頻度は高くないものの、発症すると重篤化するため注意が必要である。特に、頭頸部がん患者は重喫煙者が多く、肺気腫などを合併していることも多い。このため、治療前から肺機能が低下しており、一般的ながん患者よりも薬剤性肺障害のリスクが高い可能性がある。

　以上のことから、発症を極力防ぐためには、治療前の詳細な病歴聴取や、CTによる肺の評価を行い、適切な患者選択を行うことが最も重要である。治療期間中は、乾性咳嗽、発熱、労作時呼吸困難感などの症状に注意して、常に薬剤性肺障害も念頭におきつつ、頻度の高い誤嚥性肺炎

a) ざ瘡様皮疹（グレード1）
b) ひび割れ（➡：グレード2）
c) 爪囲炎（➡：グレード1）

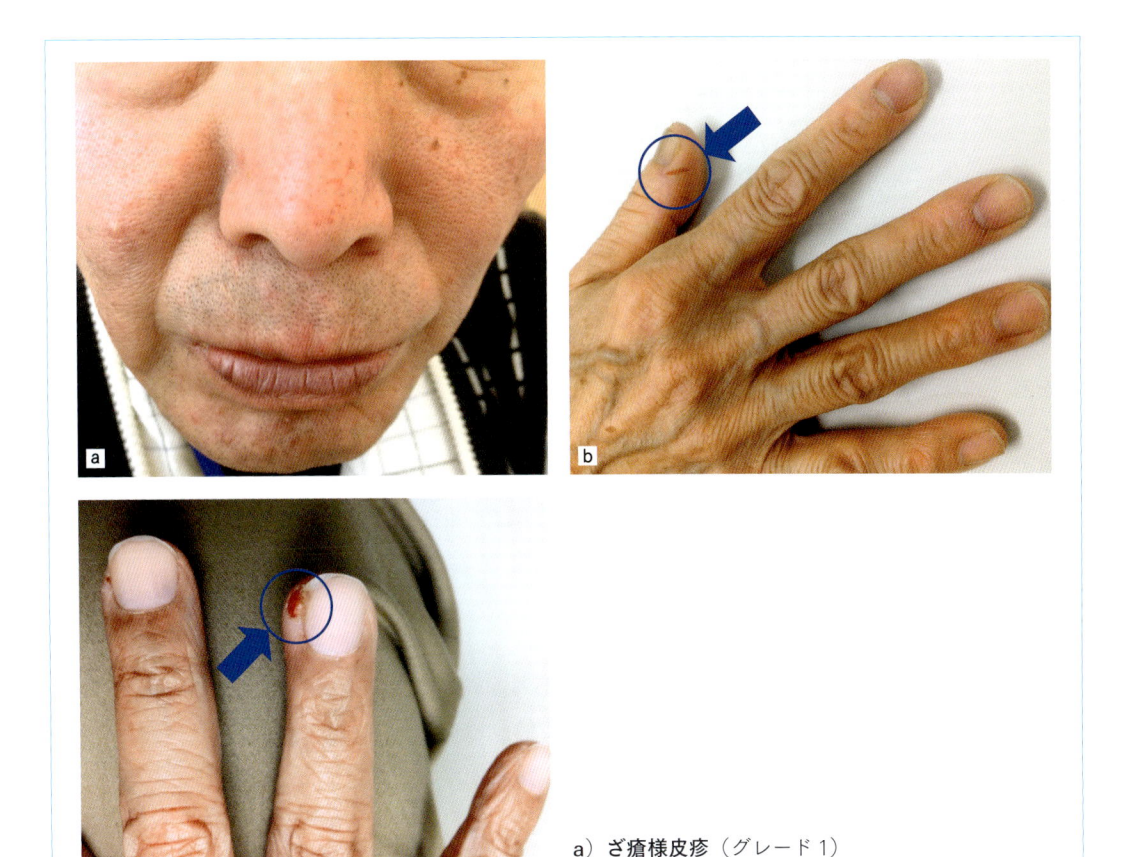

図4-c-1　セツキシマブを使用した薬物療法による皮膚障害

などの感染症との鑑別を迅速に行い、薬剤性肺障害の発症時には速やかに適切な治療を行う必要がある。このような正確な治療前評価、迅速な診断、適切な治療を行うためには、院内の連携体制の整備は必須である。

> **がん薬物療法を行ううえでのポイント**
> ①がん薬物療法を行ううえで最も重要なのは、治療前の十分な全身状態の評価である。
> ②治療前評価を行うことで、予期される有害反応に適切に対応できる。

頭頸部がん薬物療法開始時のチェック項目

(1) 全身状態

評価の指標としては、Eastern Cooperative Oncology Group (ECOG)のパフォーマンスステータス(performance status；PS)スコアがよく用いられている(**表4-c-1**)。一般的にPS-2までが薬物療法の適応となる全身状態と考えられている。PS-3以上の全身状態では薬物療法によるメリットよりもデメリットが上回ることが多く、適応がないと判断されることが多い。

(2) 心機能

詳細に病歴聴取することで、心機能に影響を与える既往症や合併症がないかをチェックする。そのうえで、十二誘導心電図検査、胸部X線検査は必ず行う。これらの結果から、これから行う薬物療法が安全に行えない懸念がある場合には、心エコー検査などを行う。

何らかの異常が認められた場合や心疾患の既往を有する患者は、循環器内科医にコンサルトする。たとえば、CDDPを使用する際には輸液負荷に耐え得る心機能を有しているかどうかを検討したり、虚血性心疾患の既往を有する場合にはフッ化ピリミジン系薬剤を安全に使用できる状況かを検討したりするなど、事前の確認が重要である。

表4-c-1　パフォーマンスステータススコア（ECOG）

0	・全く問題なく活動できる ・発病前と同じ日常生活が制限なく行える
1	・肉体的に激しい活動は制限されるが、歩行可能で、軽作業や座っての作業は行うことができる
2	・歩行可能で自分の身の回りのことはすべて可能だが、作業はできない ・日中の50％以上はベッド外で過ごす
3	・限られた自分の身の回りのことしかできない ・日中の50％以上をベッドかイスで過ごす
4	・全く動けない ・自分の身の回りのことは全くできない ・完全にベッドかイスで過ごす

(3) 呼吸機能

呼吸機能に関しても、詳細な病歴聴取が重要である。喫煙歴や呼吸器疾患の既往の確認は必ず行う。そのうえで、胸部X線検査、CT検査、経皮的動脈血酸素飽和度（SpO$_2$）測定、呼吸機能検査を行い、治療中に誤嚥性肺炎を起こした場合などを想定した事前評価を行う。

さらには、「❸セツキシマブ」（p.94）でも述べたように、頻度は高くないものの多くの抗がん薬は薬剤性肺障害のリスクを有しているため、間質性肺炎の既往やCTによる肺野所見の有無を確認することは、治療前評価として非常に重要である。

(4) 腎機能

抗がん薬の血中濃度は腎機能によって影響されることも多く、血清クレアチニン、尿素窒素、電解質、尿検査などを行い、必ず腎機能を評価する。腎機能の評価方法として、これまでは蓄尿によるクレアチニンクリアランス（CCr）が行われてきたが、CDDPなどの抗がん薬が投与された後では蓄尿法の信頼性は低いことが知られている。このため最近では、CCrの計算にはCockcroft-Gault計算式[*1]のような近似式や、eGFR（推算糸球体濾過量）が用いられることが多い。そのうえで、適切に腎機能の治療前評価を行い、白金製剤の使用可否や減量の要否などを検討することが、安全に薬物療法を行うためには重要である。

(5) 肝機能

頭頸部がん患者は大酒家も多く、肝障害を合併することはまれではない。このため、ここでもやはり病歴聴取が非常に重要である。そのうえで、AST/ALTなど肝胆道系の検査を行う。

また近年では、がん薬物療法によるB型肝炎ウイルスのキャリアおよび既往感染者からの再活性化が問題となっている。このため、B型肝炎ウイルス検査は日本肝臓学会の「B型肝炎治療ガイドライン（第2版）」[1]（図4-c-2）に準じて適切に事前評価を行い、必要に応じて抗ウイルス薬の投

[*1] Cockcroft-Gault計算式：[男性] Ccr ＝ {(140－年齢)×体重(kg)} / {72×血清クレアチニン値(mg/dL)}、[女性] Ccr ＝ 0.85×{(140－年齢)×体重(kg)} / {72×血清クレアチニン値(mg/dL)}

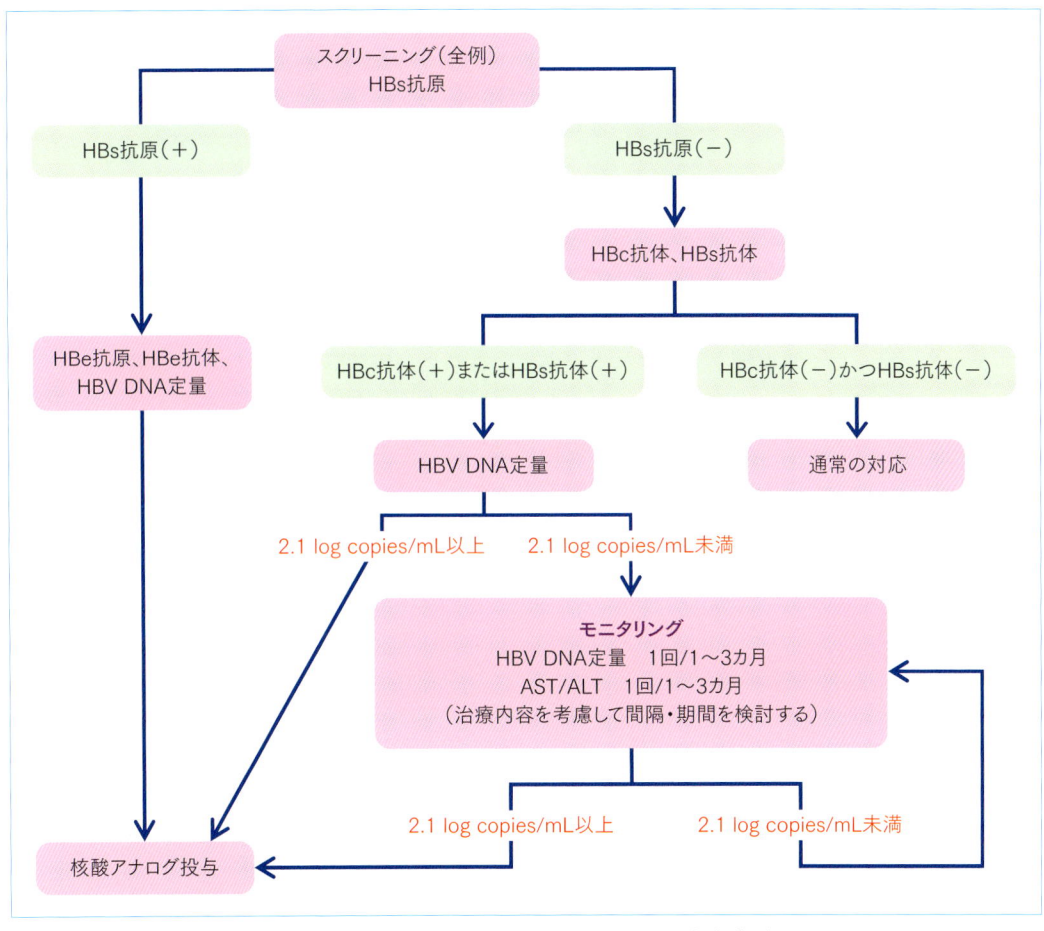

図4-c-2　免疫抑制・化学療法により発症するB型肝炎治療ガイドライン

(日本肝臓学会肝炎診療ガイドライン作成委員会編：B型肝炎治療ガイドライン(第2版), p.72, 2014より抜粋.
http://www.jsh.or.jp/medical/guidelines/jsh_guidlines/hepatitis_b)

与を行うことが求められている。

(6) 骨髄機能

血液学的検査(血算、白血球分画)を行う。薬物療法に伴い血球減少をきたすため、十分な骨髄機能が維持できていることが必要である。また、治療前から血球減少を伴う場合には、血球減少を生じるような併用薬のチェックや血液疾患の除外が必要となる。

(7) 歯科診察

薬物療法や頭頸部領域への放射線療法は口腔粘膜障害をきたすことが多く、これが疼痛、嚥下障害、栄養状態の悪化、誤嚥性肺炎のリスクを高め、治療継続に支障をきたす可能性がある。不必要な治療の中断は治療効果を低下させることが知られており、事前に歯科に診察を依頼する。放射線療法後の抜歯は顎骨骨髄炎のリスクが高まるため、必要に応じて抜歯などの処置を行う。また、治療中の適切な口腔ケアの指導を行うことも、治療継続のうえで重要である。

(8)アレルギー歴

　食物および薬剤によるアレルギー歴や、喘息などのアレルギー疾患の有無を聴取する。抗がん薬によるアレルギー発症リスクを判断するうえで参考になることがある。

(9)耐糖能

　空腹時血糖の測定を行い、必要に応じてHbA1cを測定する。異常所見が認められた場合や糖尿病を合併している患者では、潜在的に腎機能が低下している可能性や、制吐薬としての副腎皮質ステロイド投与による血糖上昇のリスクがある。さらに、糖尿病を合併している患者では、他の虚血性心疾患などの生活習慣病も合併していることも多く、薬物療法を行ううえでより注意深い管理が必要となる。このため、適切な治療前評価を行うとともに、可能であれば血糖がコントロールされた状態で治療を開始することが重要である。

引用文献

1) 日本肝臓学会肝炎診療ガイドライン作成委員会編：B型肝炎治療ガイドライン（第2版），2014. http://www.jsh.or.jp/doc/guidelines/HBV_GL_ver2.201406.pdf

4 頭頸部がん患者へのチーム医療
――それぞれの職種の立場から
d 歯科口腔外科医、歯科衛生士

　神戸大学医学部附属病院では、頭頸部がん患者に化学放射線療法を行うにあたり、主治医(耳鼻咽喉・頭頸部外科、腫瘍血液内科、放射線腫瘍科、口腔外科)から歯科口腔外科に外来初診としての依頼が来る。これは当該科の入院前後にかかわらず、できるだけ早期の受診が必要だからである。本稿では、化学放射線療法を受ける患者の歯科口腔外科受診の必要性から、その実際を概括する。

歯科口腔外科受診

放射線療法開始前

　多くのがん患者は、がんの告知(術後放射線療法症例では病理結果の説明)から始まり、放射線療法、化学療法に関するインフォームド・コンセントを受け、今後の治療への不安を抱えながら歯科口腔外科を受診される。
　患者に「今日、歯科に来られた理由はおわかりですか?」と質問すると、ほとんどの患者から「放射線するから歯も診てもらう必要があると説明された」という回答がある。このように、患者が受診の目的を本当に理解しているのか不確かな状態から、診察が始まる。

(1) 口腔内診査
　最初に歯式、歯周ポケット測定、動揺度測定、開口量測定、打診痛の有無など一通りの基本診査を実施する(図4-d-1)。この際、頬粘膜や舌などの粘膜に機械的刺激となり得る歯の傾斜、転位歯(歯列弓から外れている歯)、歯の鋭縁の有無にも注意しながら、診査を進める。
　次に、患者の生活習慣、特に喫煙歴や歯ブラシ習慣について問診を行う。最後に、「この1年間くらい、口の中で痛くなったことや、歯肉が腫れたりした経験はありますか。また、最後に歯科受診したのはいつ頃ですか。かかりつけの歯科医院はありますか」とたずねることにしている。これは、患者自身の口腔内への関心の度合いを推測するのに有用で、かつ、この「関心」こそが、放射線療法開始前から治療後の口腔ケアを大きく左右するものと考えるからである。

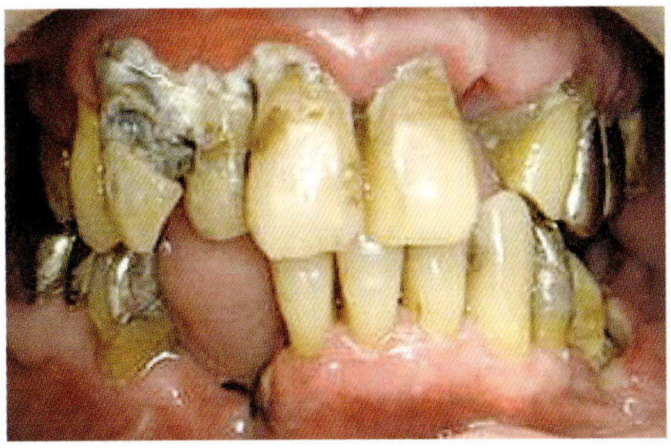

多数歯に及ぶう蝕がみられ、多量の歯垢(プラーク)が付着している

図4-d-1　治療前の中咽頭がん患者の口腔内

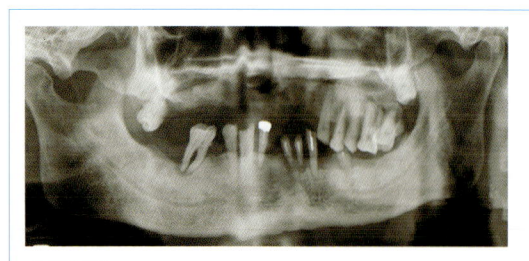

a）抜歯前
重度歯周炎および残根を認める

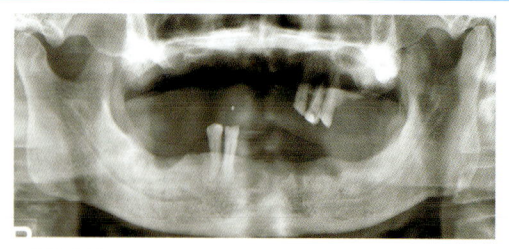

b）抜歯後
計9本の抜歯を施行した

図4-d-2　中咽頭がん患者の抜歯前後のパノラマ断層X線像

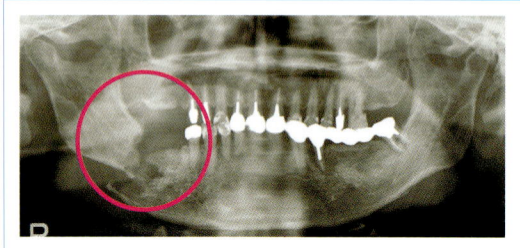

a）下顎骨病的骨折
原発不明がんへの放射線療法後に放射線顎骨壊死が発症し、下顎骨病的骨折が生じた

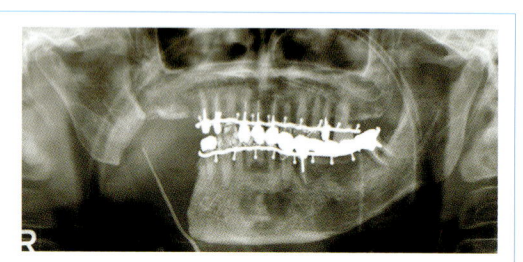

b）下顎骨腐骨除去および下顎骨切除術後の様子
下顎骨の連続性が失われ下顎偏位が生じるため、三内式シーネとゴム牽引により顎位を維持している

図4-d-3　放射線顎骨壊死のパノラマ断層X線像

（2）パノラマ断層X線写真撮影

　歯科医師にとって、パノラマ断層X線写真（図4-d-2）を読影し、抜歯が必要か否かを判断するのは容易である。しかし、今後数年間、急性炎症が発生しないという予測を立て、要抜去歯を選択するのは、決して容易なことではない。

　図4-d-2に示した患者の場合、歯科口腔外科初診日に右上顎半埋伏智歯、左上顎第一第二大臼歯重度歯周炎（P[*1] 4）、右下顎第一大臼歯重度歯周炎（P4）を抜歯し、4日後に左下顎中切歯・側切歯・犬歯重度歯周炎（P4）、左下顎第二小臼歯重度う蝕（C[*2] 4）の抜歯を行った。抜歯後、残存歯の咬合状態では咀しゃくが困難なため、抜歯後早期に義歯作製の必要があり、放射線療法期間中にも口腔ケアと並行して歯科治療を継続した。

（3）歯科衛生士への初回口腔ケアの依頼

　初回の口腔ケアはできるだけ初診日に行う。これは機械的歯面清掃を行うことにより、歯垢（プラーク）下面のカリエスを発見し、評価することが可能だからである。また、歯科衛生士にも、先に示した「（患者の）関心」を評価・判定する一員となってもらうためでもある。

　このとき、歯科衛生士が口腔粘膜炎の病態、対処法、清掃方法などの患者教育を行っている。

[*1]　P: periodontitis、歯周炎。その後の数字は1〜4で重症度を表す。

[*2]　C: dental caries、う蝕。その後の数字は1〜4で重症度を表す。

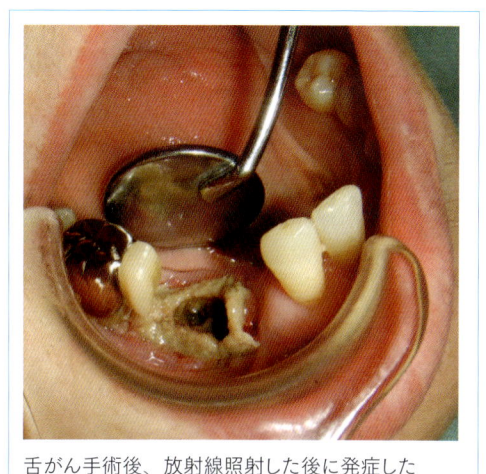

舌がん手術後、放射線照射した後に発症した

図4-d-4　放射線顎骨壊死

表4-d-1　抜歯適応を検討する項目

歯・歯周組織	・進行う蝕（残根） ・歯冠修復困難なう蝕歯 ・重度歯周炎 ・根分岐部病変 ・深い歯周ポケット ・過去に急性炎症を繰り返す病巣 ・半埋伏歯
その他	・照射範囲 ・照射線量 ・原疾患の予後 ・患者の意識 ・照射開始までの時間的余裕の有無

（4）要抜去歯の選択

　放射線療法開始前に行う抜歯の第1の目的は、治療後の放射線顎骨壊死（osteoradionecrosis；ORN）の予防である。放射線顎骨壊死は、一度発症すると治療に対して強い抵抗性があるため、病変部を含めた顎骨切除を余儀なくされることも少なくなく（図4-d-3、4）、患者のQOLを著しく低下させる疾患である。放射線顎骨壊死は、臨床経過からの診断は比較的容易だが、術前に種々の画像診断を用いても、切除された骨標本の病理組織像が必ずしも一致しないため、病変部を特定するのは非常に困難である。

　抜歯か保存治療かの基準に関しては、国内外で散見されるのみで明確なものはない。現在、当科では個々の歯の状態として、まず歯・歯周組織の状態に関する項目について各担当歯科医師と歯科衛生士が評価を行い、検討している。次に、歯・歯周組織の状態以外の項目について考慮している（表4-d-1）。実際、患者からは「痛くもないのに抜歯したくない」と強い拒否にあうことも多く、十分に時間をかけ、抜歯の必要性、放射線顎骨壊死の発症の危険性、抜歯後の補綴（義歯および歯冠修復）のプランまで説明し、同意を得て抜歯を行っている。

> ▶**放射線療法開始前のケアのポイント**　放射線療法開始前に歯科口腔外科を受診する理由を、患者に適切に説明する。

放射線療法期間中

　放射線療法期間中は、歯科衛生士による口腔ケアを定期的に行っている。

　患者の希望がある場合、口腔粘膜炎が軽度で体調がよいときには、早期う蝕の治療や義歯作製への準備を行っている。できるだけ治療中に義歯作製を進めることで、放射線療法による口腔粘膜炎が軽快すれば早期に義歯を装着し、咀しゃく機能を改善することが可能となる。

放射線療法終了後

　放射線療法終了後、退院後は、当該診療科の再診に併せて歯科口腔外科の予約をとっている。継続的な口腔ケアや義歯作製が中心となるが、時には顎義歯や舌口蓋接触補助床(palatal augmentation prosthesis; PAP、図4-d-5)などを作製し、摂食・嚥下リハビリテーションの援助も行い、早期社会復帰をめざす。

　しかし残念なことに、退院後は口腔内への関心が薄れ、不潔な状態になってしまう患者が比較的多いようである。「口の中の掃除は近くの歯科医院でするから、もういいよ」と言われ、数カ月ぶりに予約外で来院されたときに「右も左も上も下も、熱いものも、冷たいものも、神経にさわって痛い。どうにかしてくれ」と訴える患者も少なくない(図4-d-6)。

　退院後は、放射線療法による唾液分泌低下に伴い、適切な口腔ケアを怠れば急速なう蝕の進行が起こり、全顎的に知覚過敏や急性歯髄炎を発症してしまう。これらの疼痛は決して激痛ではないが、患者の経口摂取を障害するには十分な疼痛である。さらにう歯や歯周炎が進行すれば、歯の喪失につながり、義歯を必要とする結果となり、経口摂取における強い障害となる。

　このように退院後も長期にわたる口腔管理は非常に重要であるが、実際に当院ですべての頭頸部がん患者の長期に及ぶ術後口腔管理を行うことは不可能である。そのため近年では、近隣の歯科開業医と連携をとり、紹介可能あるいは受け入れ可能な病態であれば積極的に紹介することを行っている。

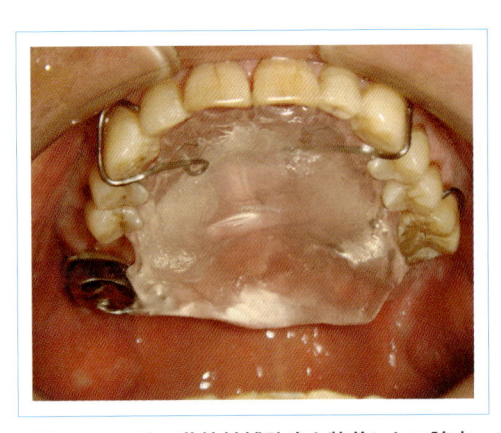

▶ **放射線療法終了後のケアのポイント**　口腔粘膜炎が消失した後も口腔内乾燥が継続し、それによる有害反応が起こることがあることを理解しておく。

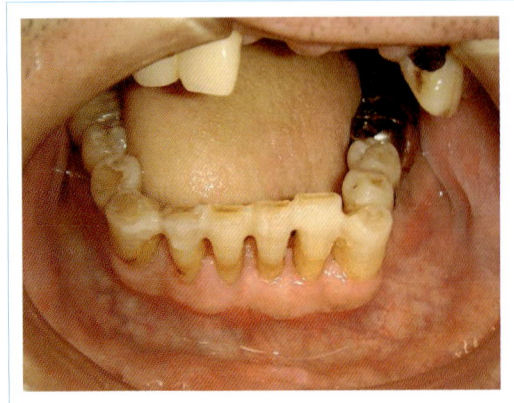

図4-d-5　舌口蓋接触補助床を装着した口腔内

a)退院時

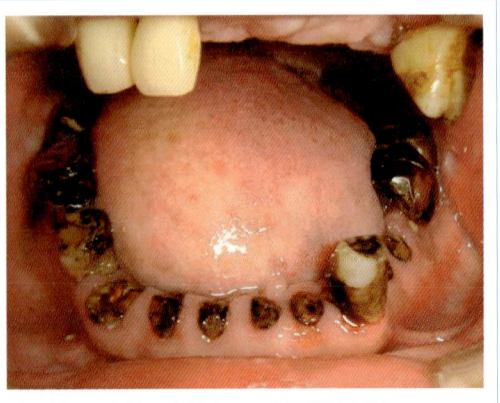

b)退院5カ月後　多数歯での歯冠崩壊を認める

図4-d-6　舌がん手術後に放射線療法を受けた患者の退院時と退院5カ月後の口腔内の様子

口腔ケアの実際

口腔ケアの目的

近年、多くの分野で専門的な口腔ケアが行われているが、その基本的な目的は、概ね同じものである（**表4-d-2**）。あらゆる基礎疾患を有する患者に対して、個々の口腔内を観察し、口腔ケアの重要性、目標を十分に理解し、適切な体位、器具、薬剤などを検討したうえで実践することが大切である。

口腔ケアを的確に行うことで、清掃時に十分な観察が可能となり、口腔粘膜炎や口腔カンジダ症などを早期に確認できることもある（**図4-d-7**）。この情報を主治医に報告し、また口腔内写真を用いて患者に説明することにより、患者の「関心」を向上させることも可能となる。さらには、歯科衛生士も病棟での摂食嚥下カンファレンスに参加し、適切な口腔内の状態を報告することで、嚥下訓練や食事形態の変更につながる要因の1つを提供できると考えている。

表4-d-2　化学放射線療法を受ける患者の口腔ケアの目的

- 唾液減少に伴う口腔内乾燥による口腔内細菌数の軽減
- う蝕、歯肉炎、歯周炎の予防
- 口腔粘膜炎への口腔内細菌による二次感染の予防
- 口腔粘膜炎の観察
- 口腔粘膜炎が重篤なときのセルフケアのサポート
- 誤嚥性肺炎の予防
- 放射線療法のスケジュール完遂のサポート

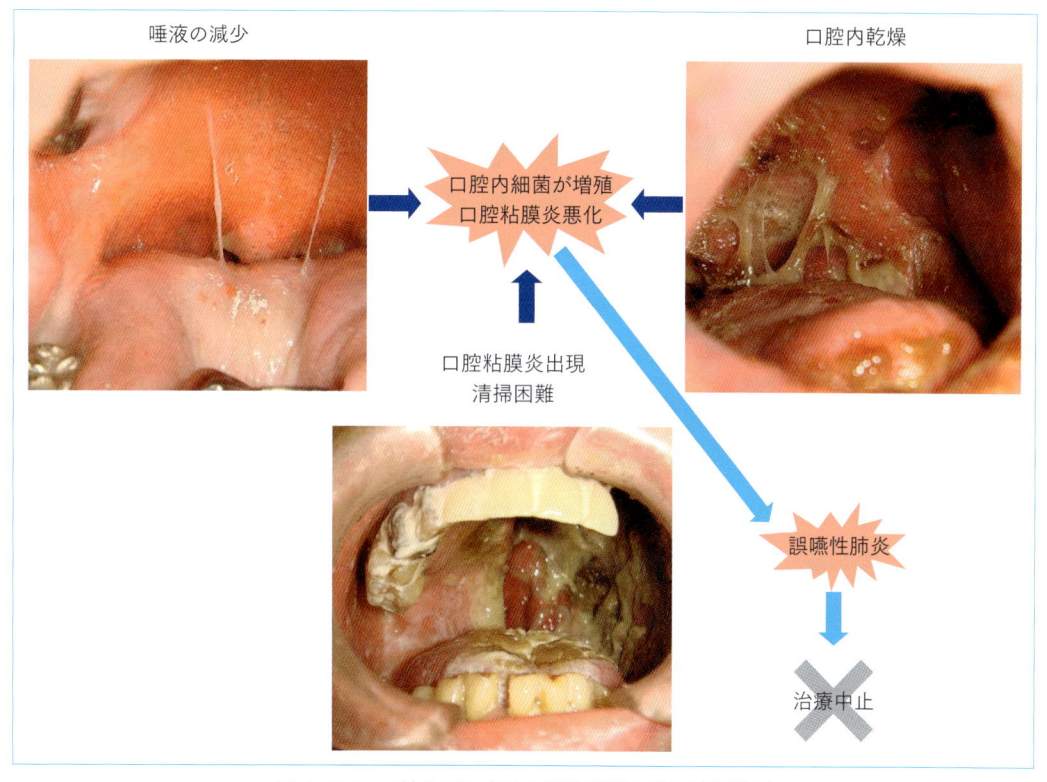

図4-d-7　口腔ケアによる口腔粘膜炎などの早期発見

歯科衛生士が行う患者教育

　当院では、放射線療法開始後の口腔ケアの必要性を理解してもらうために、歯科衛生士が患者に口腔粘膜炎と口腔ケアの関連性についてパンフレットを用いて説明を行っている。

　放射線療法が開始されると口腔粘膜炎が発症し、照射回数が進むにつれてさらに悪化していく。患者から「痛い」「食べられない」「しっかり話せない」「口から出血する」といった訴えを耳にすることも多く、放射線療法に伴う口腔機能の障害は患者のQOLに大きく影響すると痛感させられる。

　患者は、これから起こり得る放射線療法に伴う有害反応に不安や恐怖を抱いている。そのため、治療前に適切な患者指導を行う必要がある。しかし、有害反応についての説明だけでは患者の不安を助長させるだけともなりかねず、その対処法についても十分に説明し、安心感を与えられるように心がけている。

　また、治療前から患者教育を適切に行うことは、患者との信頼関係を築き、治療中の継続的な口腔ケアを可能にする大きな要因となっている。実際、身体的・精神的苦痛の強い時期でも、定期的な歯科口腔外科外来での口腔ケアを楽しみにしている患者もまれではない。

> ▶**患者教育のポイント**　口腔ケアの基本は患者教育である。これから起こり得る有害反応と、それに対する対処法を患者に説明することから始まるものである。

(1) 有害反応の説明

❶ 唾液減少、口腔内乾燥

　放射線療法の照射線量が約20 Gy以降から、急性唾液腺障害のため唾液がネバネバと粘稠になる(図4-d-8a)。これは早期の漿液性の唾液腺萎縮によるものである。

　口腔内乾燥が出現することで潤滑作用が低下し、会話や水分の少ない食事の摂取が困難になる

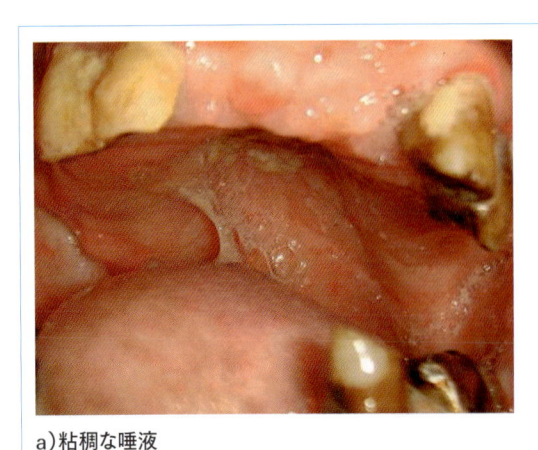

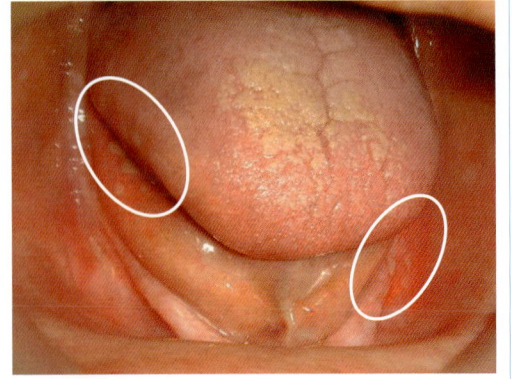

a) 粘稠な唾液
唾液減少により、粘稠な唾液が口腔内に残留している

b) 義歯性潰瘍
唾液の潤滑作用が減退し、義歯が接触することで義歯性潰瘍を誘発している

図4-d-8　潤滑作用の低下による義歯性潰瘍の形成

こともある。さらに義歯を使用している患者では、潤滑作用の低下により、容易に義歯性潰瘍を形成する結果になる（図4-d-8b）。

❷味覚障害

照射が進むにつれて味覚障害が出現してくる（図4-d-9）。「見た目と違う味がする」「全く味がしない」「水が塩辛いような気がする」など、表現・感じ方はさまざまであるが、一応に「おいしくないから食べたくない」「食べたときの味を思い出すと気分が悪くなる」などと訴えられることが多いように思われる。

❸口腔粘膜炎

口腔粘膜炎は、（化学）放射線療法において患者が自覚する最も重篤な有害反応である（図4-d-10）。口腔粘膜炎は、治療が進むにつれ重篤化は避けられず、有効な予防法も確立されておらず、対症療法しかないことを説明する。

当然、口腔ケアを行っても口腔粘膜炎を予防することは不可能であるが、口腔内を清潔に保つことにより常在細菌数を減少させ、口腔粘膜炎の二次感染を予防し、口腔内の不快症状を緩和することは可能であることを説明している。当院では、口腔粘膜炎のグレード分類は有害事象共通用語規準（CTCAE）v4.0を使用しているが、所見のグレード分類はv3.0に準じて行っている。

❹嚥下障害

口腔粘膜炎の出血・疼痛や咽頭・喉頭の浮腫により、嚥下障害が生じてくる。嚥下障害が出現すると唾液を嚥下することも困難となり、口腔内乾燥や血餅により、増殖した口腔常在菌が引き起こす誤嚥性肺炎を発症する危険性も高くなる。

予防法の1つとして、口腔常在菌数を減弱させることができる口腔ケアを継続していくことが非常に大切であることを患者に説明している。

（2）有害反応対策

❶保湿

放射線療法開始後に唾液腺障害が生じ、口腔内乾燥が出現した際には、保湿剤（図4-d-11）を使用することがある。ただし、口腔内乾燥といっても唾液が粘稠となっている場合に使用すると、口腔内の粘稠度をあげて不快感を助長する可能性がある。しかし、夜間就寝中の口腔内の乾燥や会話時の話しづらさなどがある場合は、有効性が高いものである。

保湿剤は製剤によって味が異なり、味覚障害出現時には味が合わないこともあるため、当院では患者にいくつかの種類を紹介し、購入前にサンプルを渡すようにしている。

❷うがい（含嗽）

当院では、口腔粘膜炎出現前より、アズレン含嗽液のアズノール®（図4-d-12）を使用している。うがいの習慣をつけてもらうために、普段のうがいに「ブクブクうがい」を実施してもらう。あえて水ではなく含嗽液を処方することにより、患者の「関心」も向上できると考えている。

口腔粘膜炎が進行し、それによる疼痛が患者の第一の苦痛となる時期がある。除痛法として鎮痛薬（アセトアミノフェン、医療用麻薬などの強オピオイド）を使用するだけでなく、リドカイン塩酸塩（キシロカイン®ビスカス）含有のうがいを行っている。

うがいに使用する薬剤や濃度は、施設によってさまざまである。現在、当院では「RT（放射線療法）用うがい」として、表4-d-3に示したものを使用している。これらの含嗽薬は、医師、看護師、薬剤師、言語聴覚士、歯科衛生士が数回にわたり検討を行い、患者ができるだけ抵抗なくうがい

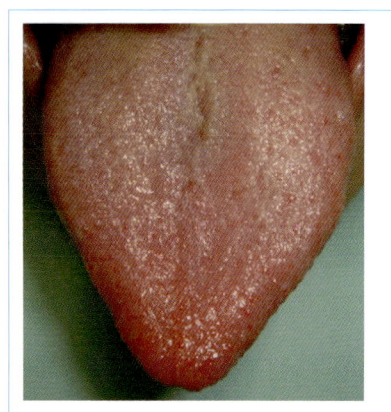

図4-d-9　味覚障害の出現

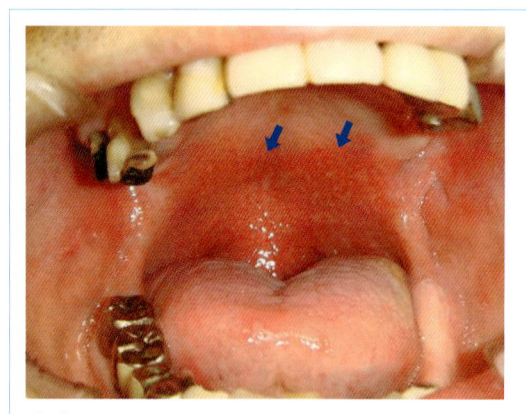

a) 正常舌
保湿状態がよく、舌乳頭もみられる

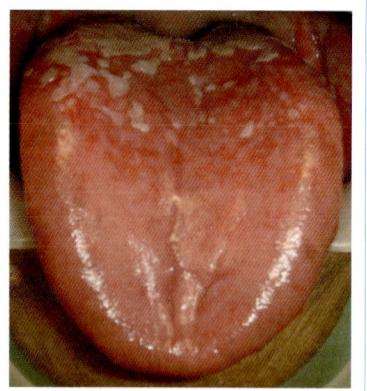

b) 舌苔消失
乾燥し、舌乳頭が喪失し、滑沢な舌

図4-d-10　口腔粘膜炎のグレード別の病態（CTCAE v3.0）

a) グレード1
軟口蓋の紅斑（➡）が認められる

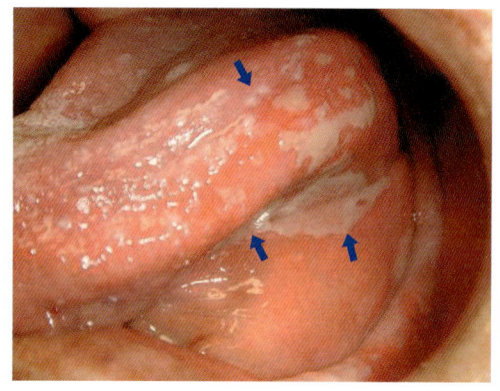

b) グレード2
舌縁部に偽膜（➡）が出現している

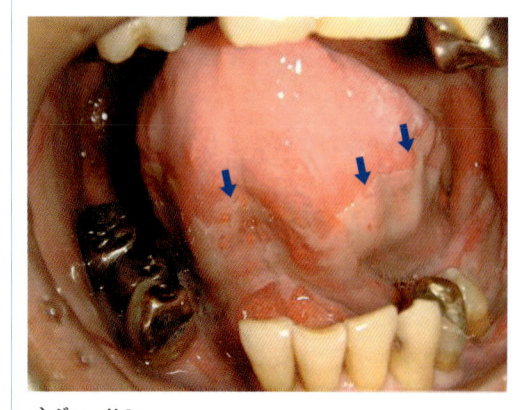

c) グレード3
舌下面に融合した潰瘍または偽膜（➡）が出現している

口腔粘膜炎は、放射線照射線量が10〜20Gyあたりから徐々に出現し始めることが多い
照射野によって出現しやすい部位は異なる

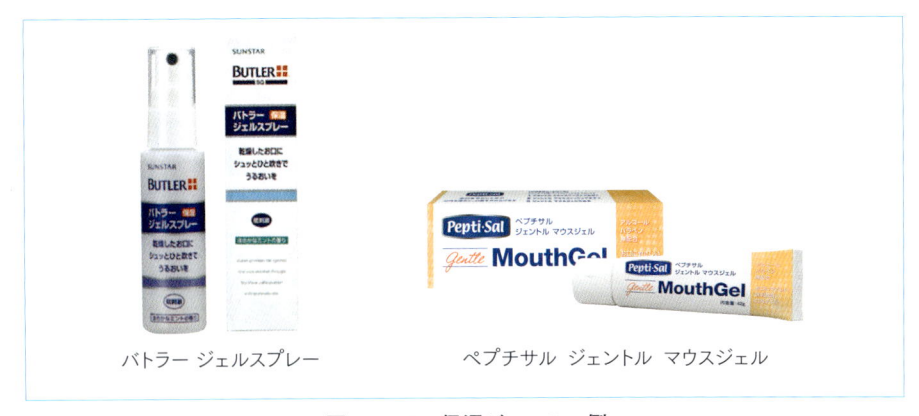

図4-d-11　保湿ジェルの一例

（資料提供：(左)サンスター、(右)ティーアンドケー）

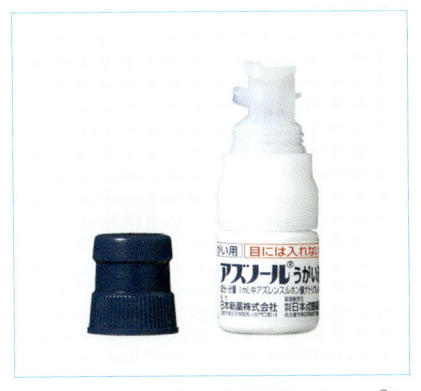

図4-d-12　アズレン含嗽液（アズノール®）

（資料提供：日本新薬）

表4-d-3　RT（放射線療法）用うがいに使用する薬剤

- 精製水 400 mL
- キシロカイン®ビスカス（リドカイン塩酸塩）40 mL
- アルロイド®G（アルギン酸ナトリウム）40 mL
  1回20 mL使用、1日3回毎食直前

（神戸大学医学部附属病院）

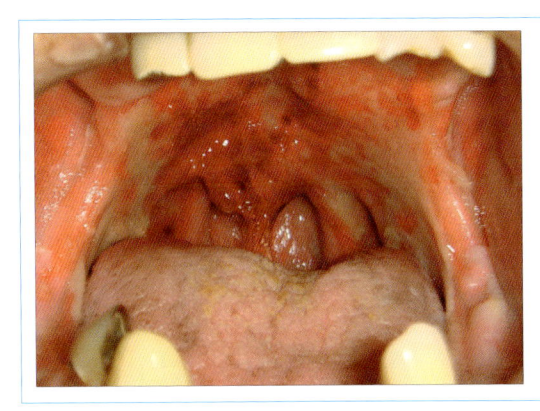

何でも食べられるで！唐揚げ食べたいわ〜

軟口蓋に易出血性の口腔粘膜炎を認め、強い痛みがあったが、アセトアミノフェンと強オピオイドを使用したところ疼痛の訴えはなくなり、ほぼ常食を摂取できた

図4-d-13　放射線照射線量24 Gy時の口腔内（中咽頭がん患者）

を行えるよう検討した。また、リドカイン塩酸塩の濃度は、基本的に疼痛が増悪しても増量しない方針とした。それは、処方の定型化、処方ミスの防止に加え、正常上皮よりも口腔内の炎症部位のほうがリドカイン塩酸塩の吸収が強いため、増量する必要がないという結論に至ったからである。

❸ **個別の口腔ケアの方法**

　患者が口腔ケアの必要性を理解することは、患者自身の口腔ケアへの「関心」を向上させることにつながる。また、原疾患の部位、照射範囲、残存歯の状態などにより、口腔粘膜炎の出現は大きく異なるため、口腔ケアの方法、使用器具に関しても、患者個別の教育が必要となる。そのため、患者教育の際には、自身の口腔内状態を確認してもらうようにしている。鏡や口腔内写真などを使用して現状を確認してもらい、その症状に合わせた清掃器具を紹介し、使用方法を説明している。

❹ **食事の検討**（食事形態、栄養摂取方法）

　重度の口腔粘膜炎が出現していても、鎮痛薬や医療用麻薬使用により痛みが緩和され、時には消失することもあるため、患者は「何でも食べられますよ」と食事を摂取し、結果として機械刺激により口蓋から軟口蓋にかけての口腔粘膜炎を悪化させてしまうことがある。

　図4-d-13は、中咽頭がん患者の放射線照射線量24Gy時の口腔内写真である。強い痛みを伴う口腔粘膜炎に対してアセトアミノフェンと強オピオイドを使用したところ、疼痛を訴えることなく、ほぼ常食を摂取可能であった症例である。しかし食事形態によっては、口蓋から軟口蓋にかけての口腔粘膜炎を悪化させることもあるため、注意が必要である。

(3) 口腔ケアの方法

　口腔ケアの方法は、その患者の病状・目的によって異なり、施設・設備・器具・施術者によりさまざまである。その患者の体調や口腔内環境などを考慮した口腔ケア方法を計画し、口腔ケアが患者の負担とならないように実施することが必要である。歯科衛生士が使用する機械的な口腔ケア（professional mechanical tooth cleaning；PMTC）の基本セットを**図4-d-14**に示す。

　一般的にPMTCとは、超音波スケーラや歯科用エンジンを使用し、通常のブラッシングでは清掃困難な歯石や歯面の着色を除去し、口腔内細菌の減少を目的としたものであり、口腔ケアの導入としては必要なものと考えている。しかし、この処置は決して非侵襲的なものではなく、歯肉出血や疼痛を伴うこともあるため、口腔粘膜炎の悪化や嚥下障害が出現するにつれて実施困難となる。そのため、PMTCは基本的には放射線療法開始前の患者、あるいは軽度の口腔粘膜炎の患者を対象としている（**図4-d-15**）。

❶ **患者が行うブラッシング**

　初診時より口腔ケア方法の指導を行い、各患者に適した方法を継続してもらう。放射線療法開始前は患者にとっては治療が最優先であるため、精神的負担にならない程度の口腔ケアの方法として、できるだけ簡便な清掃方法と道具を提案している（**図4-d-16**）。

❷ **口腔粘膜炎グレード別の口腔ケア**

　患者個々の口腔ケア方法を検討する際には、口腔粘膜炎や疼痛の程度だけでなく、化学療法や強オピオイドなどの薬剤による嘔気の有無、骨髄抑制による易感染性や出血の危険性など、患者の全身状態を考慮する必要がある。特に疼痛管理が良好な場合などは患者が痛みを感じにくいため、過度のケアにならないように注意を払い、患者への精神的負担とならないよう心がけることも大切である。

　口腔粘膜炎のグレード（CTCAE v3.0）に応じた患者のセルフケア方法と、歯科衛生士が行う口腔ケアと使用器具を**表4-d-4**に示した。

● **グレード1まで**：患者には、通常のブラッシングとうがいを中心に行ってもらう。歯科衛生士

超音波スケーラ(左)、歯科用エンジン(右)

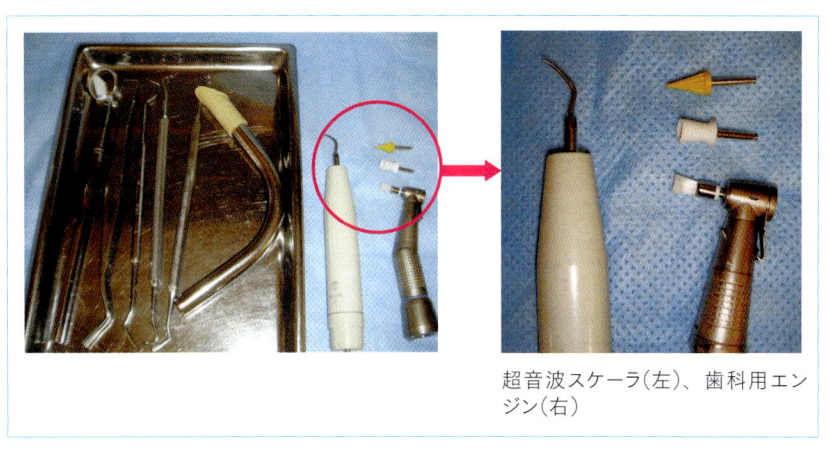

図4-d-14　機械的な口腔ケア(PMTC)基本セット

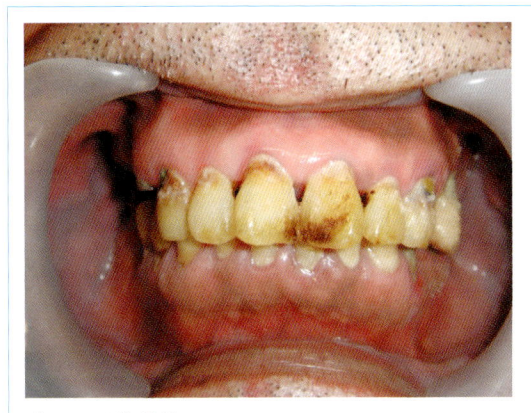

a) PMTC施行前
プラークや着色を認める不潔な口腔内

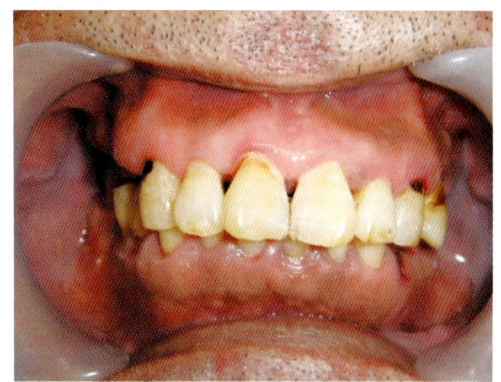

b) PMTC施行後
歯冠の着色と歯垢、歯石を除去した

図4-d-15　機械的な口腔ケア(PMTC)の実際

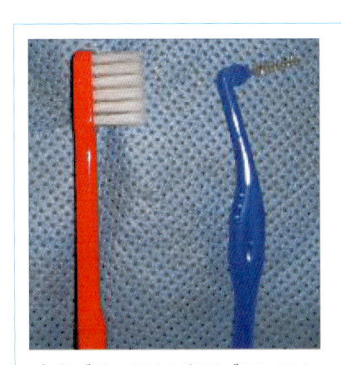

a)歯ブラシ(左)と歯間ブラシ(右)
通常のブラッシング時に使用する。歯間ブラシは適切な使用ができなければ歯肉を傷つける可能性があるため、注意が必要である

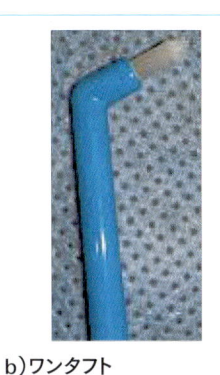

b)ワンタフト
口腔粘膜炎が出現しても、口腔ケアの意識が高い患者には、歯面のみ細かく清掃できるため、使用を促している

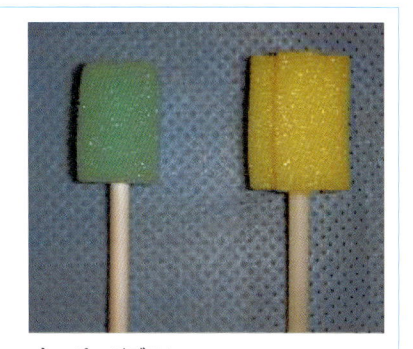

c)スポンジブラシ
口腔粘膜の汚れを除去するだけでなく、うがいでは除去できない粘稠唾液も除去することができる

図4-d-16　口腔清掃の道具

表4-d-4 口腔粘膜炎グレード別セルフケア方法、歯科衛生士による口腔ケアの方法と使用器具

粘膜炎グレード	患者	歯科衛生士	使用器具
グレード1	・通常のブラッシング、ブクブクうがいを継続する [使用物品] ・歯ブラシ ・スポンジブラシ ・アズレン含嗽液	・嚥下障害などの問題がなければ、機械的歯面清掃を継続する	
グレード2	・無理せず通常のブラッシング、ブクブクうがいを継続する ・必要に応じてRT用うがいを使用する [使用物品] ・歯ブラシ ・スポンジブラシ ・アズレン含嗽液 (・RT用うがい)	・可能であれば、機械的歯面清掃を実施する ・不可能であれば、ブラッシング中心のケアに切り替える	
グレード3	・無理せずブラッシング、ブクブクうがいを継続する ・口腔粘膜炎付近の清掃を中止することもある [使用物品] (・歯ブラシ) (・スポンジブラシ) ・アズレン含嗽液 ・RT用うがい 鎮痛薬使用による過度の口腔ケアに注意!	・ブラッシング中心のケアを継続する ・口腔粘膜炎部位にリドカイン塩酸塩(キシロカイン®)ゼリーを塗布し、除痛する	
グレード4	・ブラッシングは中止し、うがいのみ実施してもらう [使用物品] ・アズレン含嗽液 ・RT用うがい	・ブラッシング中心のケアを継続する ・口腔粘膜炎部位にリドカイン塩酸塩(キシロカイン®)ゼリーを塗布し、除痛する ・患者の状態によっては、生理食塩水洗浄のみ実施する	

①うがい、保湿	うがい・保湿を行い、口腔内の乾燥を除去する ・必要に応じて保湿剤を使用し、強く乾燥している部位があれば保湿から始める ・反対に唾液が粘稠になっている場合は、吸引し、粘稠唾液を除去する ・口唇や口角が乾燥している場合は、口唇を引っ張ることで切れないように保湿する（写真a） ・粘膜炎が出現している場合は、必要に応じて除痛する（写真b） 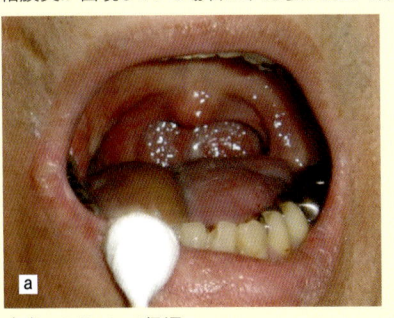	白色ワセリンにて保湿 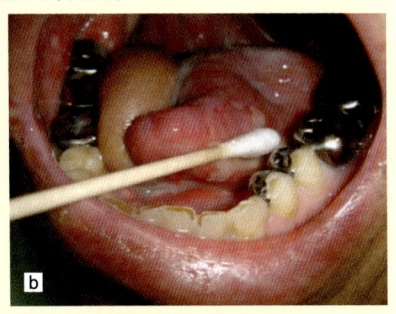　　　リドカイン塩酸塩ゼリーにて除痛
②口腔粘膜の清掃	口腔粘膜の清掃を行い、口腔内に停滞している食物残渣・白苔・喀痰など大きな汚れを除去する（写真c） ・スポンジブラシなどを使用 ・粘膜炎の状態に応じてスポンジの硬さを変更する 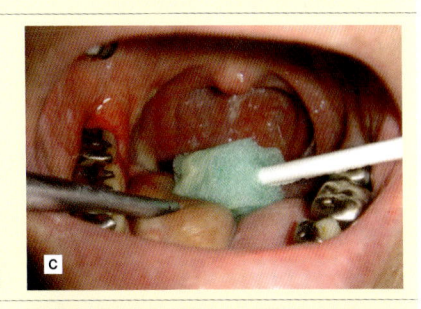 　　　　　　　　　　スポンジにて痰を取り除く	
③歯磨き	歯磨きを行い、細かい部分を清掃する ・できるだけ粘膜炎出現部位に毛先が接触しないように注意する（写真d） ・粘膜炎の状態に応じて、歯ブラシの形態を変更する 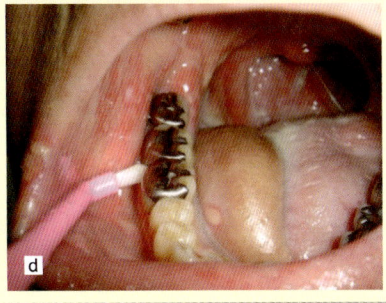	
④うがい、洗浄	うがい・洗浄を行い、口腔内に残った汚れを吐き出す ・できる限り、ブクブクうがいを行ってもらう ・嚥下障害がある患者は、ガラガラうがいは避けてもらう ・うがいが不可能であれば、洗浄＋吸引か、拭き取りを行う	
⑤保湿	保湿を行い、口腔内乾燥の予防をする	

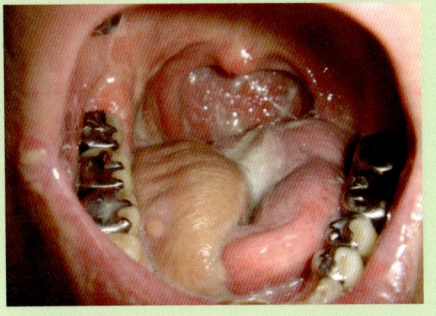

a)口腔ケア前 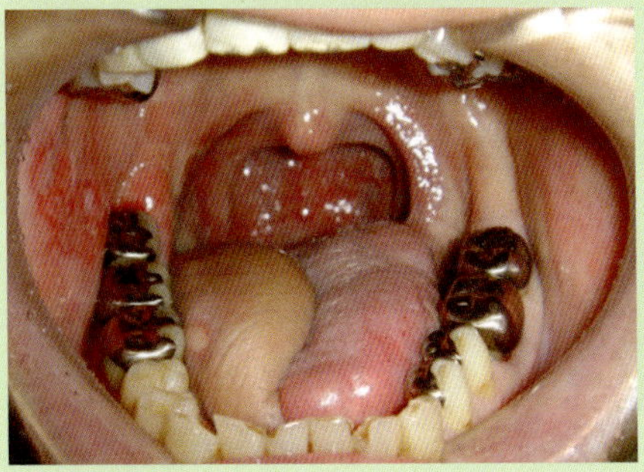　　　　　　　　b)口腔ケア後

図4-d-17　口腔ケアの流れ

は、嚥下障害の有無などを確認したうえで、機械的歯面清掃を行う。
- グレード2：患者には、できるだけブラッシングを継続してもらう。必要に応じてRT用うがいを併用する。歯科衛生士は、可能であれば機械的歯面清掃を継続し、困難であればブラッシング中心の口腔ケアへと変更していく。
- グレード3：患者には、基本的にグレード2と同様の清掃を継続してもらう。しかし、この時期は鎮痛薬や医療用麻薬を使用していることも多く、過度なブラッシングやスポンジ清掃により容易に偽膜剥離を起こし、口腔粘膜炎悪化や出血の可能性があるため、患者による口腔粘膜炎付近の清掃は中止してもらうこともある。歯科衛生士は、グレード2と同様の口腔ケアを、患者の状態を確認しながら実施する。
- グレード4：患者にはうがいのみで、ブラッシング、スポンジ清掃は中止してもらう。歯科衛生士は、可能であればグレード3と同様の口腔ケアを行うが、患者の全身状態を考慮し、生理食塩水洗浄のみを実施することもある。

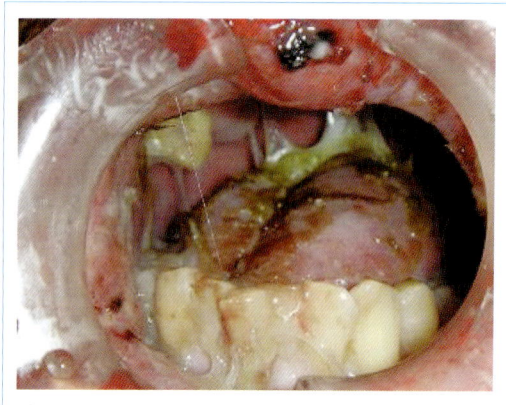

a) 放射線療法休止となった時点での口腔内（口腔ケア前）
乾燥した喀痰などが多量に粘膜や歯に付着している

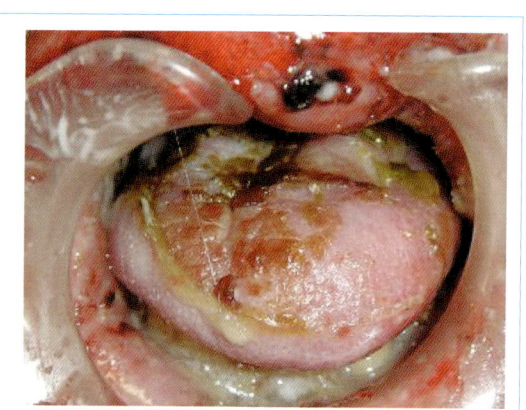

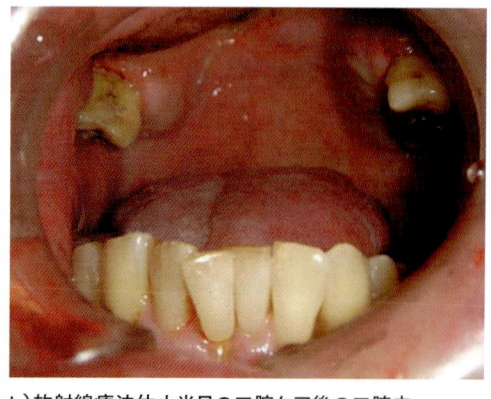

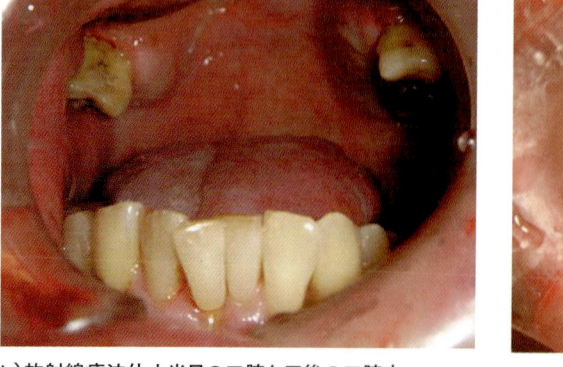

b) 放射線療法休止当日の口腔ケア後の口腔内
口腔内を保湿し、口腔ケアを実施したところ、口腔粘膜炎は軽度であることがわかった

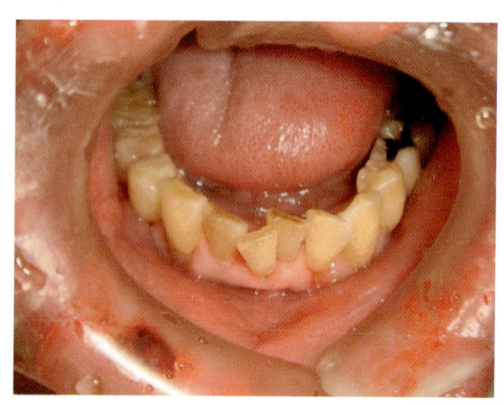

図4-d-18　口腔ケアによって口腔粘膜炎の適切な判断ができた症例

口腔ケアのポイント

（1）口腔ケアの流れ

　口腔ケアの流れを図4-d-17に示す。このような流れで口腔ケアを実施することで、短時間で患者への負担が少ない口腔ケアが実践できると考える。

　著明に乾燥した口腔内では、歯ブラシなどを用いた清掃を始めても、歯垢や血餅などの汚れは容易に除去できないだけでなく、口腔粘膜を傷つけ、出血や疼痛の原因にもなる。たとえば、舌や頬粘膜、口蓋などにこびりついた汚れは、保湿剤を塗布し、軟化させることで除去が容易となる。また、「歯磨き」を行い、「うがい・洗浄」を行ってから「保湿」をすることで、次回からも口腔ケアが実施しやすい環境へとつながっていく。

（2）口腔ケアの継続

　口腔粘膜炎が出現し、痛みを伴い苦痛な時期であっても、口腔ケアを継続する必要がある。患者にもそれを理解してもらえるよう、治療開始前からのインフォームド・コンセントが大切である。患者にとって苦痛を伴う化学療法や放射線療法での有害反応や倦怠感が生じてからの口腔ケア介入ではなく、治療開始前から歯科受診と口腔ケアの必要性をしっかりと説明し、有害反応が出現しても口腔ケアが実施できるよう、患者との信頼関係を構築しておくことが大切である。

　また、口腔粘膜炎を判断するためにも口腔ケアは必要であり、口腔内清掃不良な状況であれば、口腔粘膜炎の判断が曖昧になることもある。正しく口腔粘膜炎の状況を把握するためにも、口腔ケアは必要不可欠である（図4-d-18）。

　全身的に苦痛の強い時期でも口腔ケアを継続できることは、治療完遂へのサポートの1つにつながると考えられる。

4 頭頸部がん患者へのチーム医療
——それぞれの職種の立場から
e 看護師

頭頸部がん患者に対する看護の特徴

　耳鼻咽頭・頭頸部外科は、耳、鼻、副鼻腔、口腔、甲状腺、咽頭、喉頭、気管などの幅広い領域の疾患を扱う診療科である。炎症性疾患、良性腫瘍、悪性腫瘍だけでなく、鼻出血や反回神経麻痺、声帯ポリープなど病態も多様である。

　このような多様な疾患を扱う耳鼻咽頭・頭頸部外科の中で、頭頸部がんの患者を看護するにあたり、看護師には病態や治療方法を理解し、身体面、精神面、社会面からもケアが行えるよう、豊富な知識と技術が要求される。頭頸部がんの発病因子として喫煙・飲酒があることから、入院治療に際し、患者が禁煙や禁酒ができるように看護師はかかわっていく。

　また、頭頸部領域のがんは、感覚器（聴覚、平衡感覚、嗅覚、味覚、視覚など）に影響を及ぼしたり、発声、嚥下・摂食、呼吸にも障害をもたらす危険性をもっている。そのため、栄養摂取に関するケアや口腔ケア、非言語的コミュニケーション能力なども必要とされる。さらに、急変時の看護を習得しておくことは、頭頸部がん患者の看護のうえで重要である。

　頭頸部がんでは、外観上の変化が起こり、ボディイメージの変容をきたすこともあり、このことによって患者は、機能的な障害を生じるだけでなく、精神的な苦痛も生じることになる。このような患者の精神的苦痛を理解し、精神的苦痛・不安への看護も行う。

　治療後に患者が速やかに家庭復帰・社会復帰するために、家族の協力は不可欠である。また、利用でき得る社会資源を活用できるように支援していくためにも、看護師は家族と協力体制をとる必要がある。退院に向けての支援は、入院前の外来の時点から始まっていると言われているが、昨今では家族の支援者がいない患者も増えており、ここには看護の力だけでなく、退院支援室や社会福祉士などの他部門・他職種との連携が必要である。

頭頸部がん患者に対する外来看護

　患者が最初に訪れる外来と、患者が入院する病棟は連携していることが必要である。耳鼻咽頭・頭頸部外科外来では、鼓膜切開や鼻出血に対する止血処置のほか、多くの処置や検査などが行われる。外来看護師には、これらの診察・検査・処置の介助を行いつつ、患者の訴えを聞き、苦痛や不安の除去に努めることが求められる。

　その外来において、頭頸部がん患者や家族には、病名告知が行われ、入院治療計画が説明される。また、外来受診時に緊急入院となる症例もある。このような状況の中で、外来看護師は、病名告知や入院に対する患者・家族の反応や不安を知り、精神面へのケアも行わなければならない。

そして、外来看護師が得た情報を病棟看護師と共有し、連携することは、患者の入院治療を支援するにあたり重要である。

チーム医療の中での看護師の役割

　ここでは、主に病棟看護師の役割について述べる。
　チーム医療とは、「医療に従事する多種多様な医療スタッフが、各々の高い専門性を前提に、目的と情報を共有し、業務を分担しつつも互いに連携・補完し合い、患者の状況に的確に対応した医療を提供すること」と、平成22年に厚生労働省が示した「チーム医療の推進に関する検討会報告書」[1]で述べられている。すなわち、チーム医療は、それぞれの職種が自分の分野の役割だけを担当するのではなく、それぞれの職種がオーバーラップしながら患者の治療を支えていくものだといえる。
　その中で看護師が他職種と異なる点は、交代勤務により24時間、絶え間なく看護を提供する点にある。医療者の中でいちばん長い時間、患者のそばにいるのが看護師である。それだけに、看護師は患者またはその家族といちばん多くの時間を共有し、また患者に関するいちばん多くの情報をもっている職種といっても過言ではないだろう。
　チーム医療における看護師の役割は、多岐にわたっている。たとえば、治療方針については医師がインフォームド・コンセントを行い、看護師は医師が行った内容を患者が正しく理解できているかを確認し、理解が不足していると判断すれば、説明内容を補完したり、必要に応じて再度、医師からの説明を依頼することもある。
　このような看護師の役割は、他職種との連携の中にもみることができる。それぞれの職種が専門性を発揮し、薬剤の説明については薬剤師が行い、食事指導については管理栄養士が行い、それぞれの職種がチーム医療の一端を担っている。看護師もまた、薬剤の説明や管理を行い、食事の摂取状況の確認、栄養状態のアセスメント、食事形態の変更なども行う。これは看護でもあり、他職種の業務とオーバーラップしている部分でもある。看護師は交代勤務により、他職種がベッドサイドにいないときには患者の訴えを聞き、他職種へ情報をつなげる役割も担っている。
　また、有害反応に対するケアとともに、有害反応のために低下した日常生活の支援や精神面の支援なども行う。これらのことから、看護師は、看護独自の機能を発揮しながら、患者と医師や他職種の間をつなぐ役割も果たし、チーム医療の中での調整役を担っているといえる。
　昨今では、放射線療法の有害反応に対処していくために、他職種によるさまざまなカンファレンスが行われている施設が増えている。これらのカンファレンスの調整役、進行役を担い、まとめているのも看護師であることが多い。以下に、当院で行っているいくつかの多職種によるカンファレンスの様子を記す。

(1) 摂食・嚥下カンファレンス

● メンバー：医師、看護師、歯科衛生士、言語聴覚士、管理栄養士など
　摂食・嚥下カンファレンスでは、患者の摂食・嚥下状況や有害反応による口腔状態などについて、多職種それぞれの立場から、情報共有・対処方法の検討・対処方法の評価などを行っている。
　カンファレンスの内容は、患者のカルテに記録（図4-e-1）が残され、その場に参加できなかったチームメンバーにも共有される（図4-e-2）。

病棟摂食・嚥下カンファレンス　201X年●月▲日

	継続	新規	氏名	病名	現状、看護上の問題点	新規ケアプラン(目標)	身長	入院時体重	体重	BMI	アルブミン	必要エネルギー	オーダーエネルギー	投与エネルギー
1			○○ ○○	喉頭がん	誤嚥で呼吸停止。●/3 喉頭全摘術施行。経鼻よりハイネ1,500mL・水200mL/日注入。		163	46	50	18.8	—	1,500～1,700	1,200	1,400(食事)
2			○○ ○○	嚥下障害	●/6 喉頭挙上・嚥下改善術施行。●/15声門閉鎖術。カフ付きカニューレ挿入中。絶飲食中。エレンタール1包を計300 mLに溶かし、900 mL/日投与。下痢回数軽減。	吸引しながら口腔ケア。看護師介助で口腔ケア。	161	51.5	49.6	19.0	2.7	1,500～1,800	1,200	1,400(EN)
3			○○ ○○	上顎洞がん	●/15～CRT開始。動注⑤。●/14。嚥下障害ではなく、もともと食事量が少ないので主食量を減らしている。補助栄養として高エネルギーゼリーを付加していたが摂取できておらず。体重減少を認めるため、●/26～エンシュア3本/日を試しているが1日1缶程度。		176	65.2	61	19.8	—	1,800～2,100	1,600	750(食事)
4			○○ ○○	喉頭がん	●/11喉頭水平部切除術施行。●/8胃瘻造設。メイバランス1,200 mL/水600 mL/日自己注入。嚥下訓練として1％とろみ水、水ゼリーを摂取。スピーチ抜去してENT希望。		170	63	63.2	22.0	2.6	1,700～2,000	1,200	欠食
5			○○ ○○	甲状腺がん再発	●/24に喉摘。咽頭瘻疑いあり絶飲食中。注入ハイネ1,500 mL＋水200 mL/日注入中。17日飲水開始、●/17より食事開始。		156	53.3	55	22.6	2.5	1,600～1,800		
6		新	○○ ○○	甲状線乳頭がん再々発	●/15食物路皮弁再建。気管皮膚瘻作成。経鼻よりハイネ1,500 mL・水200 mL/日注入。とろみ水・ゼリー摂取良好。今後栄養剤経口摂取か。									
7		新	○○ ○○	舌がん	●/28舌亜全摘、前腕皮弁再建。●/4夕より経鼻栄養終了し全粥ハーフ食(高エネルギー牛乳、ゼリー)摂取開始。									

図4-e-1　摂食・嚥下カンファレンスの用紙

（神戸大学医学部附属病院）

(2)緩和ケアカンファレンス

●メンバー：医師、看護師、緩和ケア認定看護師、薬剤師など

　放射線療法の有害反応で疼痛コントロールがうまくいかない事例や、患者の精神面で専門的な介入が必要とされる場合などには、緩和ケアチームが治療に参画することがある。患者が治療継続や治療完遂できるように、より専門的な支援を得ることができる。

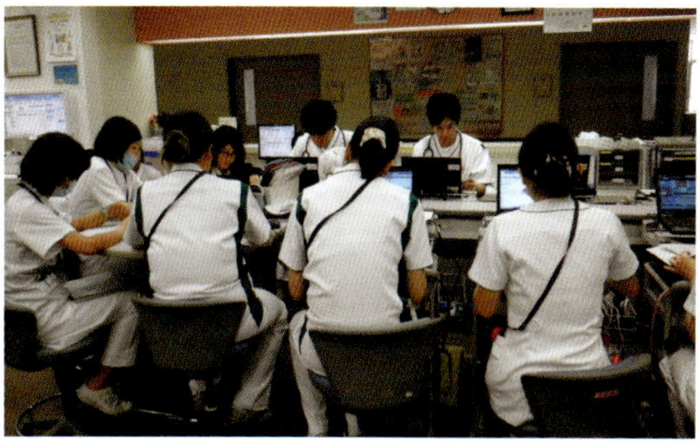

病棟で、医師、看護師、歯科衛生士、言語聴覚士、管理栄養士ら多職種による摂食・嚥下カンファレンスが行われる

図4-e-2　摂食・嚥下カンファレンス

(3)薬剤師カンファレンス

●メンバー：看護師、薬剤師など

　治療が進むにつれて有害反応が出現すると、医療用麻薬による疼痛コントロールが必須となる。また、経口摂取が困難となることにより経口内服ができなくなったり、それまでは自己管理できていた患者がADL低下をきたすことにより、看護師による内服管理が必要となることがある。これらの状況から、薬剤師との連携が重要となってくる。

引用文献
1) 厚生労働省：チーム医療の推進に関する検討会報告書，2010（平成22）年3月19日.

参考文献
1) 細田満和子：「チーム医療」とは何か—医療とケアに生かす社会学からのアプローチ，日本看護協会出版社，2012.
2) 季羽倭文子ほか監修：がん看護学—ベッドサイドから在宅ケアまで，三輪書店，1998.

4 頭頸部がん患者へのチーム医療
——それぞれの職種の立場から
f 言語聴覚士

　神戸大学医学部附属病院耳鼻咽喉・頭頸部外科では、頭頸部がん術後のQOLの向上をめざし、2002年から言語聴覚士を中心とした構音訓練や摂食・嚥下リハビリテーションを行う体制を整えてきた。言語聴覚士がインフォームド・コンセントの場やカンファレンスに参加して手術内容や患者の背景因子の把握に努め、治療開始時から患者の診療にかかわっている。2009年からは、化学放射線療法を受ける頭頸部がん患者に対して、治療中の嚥下障害だけでなく、嚥下障害が出現する前から、嚥下機能の低下を予防する目的で嚥下リハビリテーションを行っている。

　本稿では、さまざまなリハビリテーションの内容や、医師や多職種とのチームアプローチ方法について具体的に紹介する。

化学放射線療法における言語聴覚士の役割と摂食・嚥下リハビリテーション

　頭頸部がんに対する化学放射線療法では、粘膜障害や筋組織の線維化をきたし、口内炎、口腔内乾燥、味覚低下、開口障害、痛みや浮腫による嚥下障害、食欲不振などが起こる(表4-f-1)。治療中の嚥下機能をできるだけ維持するために、摂食・嚥下リハビリテーションが必要となる[1]。積極的な嚥下リハビリテーションを行うことにより、ほとんどの化学放射線療法患者は栄養のチューブが抜去でき、常食や軟らかいものを摂取することが可能となるという報告がある[2]。

　神戸大学医学部附属病院では、化学放射線療法を受ける患者に対して、治療中に嚥下障害が生じた時点から対応するのではなく、治療前から対応を行っている。化学放射線療法期間中に、患者個々の症状に合わせて食べやすい食事を検討したり、食事量が減少してきた場合には、栄養状態が悪化しないように早期から胃瘻などの補助栄養を提案するなど、言語聴覚士の立場から多くのかかわりがもてる。そして、これまで経験したことのない口腔粘膜障害、味覚障害や唾液分泌障害を起こし、いつ改善するのかなど不安に感じている患者に対して、その改善の見通しを伝えながらいっしょに障害に向き合っていくことも、治療の完遂をともにめざす言語聴覚士の重要な役割である。

治療前から行う摂食・嚥下リハビリテーション

　当院では、嚥下障害がない状態であっても、化学放射線療法前から筋力アップのための摂食・嚥下リハビリテーションを勧めている。海外では治療前から摂食・嚥下リハビリテーションを行うことの有用

表4-f-1　頭頸部がんの化学放射線療法で問題となる有害反応

発症部位	有害反応
口腔・咽頭粘膜	口腔・咽頭粘膜炎 味覚の低下
頸部皮膚・筋	頸部皮膚・筋の線維化 →開口障害、喉頭挙上障害、食物路狭窄
唾液腺	口腔内乾燥や唾液の粘稠化 唾液分泌低下

a) 嚥下障害と生活上の注意

嚥下障害

頭頸部がんで化学放射線療法を受けると治療中に粘膜炎、喉の腫れ、唾液が出にくくなるなどが原因で食事を飲み込みにくくなります。また治療後には喉の筋肉、頸部の皮膚、皮下組織がかたくなり、口を開けにくくなったり、唾液分泌障害が残り、食事をしにくくなります。それらを軽減させるため嚥下リハビリを行っていきましょう。

生活上の注意

- 口の中がヒリヒリと痛ければ、食べ物の種類や形態を変えるとよいでしょう。噛んだり飲み込んだりするときに痛みを伴いやすいので、軟らかく、刺激の少ないものを食べるようにしましょう。
- 唾液が出にくくなり口の中が乾燥してきたら、水分が多く口当たりのよい食べ物をとるようにしましょう。
- 味覚が低下しても、工夫して栄養をとるようにしましょう。
- 少量ずつでもゼリーなど喉ごしのよいものを食べることで、嚥下の機能を低下させないようにしましょう。
- 胃瘻の手術をされた患者さんは、口から食べにくくなった場合は、早めに胃瘻から栄養を入れるようにしてください。同時に口から少量でも食べることで嚥下の機能の低下を防ぎます。
- 飲み込みにくさやむせなどの症状があれば、症状に応じて食事を変えますので、言語聴覚士、医師や看護師に相談してください。

b) 嚥下障害対策

嚥下障害に対しての支援

当院では耳鼻咽喉・頭頸部外科に言語聴覚士が専属で働いていて、食事のことや飲み込みの問題などに幅広くかかわっています。

一般的には、化学放射線療法で生じる副作用に対して口腔ケアや痛み止めを使うなどで対応していますが、当院では化学放射線療法期間中から問題となる嚥下障害に対して、嚥下障害が起こる前から嚥下リハビリを行っています。

治療の途中で十分に口から食事をとれなくなった場合は、胃瘻や鼻からのチューブからも栄養をとることで栄養不足にならないようにします。

主なリハビリ内容

- 舌の筋力をつけるための舌を動かす運動
- 飲み込む筋力をつけるために、力強くつばを飲み込む運動
- 喉仏を上がりやすくするために、喉の筋力をつける運動

実際の嚥下訓練は患者さん1人ひとり異なるため、必ず医師、言語聴覚士や看護師の指導の下に行ってください。

口内炎や喉の痛みが出てきたら、がまんせずにリハビリは中断しましょう。

リハビリを行っていない患者さんでも、気軽に言語聴覚士に相談してください。

図4-f-1 化学放射線療法を受ける患者用パンフレット

(神戸大学医学部附属病院)

性について多数の論文があり[3,4)]、当院での研究でも同様の結果を得ている[5)]。

化学放射線療法の治療前に、言語聴覚士は以下のことを行っている。

- パンフレット(図4-f-1)を用いて、治療に伴い出現する嚥下障害などの有害反応や摂食・嚥下リハビリテーションの必要性について患者に説明する。治療中・治療後はもちろん、治療前から医師、言語聴覚士、看護師、歯科衛生士、管理栄養士、栄養管理チームなど、摂食や嚥下、栄養について、さまざまなスタッフがかかわっていくことを伝え、安心して治療を受けてもらえるようにする。
- 患者の理解力や意欲、現在の咀しゃく・嚥下機能や構音機能についての評価など、摂食・嚥下リハビリテーションの計画立案に必要な情報を収集する。
- 多くの患者にとって、説明だけで嚥下訓練を具体的にイメージすることは難しいため、実際に行いながら詳しく説明し、自主訓練プリント(図4-f-2)を渡す。摂食・嚥下リハビリテーションができているか、定期的にチェック表で確認しながら行っている[6,7)]。

> **治療前摂食・嚥下リハビリテーションの指導ポイント** 患者は、初めてのことでとまどっている場合が多いので、言葉で説明するだけでなく、プリントなどを利用し、目で見て理解しやすい形で情報を提供することが大切である。

摂食・嚥下リハビリテーションの内容

摂食・嚥下リハビリテーションは、患者に対して個別で、1回につき20～30分程度行っている。口腔粘膜炎が出現し、嚥下時に咽頭痛が出現するまでは、自主訓練プリント（図4-f-2）に沿って筋力アップのリハビリテーションを行う。必要に応じて訓練内容を増減している。また、食べにくい食事や食べやすい食事、実際に食べている食事について詳しく聞き、食事内容や形態を検討する。

（1）間接嚥下訓練

❶口腔ケア

化学放射線療法期間中は、唾液分泌の低下から歯科疾患を合併しやすいため、治療前から患者や家族に口腔ケアの重要性を意識してもらう。スポンジ製の口腔用ブラシなどの物品を準備するように説明し、口腔ケアに努めている。

治療前には必ず歯科を受診してもらい、定期的に歯科衛生士による口腔ケアの指導を行っている。

❷開口訓練

化学放射線療法による運動障害や瘢痕化に対しては、早期より開口訓練を行うようにしている[1,6,8]。上下顎中切歯切縁間距離をノギスで計測し3cm以内であれば開口障害を疑い、開口訓練を行う。3cm以上であっても照射部位が咀しゃく筋周囲であれば、開口障害が起こる前から予防的に開口訓練を行うように勧めている。市販の開口訓練器（図4-f-3a）を上下臼歯部間に挿入し、ネジを回して強制的に開口させる。開口訓練器の挿入部位には、痛くないようにゴムを巻くように工夫している。無歯顎の場合や開口訓練器が使えない場合は、舌圧子を重ねて輪ゴムで止めて使用し、開口範囲が拡がれば、その間から舌圧子を挿入する（図4-f-3b）。口腔粘膜炎が出現して舌圧子の使用が困難な場合は、徒手的に開くように努める。

開口を30秒間保持し、休憩をはさみながら5セット実施する。特に食前は必ず行うように指導している。開口訓練直後は改善が認められるが、時間が経過すると開口範囲は狭まるため、数時間毎、1日に5回実施することが望まれる。特に、咀しゃく筋の瘢痕や線維化によって開口制限が起こる前から訓練を実施することが有効である。

❸舌の筋力アップ訓練

舌の筋力アップ[9]を目的に、舌を前、上、左、右の4方向に動かしながら、舌圧子で舌を押す抵抗運動を行う（図4-f-4a）。それぞれ5秒間保持するようにする。

化学放射線療法時の自主訓練プリント

①舌の抵抗運動
　舌を舌圧子で押すようにしながら、前、上、左、右の方向に5秒間ずつ保持する。4方向を1回として10回行う。

②メンデルゾーン手技
　つばを飲み込んで、喉仏がいちばん上まで持ち上がったところで止める。息を止めるようにしながら5秒間保持するのを10回行う。

③舌突出嚥下訓練
　舌を前に突出して、軽く上の歯と下の歯で噛んだ状態のまま、つばを飲み込む。10回行う。

④努力嚥下
　強く飲み込む。舌や喉の筋肉などに力を込めて圧力をかけながら飲み込む。10回行う。

⑤頭部挙上エクササイズ
　仰臥位で肩を床につけたまま、頭だけをつま先が見えるまで挙げる。1分間実施した後、1分間休憩するのを5回繰り返す。

それぞれの練習をできる限り行いましょう！

嚥下障害が出ていない治療前から自主訓練を勧める

図4-f-2　化学放射線療法時の摂食・嚥下リハビリテーション自主訓練プリント

（神戸大学医学部附属病院）

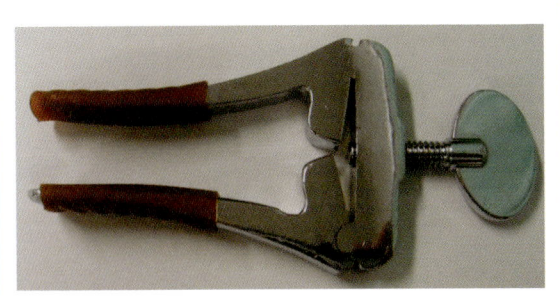

a) 開口訓練器
開口訓練を行うときに使用する市販の開口訓練器

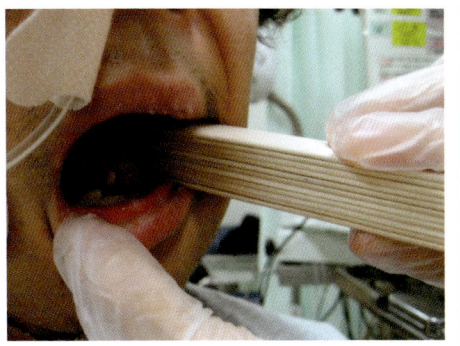

b) 実際の方法
開口障害患者に対して、舌圧子を上下臼歯部間に挿入し開口させる

図4-f-3　間接嚥下訓練①－開口訓練

❹舌突出嚥下
舌を前に突出したまま、空嚥下をする（図4-f-4b）。舌を突出すると舌根部が前方に移動するので、その状態で嚥下すると咽頭後壁の運動が代償的に強化される[10]。

❺努力嚥下
強く飲み込むように指示して、嚥下を意識することで筋力アップを図る[9,11]。

❻メンデルゾーン手技
喉頭と舌骨を挙上位に保つことで、機械的に輪状咽頭筋の開大時間を延長させる。喉頭挙上の強化にもなる[1,9,12,13]。「ゴクンと飲み込んで、喉仏がいちばん高いところで止めてください」と指示する（図4-f-4c）。自主訓練時には、「ゴクンと飲み込んだ後に、息を5秒間止めてください」と指導して、喉頭挙上を意識してもらうようにしている。

❼頭部挙上訓練（シャキア訓練）
舌骨上筋群の筋力強化を行って、喉頭の前上方運動を改善して、輪状咽頭筋を開きやすくする[9,13,14]。仰臥位で肩を床につけたまま、つま先が見えるところまで頭部を挙上する。この状態を一定の時間保持し、繰り返す。

❽頸部等尺性収縮手技（chin push-pull maneuver）
頤を本人の両手で固定し保持するとともに、顎を強く引くように指示し、実施する（図4-f-4d）。1日3食の食事前に4～6秒間、頤を保持するようにし、それを3回ずつ行う。シャキア訓練と同様に、喉頭挙上に対する徒手筋力増強訓練である[15]。

❾バルーン法
食道入口部の狭窄部をバルーンカテーテルで機械的に拡張させる。バルーンを拡張した状態で嚥下を行うと同時に、食道から引き抜くことにより嚥下パターンを習得する（図4-f-4e）。化学放射線療法期間中から治療後にかけて、食道入口部の狭窄をきたすような症例に必要である[2,13]。

❿頸部・肩関節の運動
肩関節拘縮の予防のため、関節可動域訓練を行う。1人で動ける患者には、滑車を使用した自主練習を勧めており、頸部郭清後の患者には、理学療法士や作業療法士によるリハビリテーションも行う（図4-f-4f）。

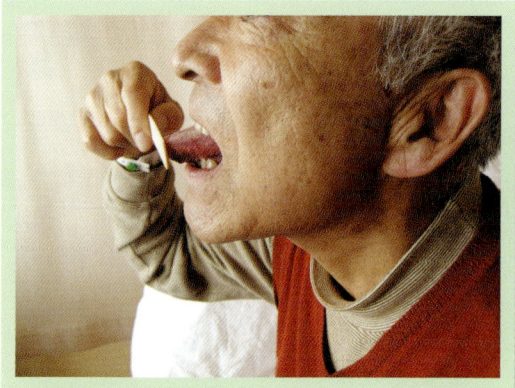

a) 舌の筋力アップ訓練
前、上、左、右の4方向に舌を動かし、舌圧子で押さえて抵抗運動を行う

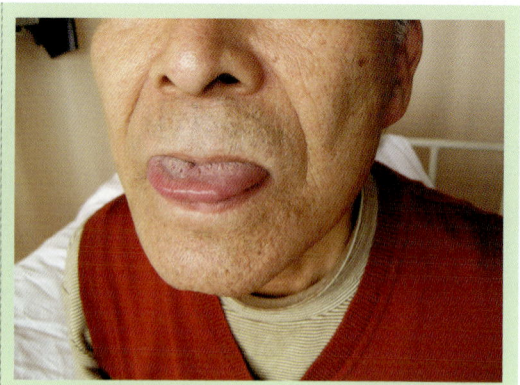

b) 舌突出嚥下
舌を前に突出したまま空嚥下する

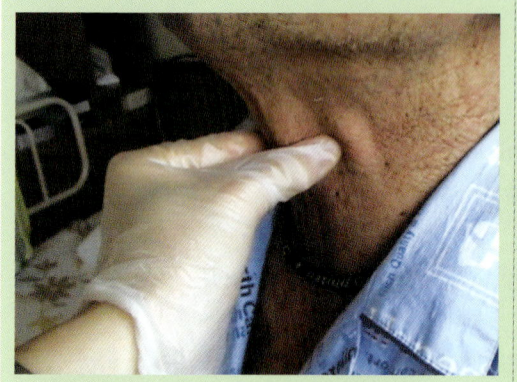

c) メンデルゾーン手技
喉頭と舌骨を挙上位に保つ

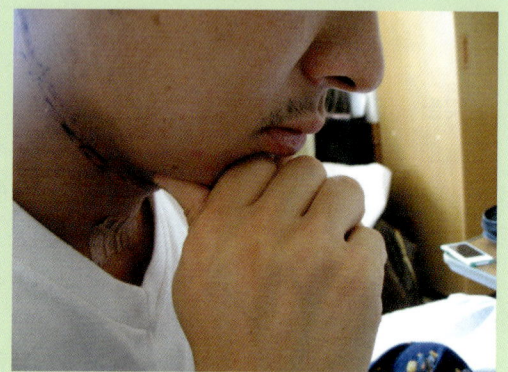

d) 頸部等尺性収縮手技(chin push-pull maneuver)
頤を本人の両手で固定し保持するとともに、顎を強く引く

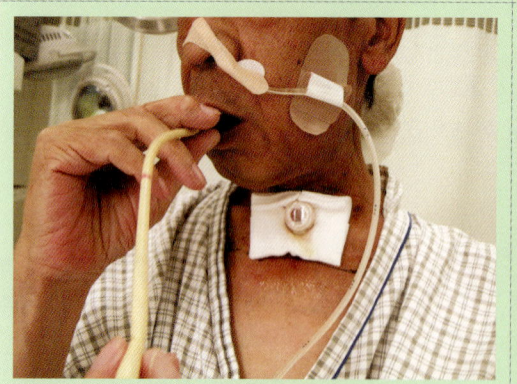

e) バルーン法
食道入口部の狭窄部をバルーンカテーテルで機械的に拡張させる

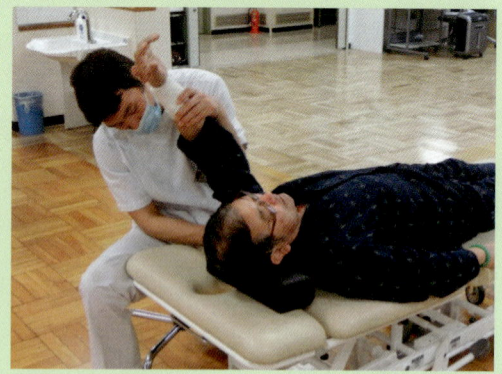

f) 頸部・肩関節の運動
理学療法士や作業療法士による肩関節可動域訓練を行う

図4-f-4　間接嚥下訓練②－その他の訓練

(2) 直接嚥下訓練

　治療開始時は普通食を摂取している場合がほとんどであるが、放射線の照射回数が増えてくるにつれて徐々に有害反応が出現し、食事形態の変更を余儀なくされる。状況に応じて、患者に合った食事形態を提供し、適切な補助栄養を加えることが重要であり、咽頭残留や誤嚥のないことを確認しながら行っている。当院で化学放射線療法を受ける患者に渡している食事の説明用プリントを図4-f-5に示す。

　以下では、当院で行っている直接嚥下訓練について説明する。

❶ 息こらえ嚥下（supraglottic swallow）
　食べ物を口に入れたら、鼻から大きく息を吸って、しっかり止め、食べ物を飲み込んでから息を勢いよく吐き出す[1, 6, 8, 9, 11, 13]。

❷ 複数回嚥下
　一口につき何回も空嚥下することで、咽頭残留の除去につながる[13]。

❸ 交互嚥下
　ごはんやおかずとごく少量の水分など、違う性質の食べ物を交互に嚥下する[13]。

❹ 随意的な咳
　意識的に咳や咳払いをすることで、気道に入りかかった食べ物を喀出させるため、息を吸って、しっかり止めて、勢いよく咳をさせる[13]。

❺ 一口量の制限
　一口量は多すぎると誤嚥しやすいので、少なめに調整する。スプーンを小さくするなどの工夫も必要である[13]。

❻ 増粘剤の使用
　水分に増粘剤で粘性をつけると誤嚥しにくくなるので、患者の状態に応じて粘性をつける。とろみの濃度は1％（100 ccの水にとろみ剤1 gを混ぜる）や、0.5％（200 ccの水にとろみ剤1 gを混ぜる）に調整する。

　口腔・咽頭粘膜炎などの症状が強くなり経口摂取がしにくくなれば、経口摂取を継続しても誤嚥性肺炎の危険が高くなるので、経口摂取の中止も検討する。

食べやすいもの・食べにくいもの

　化学放射線療法中とその後に、比較的食べやすいものと食べにくいものがあります。

●**食べやすいもの**
お粥、冷奴、バナナ、牛乳、アイスクリーム、ミルクシェーキ、液体栄養剤、プリン、ゼリー、ミキサー食、水分が多く軟らかいものなど、刺激が少ない食べ物

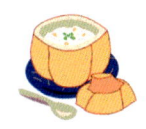

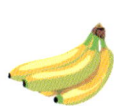

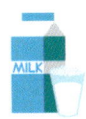

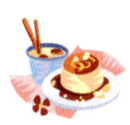

●**食べにくいもの**
カレー、キムチ、酢のもの、生野菜、トマト、イチゴ、レモン、キウイなど酸味の強い果物、オレンジジュース、グレープフルーツジュース、アルコール、ナッツ、クラッカー、せんべいなどのざらざらして乾いた食べ物、塩・こしょうなどの香辛料の入った刺激が強い食べ物

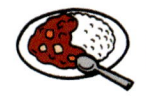

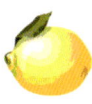

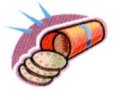

図4-f-5　化学放射線療法患者への食事の説明用プリント

（神戸大学医学部附属病院）

> ▶治療中の内服時のポイント　嚥下痛で薬を内服できない場合は、水で飲もうとすると、むせることがある。そのようなときは、コンビニエンスストアでも売っているクラッシュドゼリーや薬局で売っているオブラート状になったゼリーに混ぜて摂取すると、安全で飲みやすい。薬の形状については、適宜、薬剤師と相談する必要がある。

(3) 事例紹介

❶ 事例1（表4-f-2）

　75歳、中咽頭がん右側壁型T2N0M0、ステージⅡの患者。治療前から筋力アップ訓練を熱心に実施し、咽頭痛が増強するまで練習は継続しながら、放射線照射線量46 Gyまで全粥普通食を摂取していた。

　しかし48 Gyで発熱がみられ、誤嚥性肺炎の疑いで食事は中止となり、中心静脈栄養にて栄養補給しながら、ゼリーなどの持ち込み食のみを摂取していた。58 Gyで咽頭痛が強くなり、嚥下困難となったので絶食となった。絶食のまま、放射線照射線量66 Gy、化学療法2コース（シスプラチン）を終了した。

　終了後3日の嚥下内視鏡検査では喉頭蓋谷に残留を認めたが、複数回嚥下、水との交互嚥下でクリアランス良好となった。複数回嚥下、交互嚥下を指導し、ゼリーから徐々に開始し、治療終了後3週間で全粥軟菜食は問題なく摂取できるようになり、治療終了後1カ月で退院となった。

❷ 事例2（表4-f-3）

　80歳、中咽頭がん前壁型T2N2cM0、ステージⅣ Aの患者。高齢および腎機能を考慮して、セツキシマブを7コース同時併用した放射線療法を施行した。嚥下訓練はできる範囲で実施した。

　治療前に経皮内視鏡的胃瘻造設術を施行し、自己注入を指導した。放射線照射線量42 Gyまでは経口摂取のみで栄養をとっていたが、44 Gyから全粥きざみ食と、胃瘻からの栄養注入を併用した。50 Gyで経口摂取困難となり、胃瘻からの注入のみとなった。70 Gy終了後16日からプリンを摂取し、胃瘻と併用しながら治療終了後17日で退院となった。

　咽喉頭全体に白くぺったりと偽膜が形成され、本人が気がつかないうちに咽喉頭の知覚が低下している場合が多いので、注意が必要である。

　経口摂取できていると本人が思っていても、照射が進むと喉頭の浮腫や重度な炎症、咽喉頭の知覚低下をきたし、嚥下障害が出現する状態であり、さらに食事で嚥下するたびに痛みを伴う。そのうえ、粘稠な唾液や血液が喉頭に付着している状態では、嚥下に不利な状況が重なっていく。このような状況では経口摂取は厳しく、定期的な喉頭ファイバーでの評価と、食事時の注意が重要である。喉頭ファイバー所見から経口摂取を中止するなどの判断も必要であり、多職種で嚥下状況や食事形態をそのつど確認していく。また、適切な嚥下法を指導していくことが大切である。

表4-f-2 事例1の患者（中咽頭がん右側壁型T2N0M0、ステージⅡ）の口腔粘膜炎の経過

経過	状態（喉頭ファイバーでの評価）
治療前	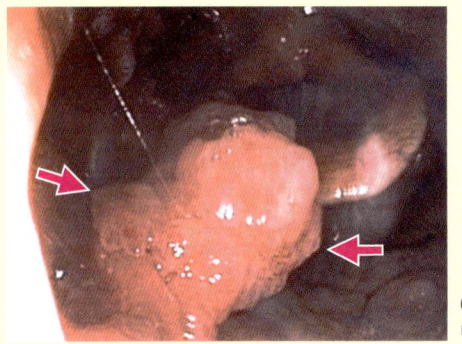 （左）中咽頭右側壁に隆起性のがん（→）が認められる
36 Gy照射	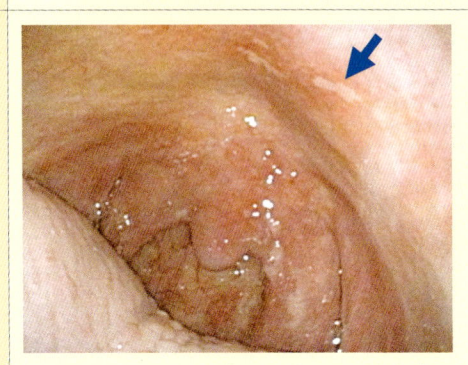 ［口腔粘膜炎グレード1］軟口蓋に粘膜炎（→）が出現している 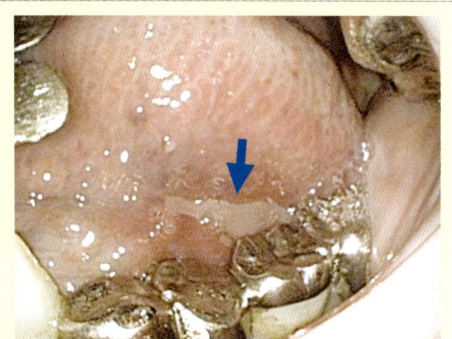 / 舌縁部には粘膜炎（→）が生じ、舌を動かすたびに痛みを生じている
44 Gy照射	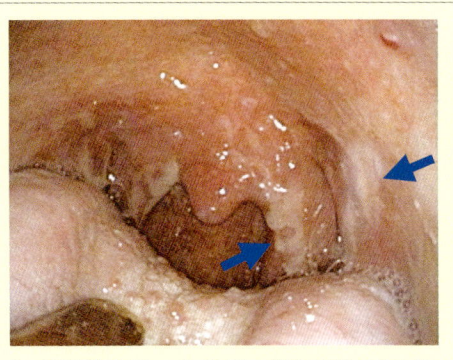 ［口腔粘膜炎グレード2］経口摂取可能であるが、口蓋弓に偽膜（→）を形成している 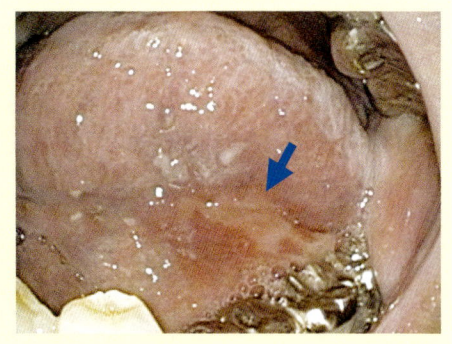 / 舌縁部には粘膜炎（→）が生じ、舌を動かすたびに痛みを生じている 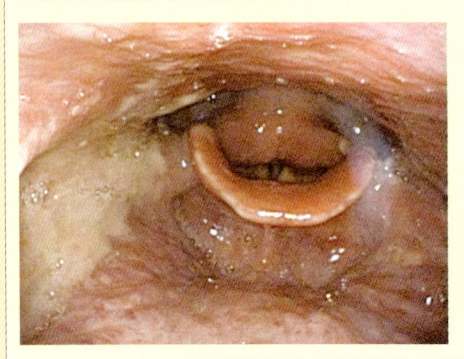 / （左）中咽頭所見に比べて下咽頭・喉頭の炎症は軽度で、摂食は可能

表4-f-2 （つづき）

経過	状態（喉頭ファイバーでの評価）
54 Gy照射	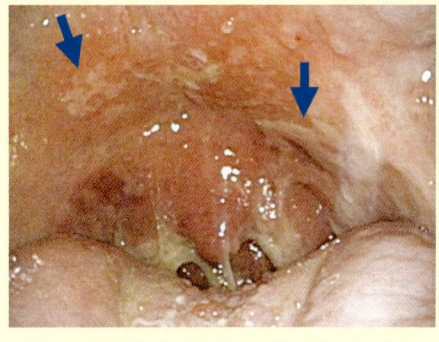 口蓋弓に偽膜（→）を形成し、軟口蓋に粘膜炎が出現して、経口摂取は困難 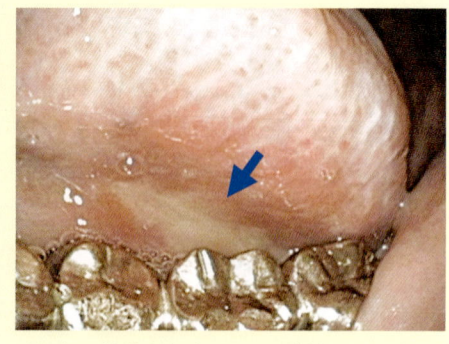 ／ 舌縁部に粘膜炎（→）があり、接触するたびに強い痛みがある 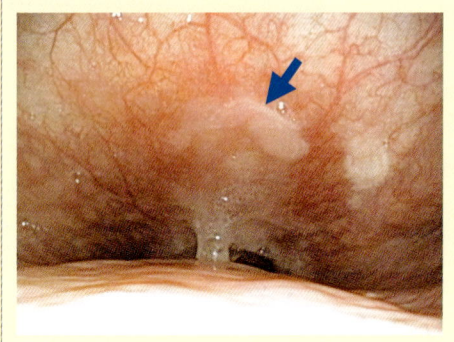 ／ 咽頭後壁に粘膜炎（→）が出現している 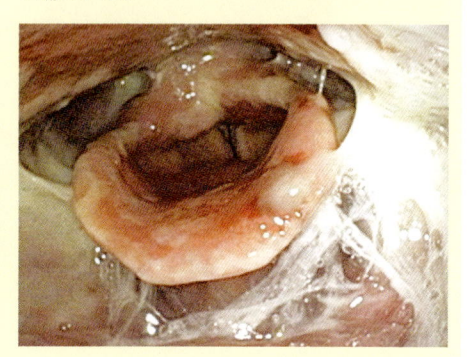 ／ 粘稠な痰が多量に貯留し、軽度の出血がみられる
64 Gy照射	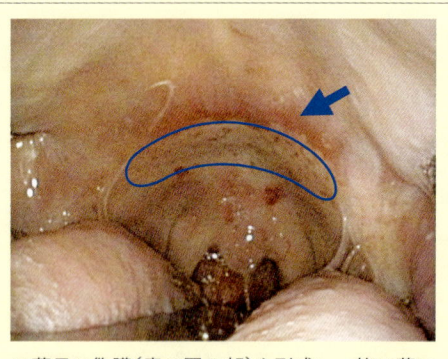 口蓋弓に偽膜（青の囲み部）を形成し、軟口蓋に粘膜炎（→）が出現しており、経口摂取は困難 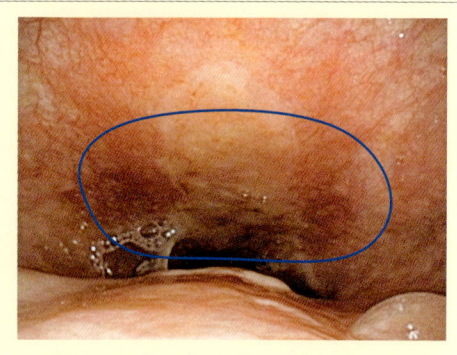 ／ 咽頭後壁に粘膜炎（青の囲み部）が出現している 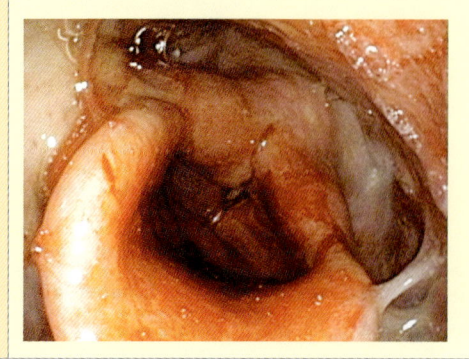 ／ （左）軽度の自然出血がみられ、喉頭に流入している

経過	状態(喉頭ファイバーでの評価)	
終了後2日	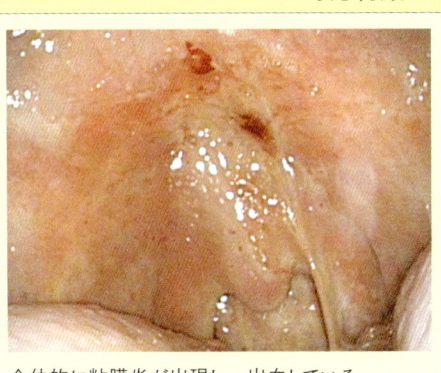 全体的に粘膜炎が出現し、出血している	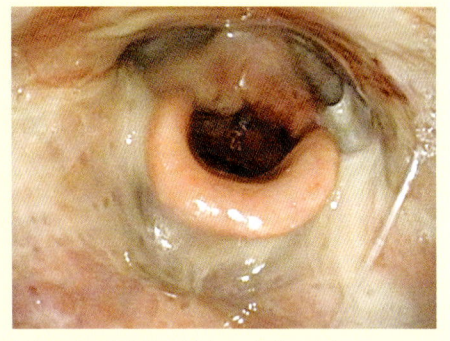 粘稠な痰が全体的に付着し、軽度の出血がみられる

表4-f-3 事例2の患者(中咽頭がん前壁型T2N2cM0、ステージⅣA)の口腔粘膜炎の経過

経過	状態(喉頭ファイバーでの評価)	
治療前	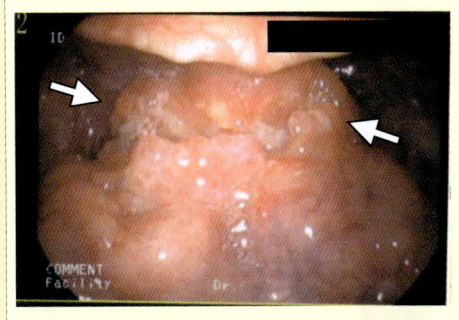	(左)中咽頭前壁に隆起性のがん(⇨)が認められる
24 Gy照射	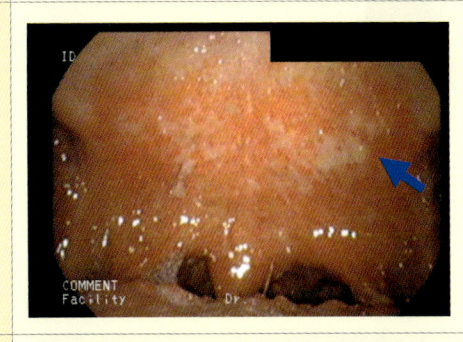	(左)[口腔粘膜炎グレード1] 軟口蓋に粘膜炎(→)が出現している
44 Gy照射	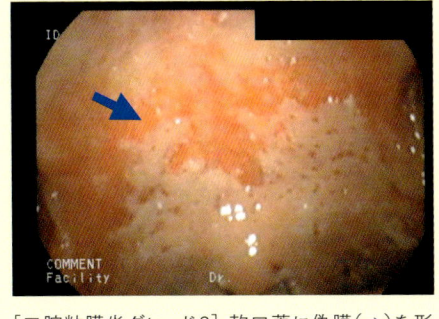 [口腔粘膜炎グレード2] 軟口蓋に偽膜(→)を形成している	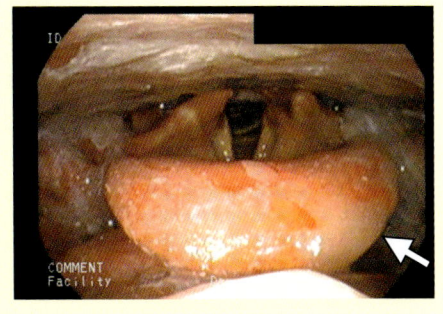 ところどころに偽膜(⇨)を形成し、軽度の出血がみられる

表4-f-3 （つづき）

経過	状態（喉頭ファイバーでの評価）
66 Gy照射	［口腔粘膜炎グレード3］軟口蓋や頬粘膜に偽膜（➡）を形成している／舌縁部に粘膜炎（➡）を生じ、舌を動かすたびに痛みがある／（左）咽喉頭全体的に偽膜（➡）を形成し、粘稠な痰が付着している
終了後5日	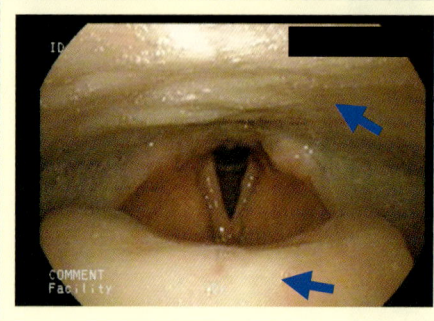 （左）咽喉頭全体に偽膜（➡）が生じている状態

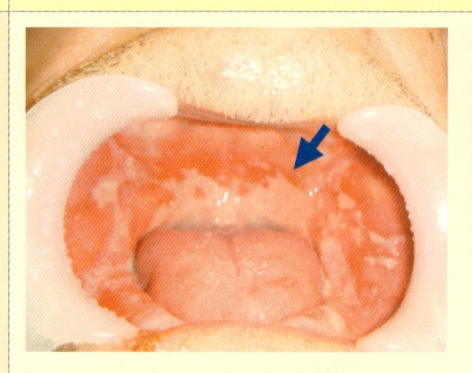

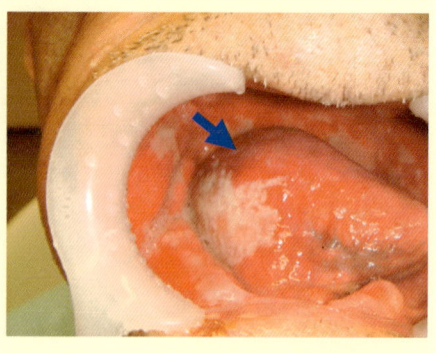

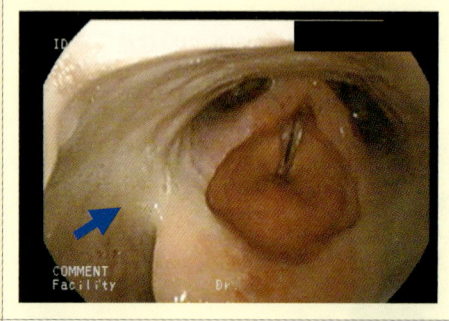

> ▶ **治療中の摂食・嚥下リハビリテーションの指導ポイント** 患者の食事の時間帯はスタッフの休憩時間とも重なるが、できるだけ実際に食事をしている患者の様子を見て、むせの有無や摂取状況を観察し、どんな食事が食べやすいかを患者と話し合うことが大切である。中には、残したり捨てたりしていても「全量摂取できた」と言う患者もいるので、実際の食事場面に立ち会うことで、誤った理解を未然に防ぐことが可能である。

病棟看護師や多職種との連携

　病棟では、看護師、歯科衛生士や管理栄養士を交えて、週1回、摂食・嚥下カンファレンスを開催し、患者の病状、栄養状態、口腔内の状態、摂食・嚥下機能、食事形態やリハビリテーショ

ンについて情報交換を行っている。看護師から、患者の食事摂取状況や間食の有無、栄養剤の注入状況などの情報が報告され、言語聴覚士から患者の摂取している食事形態や嚥下時の注意点などについて申し送っている。ここで話し合った内容については、耳鼻咽喉・頭頸部外科医に報告している。また週1回の病棟回診や、耳鼻咽喉・頭頸部外科医、放射線腫瘍医や腫瘍内科医、歯科口腔外科医が行う頭頸部腫瘍カンファレンスにも参加し、適宜、患者情報や治療内容を把握するように努めている。

　主治医に嚥下内視鏡検査を依頼し、訓練経過や患者情報の密な報告を行い、患者とかかわる看護師、歯科口腔外科医、歯科衛生士、管理栄養士、薬剤師などのスタッフと連携をとることも、言語聴覚士の重要な役割である。入院中に経口摂取への移行が進まない場合は、胃瘻の併用や、間欠的口腔食道経管栄養法を選択し、退院後も外来通院で医師とともに嚥下評価やリハビリテーションを継続している。

引用文献

1) 常行美貴ほか：頭頸部癌に対する放射線治療に伴う摂食・嚥下リハビリテーション．がん看護，14(3)：389-393，2009.
2) Goguen, L.A. et al. : Dysphagia after sequential chemoradiation therapy for advanced head and neck cancer. Otolaryngol Head Neck Surg, 134 (6) : 916-922, 2006.
3) Kulbersh, B.D. et al. : Pretreatment, preoperative swallowing exercises may improve dysphagia quality of life. Laryngoscope, 116 (6) : 883-886, 2006.
4) Carroll, W.R. et al. : Pretreatment swallowing exercises improve swallow function after chemoradiation. Laryngoscope, 118 (1) : 39-43, 2008.
5) 常行美貴ほか：頭頸部癌患者における同時併用化学放射線療法後の口内炎と嚥下障害についての検討．耳鼻と臨床，56(Suppl.2)：S240-245，2010.
6) 溝尻源太郎，熊倉勇美：口腔・中咽頭がんのリハビリテーション―構音障害，摂食・嚥下障害，p.155-199，医歯薬出版，2000.
7) 高橋美貴ほか：頭頸部癌患者への言語聴覚士の関わり．頭頸部癌，37(4)：481-485，2011.
8) Michael A. Crary，Michael E. Groher（藤島一郎訳）：嚥下障害入門，p.79-102，医歯薬出版，2007.
9) Mittal, B.B. et al. : Swallowing dysfunction-preventative and rehabilitation strategies in patients with head-and-neck cancers treated with surgery, radiotherapy, and chemotherapy : a critical review. Int J Radiat Oncol Biol Phys, 57 (5) : 1219-1230, 2003.
10) Fijiu, M., Logemann, J.A. : Effect of a tongue-holding maneuver on posterior pharyngeal wall movement during deglutition. Am J Speech Lang Pathol, 5 : 20-30, 1995.
11) Logemann, J.A. : Dysphagia : evaluation and treatment. Folia Phoniatr Logop, 47 (3) : 140-164, 1995.
12) Kahrilas, P.J. et al. : Volitional augmentation of upper esophageal sphincter opening during swallowing. Am J Physiol, 260 (3 Pt1) : G450-456, 1991.
13) 小島千枝子ほか：訓練法―摂食・嚥下訓練の実際．聖隷三方原病院嚥下チーム：嚥下障害ポケットマニュアル，p.55-90，医歯薬出版，2001.
14) Shaker, R. et al. : Augmentation of deglutitive upper esophageal sphincter opening in the elderly by exercise. Am J Physiol, 272 (6 Pt1) : G1518-1522, 1997.
15) 岩田義弘ほか：高齢者に対する頸部等尺性収縮手技(chin push-pull maneuver)による嚥下訓練―自己実施訓練の効果．耳鼻と臨床，56(Suppl.2)：S195-201，2010.

4 頭頸部がん患者へのチーム医療
── それぞれの職種の立場から

g 管理栄養士

　頭頸部がん化学放射線療法では、医師、看護師、薬剤師、言語聴覚士、歯科衛生士、管理栄養士など、多職種の医療者が治療にかかわっている。その中で、管理栄養士は入院から退院に至るまで、さらには退院後の栄養管理に携わる役割を担っている。本稿では、それらの栄養管理の具体的な方法について述べる。

栄養管理の流れ

　神戸大学医学部附属病院では、入院後3日以内に、医師、看護師、管理栄養士が電子カルテ上で栄養管理計画書を作成している。管理栄養士は、エネルギー必要量および摂取エネルギー量を算出し、検査データなどと併せて、患者の栄養状態のアセスメントを行う。この時点で、食事摂取量の低下があり、血液検査よりアルブミンが3.0 g/dL未満、レチノール結合蛋白、トランスフェリン、トランスサイレチンなど、血中半減期の短い栄養指標の低下がみられ、低栄養状態と判断された場合には、さらに医師のスクリーニングによって、NEST[*1]（栄養・輸液サポートチーム）の介入となる。

　最初のスクリーニングでNESTの介入とならなくても、頭頸部がん化学放射線療法を受ける患者においては、治療開始後、食欲不振や味覚障害、口腔粘膜炎や咽頭痛、嚥下障害などの有害反応を生じ、経口から必要栄養量の摂取が困難になる場合が数多くあるため、日々の観察、有害反応に対応した食事内容への調整などが必要となる。そして調整後には、食事摂取量の把握や体重の変化、栄養指標の変化などから、調整した内容の評価を行うことが重要である。

　また、経口からの食事摂取はできても、摂取量の減少により必要栄養量を満たせない患者や、経口からの食事摂取が全く困難な患者は、経鼻チューブまたは胃瘻・腸瘻からの経腸栄養（enteral nutrition；EN）や末梢静脈栄養（peripheral parenteral nutrition；PPN）、中心静脈栄養（total parenteral nutrition；TPN）などを用いて栄養管理を行う必要がある。当院の栄養管理の流れを図4-g-1に示す。

栄養プランニング

　当院では、ハリス・ベネディクト（Harris-Benedict）の式を用いて基礎エネルギー消費量（basal energy expenditure；BEE）を算出し、活動係数（activity factor；AF）とストレス係数（stress factor；SF）を乗じ

[*1] NEST：nutrition & electrolyte & endocrine support team、栄養・輸液サポートチーム。神戸大学医学部附属病院では、栄養状態のみならず電解質異常も重要であるという観点から、一般的なNST（nutrition support team、栄養サポートチーム）ではなく、NESTと称している。

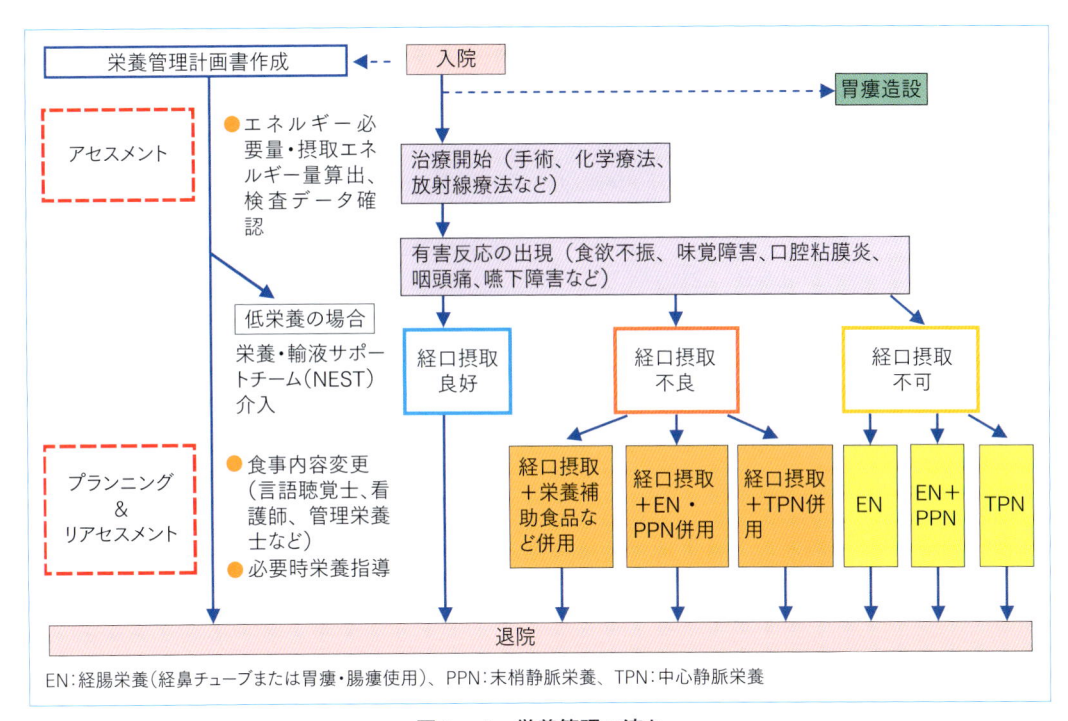

図4-g-1　栄養管理の流れ

EN：経腸栄養（経鼻チューブまたは胃瘻・腸瘻使用）、PPN：末梢静脈栄養、TPN：中心静脈栄養

（神戸大学医学部附属病院）

て推定エネルギー必要量を算出している（**表4-g-1**）。この計算式では、エネルギー必要量がやや高く設定されるため、患者の状態を確認しながら、オーバーフィーディング（過剰エネルギー投与）を引き起こさないように考慮する必要がある。

　初期の必要栄養量の設定にとどまらず、常に患者の状態を観察し、必要栄養量の設定を見直しながら栄養管理を行うことが大切である。栄養法の選択については、**図4-g-2**を参考として行う。

有害反応に対応した食事内容

　有害反応の症状に合わせた食事内容の対応例を以下に示す。

(1) 食欲不振がある場合

　おかず（主菜、副菜）を通常の半量で提供する「ハーフ食」（**図4-g-3a**）とし、主食（パン、米飯、にぎり、軟飯、全粥、5分粥、3分粥）の選択を行い、麺類を希望する患者には個別対応で提供する（**図4-g-3b、c**）。

　食事内容の調整後も食事摂取量が必要栄養量に満たない場合は、栄養補助食品（高栄養ゼリー、高エネルギーゼリー、高栄養飲料、高エネルギードリンク、高エネルギー牛乳［牛乳に粉飴およびマクトンパウダー[*2]を添加したもの］）、卵どうふなど口当たりのよい食品を個別対応にて付加する（**図4-g-4**、**表4-**

[*2] 粉飴：でんぷんよりつくられた甘味料。甘みが少なく、無理なくエネルギーが得られる。
　　マクトンパウダー：高エネルギーが得られるMCT（中鎖脂肪酸）の油性粉末。

表4-g-1　栄養管理に必要な計算式

	推定エネルギー必要量(kcal/日)＝基礎エネルギー消費量(BEE)×活動係数(AF)×ストレス係数(SF)
基礎エネルギー消費量(BEE)	BEEをHarris-Benedictの式を用いて算出 ・男性：66.5＋(13.75×体重kg)＋(5.0×身長cm)－(6.78×年齢) ・女性：655.1＋(9.56×体重kg)＋(1.85×身長cm)－(4.68×年齢)
活動係数(AF)	寝たきり：1.0〜1.1　　　　　一般職業従事者：1.5〜1.7 ベッド上安静：1.2 ベッド以外での活動：1.3 やや低い：1.5
ストレス係数(SF)	手術：1.1（軽度）、1.4（中等度）、1.6〜1.8（高度） 外傷：1.35（骨折）、1.6（頭部損傷で副腎皮質ステロイド使用） 感染症：1.2（軽度）、1.5（中等度） 熱傷：1.5（体表面積の40％）、1.95（体表面積の100％） がん：1.1〜1.3 体温：36℃から1℃上昇毎に0.2増加
体重(BW)	エネルギー必要量算出時の体重は以下を使用する ｜　80％以下　｜　100％　｜　120％以上　｜ ｜　やせ　　　｜　　　　｜　肥満　　　　｜ ｜理想体重(IBW)｜測定時体重｜調節体重　　　｜ 理想体重(kg)＝[身長(m)]²×22 理想体重比(%IBW)＝(測定時体重×100/理想体重) 　・%IBW≦80％の際は、理想体重を使用する 　・80％＜%IBW＜120％の際は、測定時体重を使用する 　・120％≦%IBWの際は、調節体重を使用する 調節体重(kg)＝理想体重(kg)＋0.25×(測定時体重(kg)－理想体重(kg))
必要水分量	必要水分量＝30〜35(mL/kg)×測定時体重(kg) 発熱時(37℃を超えた場合)は体温が1℃上昇する毎に150mL増量する
必要蛋白質量	エネルギーバランスが保たれている患者：窒素0.12g/kg/日(蛋白質0.75g/kg/日) 必要蛋白質量 ・ストレスなし：0.6〜1.0g/kg*/日 ・軽度ストレス：1.0〜1.2g/kg*/日 ・中等度ストレス：1.2〜1.5g/kg*/日 ・高度ストレス：1.5〜2.0g/kg*/日　　＊測定時体重(kg)
必要脂質量	総エネルギー必要量の10〜40％ 脂質の最大必要量：1.5g/kg/日

（引用文献1〜3)を参考に作成）

g-2)。高栄養ゼリーや高栄養飲料には、低栄養時に不足しやすい亜鉛が強化されている。

上記の栄養補助食品のほかにも、当院で採用している経腸栄養を併用する場合もある。

(2) 味覚障害がある場合

食欲不振時に提供する栄養補助食品などで苦手な味がある場合は、個別対応で味を指定して、提供することもある。

はっきりとした味つけを好まれる場合には、味つけごはんやふりかけ、小袋の調味料を付加し、患者自身で味つけを調整できる「みなと神戸」[*3]食を提供する（図4-g-5)。「みなと神戸」食は、

[*3]　「みなと神戸」食：当院における化学療法食。

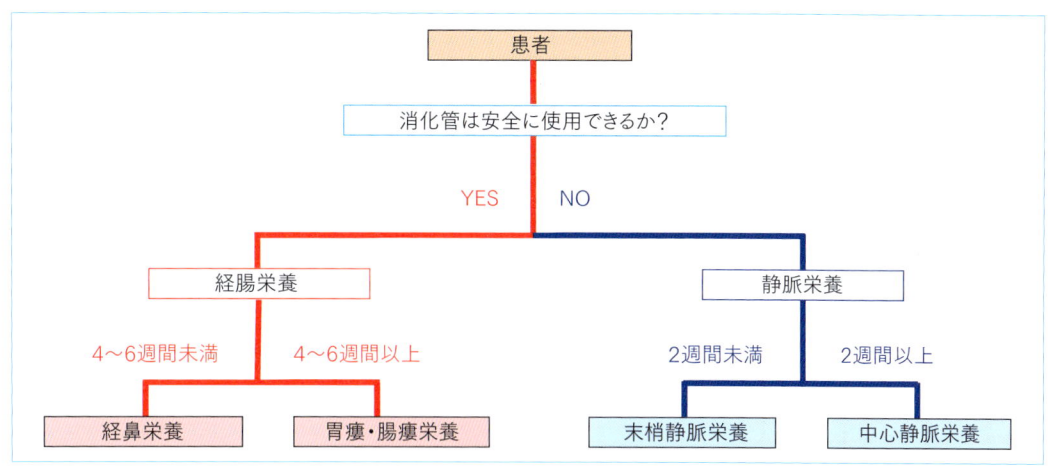

図4-g-2　栄養法の選択

(A.S.P.E.N. Board : Guidelines for the use of parenteral and enteral nutrition in adult and pediatric patients. JPEN J Parenter Enteral Nutr, 17 (4) : 1SA-52SA, 1993より改変)

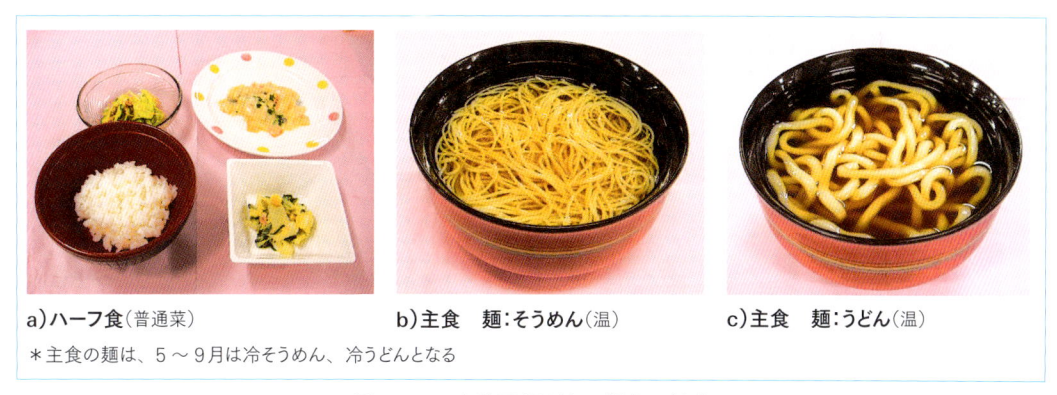

a) ハーフ食（普通菜）　　b) 主食　麺：そうめん（温）　　c) 主食　麺：うどん（温）
＊主食の麺は、5〜9月は冷そうめん、冷うどんとなる

図4-g-3　食欲不振がある場合の対応

温かい料理では嘔気が誘発されやすいことも考慮し、サラダや酢のものなどの冷菜、果物やデザートなど、口当たりのよいメニューを中心とした内容である。

(3) 口腔粘膜炎・咽頭痛がある場合

口腔粘膜炎や咽頭痛がある場合は、痛みを引き起こしやすい酸味(トマト、酢、ケチャップ、果物、ヨーグルトなど)や辛味(わさび、からし、一味唐辛子など)を食事から除いた「酸味禁止食」を提供する。酸味禁止食には、半流動菜(ペースト状)と特軟菜(歯茎で容易に噛める固さ)の2種類があり、患者が摂取可能な形態を選択する。

嚥下障害時の食事内容

嚥下障害時の食事形態は、主治医をはじめ耳鼻咽喉・頭頸部外科の医師、言語聴覚士などによる嚥下評価の後にオーダーされる。

当院では、嚥下内視鏡検査(video endoscopy ; VE)をもとに食事形態が決定され、食事摂取に要す

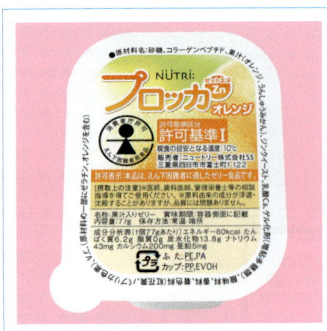

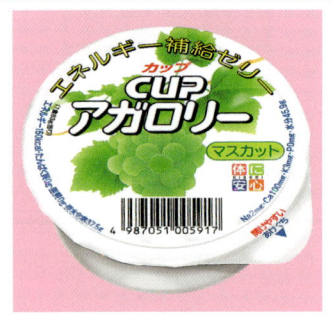

a）高栄養ゼリー（7種類）　　b）高エネルギーゼリー（3種類）　　c）高栄養飲料（7種類）

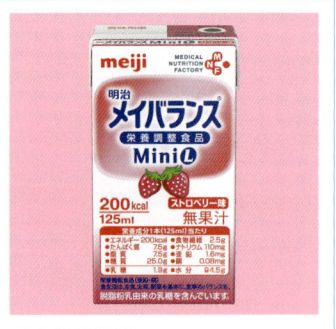

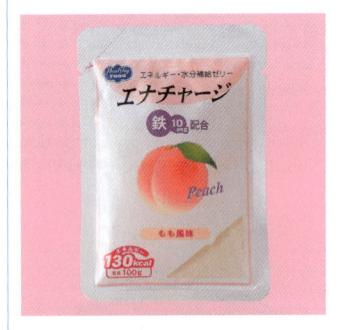

d）高エネルギードリンク（2種類）　　e）高エネルギー牛乳

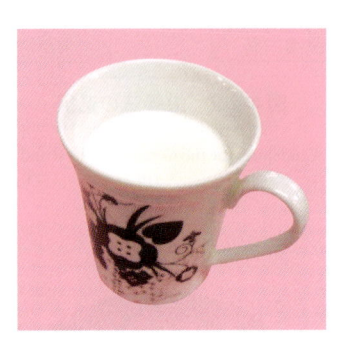

図4-g-4　食欲不振時の栄養補助食品

表4-g-2　主な栄養量（図4-g-3～5の食品）

栄養素（単位）		E (kcal)	P (g)	F (g)	CH (g)	W (g)
ハーフ食	普通菜（図4-g-3a）	800	40	20	140	900
	特軟菜	800	35	20	130	900
	半流動菜	500	20	10	80	1,100
高栄養ゼリー（図4-g-4a）		93	6	1	15	39
高エネルギーゼリー（図4-g-4b）		150	0	0	38	45
高栄養飲料（図4-g-4c）		194	8	6	28	96
高エネルギードリンク（図4-g-4d）		130	0	0	33	67
高エネルギー牛乳（図4-g-4e）		281	6	15	31	177
みなと神戸1（普通菜）（図4-g-5）		1,300	45	35	190	1,000
みなと神戸2（普通菜）（図4-g-5）		1,700	55	40	280	1,200

E：エネルギー、P：蛋白質、F：脂質、CH：炭水化物、W：水分

る時間や食事摂取量をみながら食事形態を調整している。当院における嚥下食の種類と特徴を**表4-g-3**に示す。

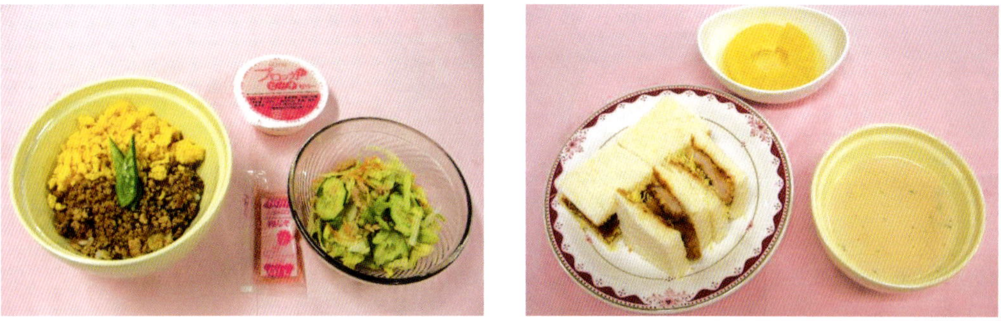

| そぼろ丼、和風サラダ（梅じそドレッシング）、高栄養ゼリー | ヒレカツサンド、マッシュルームスープ、パイナップル缶 |

図4-g-5　味覚障害がある場合の対応（「みなと神戸」食の例）

栄養リアセスメント

　食欲不振、味覚障害、口腔粘膜炎および嚥下障害時など食事摂取量が必要栄養量に満たない場合は、**図4-g-4**に示すような栄養補助食品の付加や、経腸栄養、末梢静脈栄養、中心静脈栄養などを併用しながら栄養管理を行うが、経口摂取量が増えてきた際には、オーバーフィーディングとならないよう、体重の変化や栄養指標の変化をみながら、経腸栄養、末梢静脈栄養、中心静脈栄養の投与量の調整を行う必要がある。

　管理栄養士は、病棟訪問で患者の食事への希望を聞き取り、現在の食事摂取量から必要栄養量を充足させるための食事内容を提案する。カンファレンスにおいて、医師、看護師、言語聴覚士、歯科衛生士、管理栄養士が、患者の情報交換を行いながら栄養管理を進めていくことが重要となる。

> **栄養管理のポイント**　有害反応の症状や程度により、食事摂取に及ぼされる影響は異なる。治療が進むにつれ、患者の状態も日々変化していくため、職種間における情報交換を行いながら、常に必要栄養量を投与できるよう、患者に適した食事内容、食事形態を選択し、投与量についての見直しを行うことが重要となる。

化学放射線療法後の栄養指導

　化学放射線療法後の栄養指導の内容は、大きく以下の3つに分類される。

（1）嚥下障害が継続しており、食事形態に工夫が必要な場合

　入院中に食事形態が順調に上がり、普通食に近い形態まで摂取可能になる患者もいるが、入院時の食事形態のゴールは満たしていても、嚥下障害が継続している患者も多い。患者自身が調理者である場合は比較的理解が良好だが、調理者でない場合は、支援者となる家族にも栄養指導に同席してもらう。退院後の食事内容をイメージしてもらえるよう、食材毎の具体的な調理例や調

表4-g-3　嚥下食の種類と主な栄養量

食種	内容	主食	特徴	その他の特徴	E(kcal)	P(g)	F(g)	CH(g)	W(g)
ゼリー1	嚥下用ミニゼリー	なし	直接嚥下訓練開始時に使用。毎食1品提供		100	0	0	10	100
ゼリー2	ゼリー状食品4種	なし	ゼリー1に加え、とうふやゼリーなど、べたつきのないものを提供	主食は重湯ゼリー、全粥ゼリーより選択可能	200	15	5	40	200
半流動菜とろみ	ゼリー状食品＋ミキサーとろみ食品(4〜5品)	全粥220g	ゼリー2のゼリーや副菜をペースト状にしたものを提供。汁はとろみをつけて提供	主食は重湯、3分粥、5分粥、全粥、軟飯、米飯、食パンより選択可能。汁はとろみなしも選択可能	1,200	50	30	190	1,300
キザミ菜とろみ	ゼリー状食品＋きざみ菜とろみ食品(4〜5品)	全粥330g	ゼリー2のゼリーや副菜をきざんだものを提供。汁はとろみをつけて提供		1,400	50	20	250	1,600
特軟菜とろみ	特軟菜一口大(4〜5品)	全粥330g	特軟菜を一口大(1cm角)にしたものを提供。汁はとろみをつけて提供		1,400	50	30	230	1,900

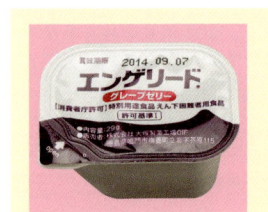

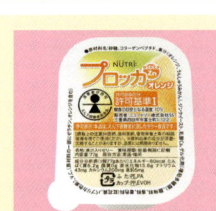

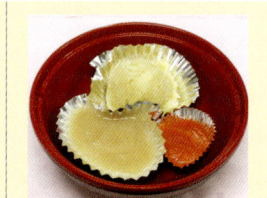

ゼリー1　ゼリー2　半流動菜とろみの副菜の例

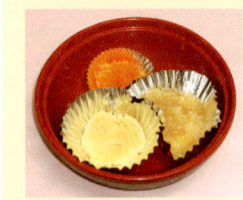

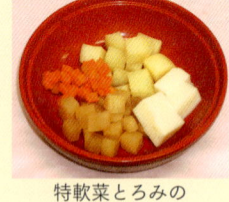

キザミ菜とろみの副菜の例　特軟菜とろみの副菜の例　重湯ゼリー　全粥ゼリー

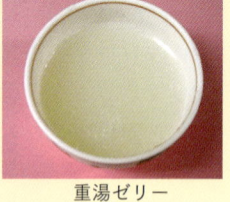

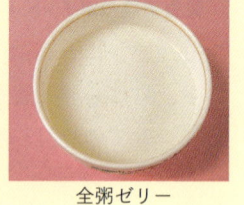

E：エネルギー、P：蛋白質、F：脂質、CH：炭水化物、W：水分

理方法などを示し、説明を行っている。

　独居で調理が難しい患者には、嚥下食の宅配業者を紹介する。また、経済的に宅配業者の利用が難しい場合には、市販品で購入しやすい食品を紹介する。

(2) 経口摂取以外からの栄養補給が必要な場合

　経口摂取のみでは1日の必要栄養量を満たすことができず、経腸栄養を併用したまま退院とな

る場合には、1日の必要栄養量のうち、経口からの摂取量を増やすことが可能となれば、経腸栄養からの投与量を減量できることを患者に説明する。

また、胃瘻や腸瘻による栄養管理となる場合は、脱水を起こさないよう、水分管理の必要性や具体的な方法についても説明する。

退院後も入院中に使用していた経腸栄養(食品)を使用する場合は、各販売会社の連絡先や通信販売における購入方法についても説明を行う。

(3) 食欲がなく、栄養補助食品の付加が必要な場合

入院中に使用していた栄養補助食品を退院後も利用する場合には、それぞれの栄養補助食品の必要性を説明し、特徴や栄養量および摂取方法について説明を行う。また、経腸栄養と同様に、通信販売のパンフレットなどからの購入方法についても紹介する。

上記の栄養指導を行う際に共通していえることは、退院後に低栄養状態とならないよう、1日の必要栄養量を満たすための具体的な栄養補給の方法の説明を行うことである。

当院では退院前に栄養指導を行うが、退院後も当院にて外来加療を続ける患者も多い。退院後も継続的に栄養評価を行い、食事内容を検討するなど、必要に応じて栄養指導を進めている。

> **栄養指導のポイント**　退院後の栄養状態を良好に保つため、必要栄養量確保のための具体的な方法を示し、退院後も個々の状況に合わせて支援していくことが重要となる。患者のみではなく、キーパーソンとなる家族や支援者にも栄養指導が必要である。

*

以上、頭頸部がん化学放射線療法を受ける患者の栄養管理について述べてきたが、患者が入院してから退院に至るまで、さらには退院後も栄養状態を良好に保ち、治療を順調に進められるよう、個々に応じた栄養管理を進めていくことが重要となる。

引用文献
1) 日本病態栄養学会編：認定病態栄養専門師のための病態栄養ガイドブック，p.48-53，メディカルレビュー社，2008.
2) 東口髙志編：NST完全ガイド―栄養療法の基礎と実践，p.40-43，照林社，2005.
3) 田中芳明：NST栄養管理パーフェクトガイド(上)，p.44-52，医歯薬出版，2007.

参考文献
1) 浅井昌大ほか：頭頸部がん化学放射線療法をサポートする口腔ケアとリハビリテーション，p.74-83，オーラルケア，2009.
2) A.S.P.E.N. Board : Guidelines for the use of parenteral and enteral nutrition in adult and pediatric patients. JPEN J Parenter Enteral Nutr, 17 (4) : 1SA-52SA, 1993.

4 頭頸部がん患者へのチーム医療
──それぞれの職種の立場から
h 薬剤師

　頭頸部外科病棟における担当薬剤師の業務は多岐にわたる。本項では、①使用する抗がん薬の調整、投与量および投与スケジュールの管理、および②患者への服薬指導、薬学的管理、他職種との連携によるチーム医療の実践(抗がん薬/抗がん薬の支持療法、その他の薬剤管理)の2つの点について紹介する。

抗がん薬の調整、投与量および投与スケジュールの管理

　抗がん薬は、プロトコールにより薬剤投与スケジュールや投与量が異なる。抗がん薬は至適用量の範囲が狭く、治療中の有害反応発現率も高いことから、患者の状態に合わせた投与量、支持療法の選択、投与スケジュールを設定しなければならない。

　これらのうち1つでも間違った判断があると、大きな事故へとつながる場合もある。このような事故を防ぐためにも、神戸大学医学部附属病院(以下、当院)では、抗がん薬のオーダーは、委員会で承認されたレジメン、輸液、支持療法を投与スケジュール毎に組み合わせたレジメン毎のクリニカルパスを作成し、処方オーダーと連動させている。

　抗がん薬レジメンのオーダーから患者投与までの流れを図4-h-1に、レジメンによる抗がん薬のチェック事項を表4-h-1に示す。

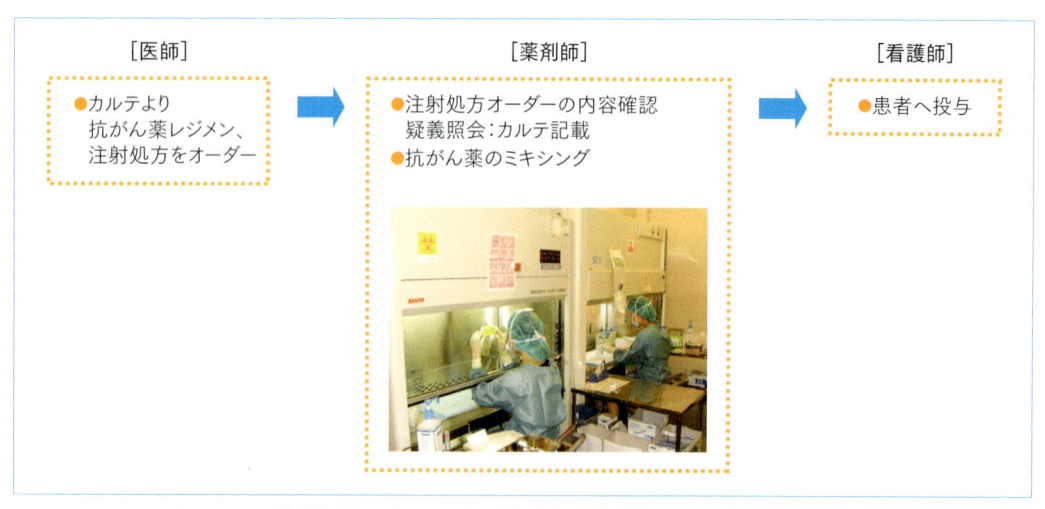

図4-h-1　抗がん薬レジメンのオーダーから患者投与までの流れ

(神戸大学医学部附属病院)

表4-h-1 レジメンによる抗がん薬のチェック事項

項目	内容
投与量	・現在の身長、体重から計算された体表面積当たりの投与量が適正か、腎機能、前回投与時の有害反応の出現・重症度より、減量等の用量変更が必要かを検討する
投与間隔（休薬期間）	・各抗がん薬レジメンにより1クールの期間が設定されている ・前回投与後の骨髄抑制状態の遷延、その他の有害反応の発現により、次回投与時期が延長される場合もある
投与方法、投与経路、投与速度	・レジメンにてあらかじめ登録内容を確認する
プレメディケーション、併用薬	・前回投与後の嘔気・嘔吐の重症度より、5-HT$_3$拮抗薬の種類を検討する ・腎機能状態によるハイドレーションの追加・延長等のチェックを行う ・ホスアプレピタントメグルミン（アプレピタント*）使用時には、CYP3A4、CYP2C9に関連する併用薬に注意する ・その他、使用薬剤の相互作用に注意する

*プロイメンド®添付文書より

（神戸大学医学部附属病院）

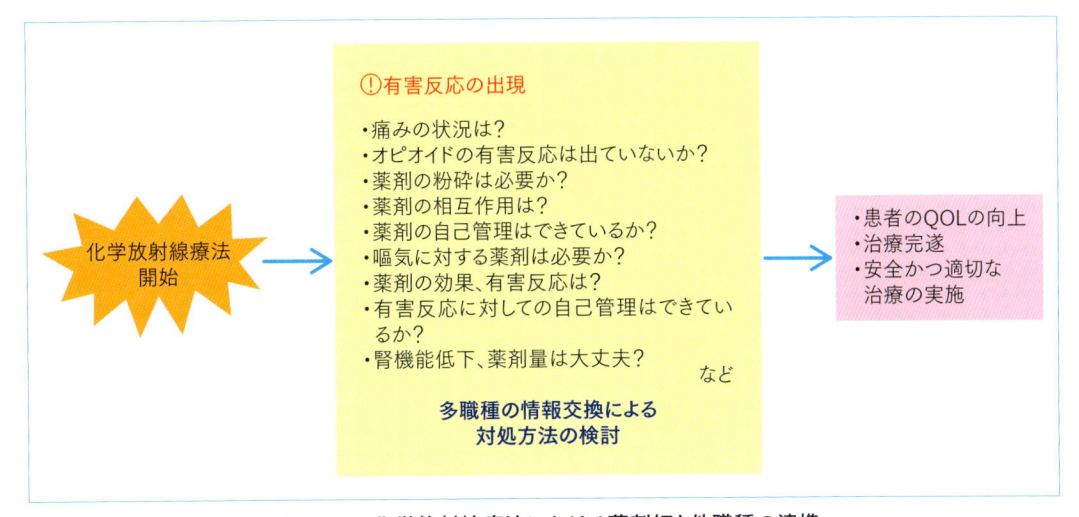

図4-h-2 化学放射線療法における薬剤師と他職種の連携

化学放射線療法開始 →

⚠️有害反応の出現
・痛みの状況は？
・オピオイドの有害反応は出ていないか？
・薬剤の粉砕は必要か？
・薬剤の相互作用は？
・薬剤の自己管理はできているか？
・嘔気に対する薬剤は必要か？
・薬剤の効果、有害反応は？
・有害反応に対しての自己管理はできているか？
・腎機能低下、薬剤量は大丈夫？
など

多職種の情報交換による対処方法の検討

→ ・患者のQOLの向上
・治療完遂
・安全かつ適切な治療の実施

（神戸大学医学部附属病院）

服薬指導、薬学的管理、他職種との連携—A.抗がん薬治療に際して

　化学放射線療法による有害反応は複雑であり、他職種と連携した対応が重要となる。病棟薬剤師の役割は、薬物療法の治療評価、有害反応に対する支持療法、内服薬の剤型変更、疼痛コントロールの薬剤選択等、多種多様である（図4-h-2）。

　患者のQOL向上、治療の完遂、安全かつ適切な治療の実施に貢献すべく、多職種間のカンファレンスでの情報交換、薬剤師主催の勉強会を実施している。薬剤師が薬学的管理に積極的に関与している。

（1）治療開始時

　化学放射線療法開始時に、薬剤師は抗がん薬レジメンの確認、および患者へ説明書を用いた抗がん薬治療の説明を行う。有害反応について説明し、患者が行える自己予防策を伝える。

●服薬指導のポイント

　患者が、治療中に起こり得る有害反応に対する自己管理の重要性を理解し、実践してもらえるよう説明を行う。シスプラチン使用患者への制吐薬追加使用の提示、腎保護目的の水分負荷の重要性などについて説明する。（セツキシマブの薬剤師の介入については後述）

●薬学的管理のポイント

　抗がん薬レジメンの確認を行う（表4-h-1）。患者の既往等、個々における薬剤治療が適正に行われているか確認し、疑義があれば医師へ照会を行う。

●他職種との連携のポイント

　患者の薬剤治療の理解度、嚥下状態等、個々の情報を事前に収集し、服薬指導時に得た情報をカンファレンスで共有する。今後起こり得る事象を多職種チーム間で検討し、対処していく。

（2）セツキシマブの対応について

　EGFR（上皮成長因子受容体）は、頭頸部扁平上皮癌の80〜90％に過剰発現が認められ、腫瘍増殖や再発、放射線低感受性、予後不良にも関与する[1]ことから、EGFR抗体薬であるセツキシマブ（Cmab）は、頭頸部がんに対する効果が期待される。

　インフュージョンリアクション（IR）や皮膚障害、低マグネシウム血症、間質性肺炎など、シスプラチンやフルオロウラシル（5-FU）とは異なる有害反応が出現するため、患者への服薬指導と多職種による有害反応のモニタリングが重要である。代表的な有害反応に対する当院での対応を紹介する。

❶インフュージョンリアクション（IR）

　IR発現はCmab初回投与時が最も多く、2回目以降に発現するケースはまれであるため、初回投与時には特に注意する必要がある。また、グレード3以上のIRの大部分が投与後1時間以内に発現していることから、投与中および投与後1時間程度のモニタリングが重要である。

　IR発症予防に抗ヒスタミン薬＋副腎皮質ステロイドの前投与の有効性が証明されており、当院のCmab投与レジメンにはd-クロルフェニラミンマレイン酸塩とデキサメタゾンが前投与されるように設定されている。IR発症時に迅速な対応ができるように、医師・看護師と協議し、IR対策マニュアルを作成している（図4-h-3）。

●服薬指導のポイント

　投与中および投与終了後1時間以内に悪寒や呼吸困難、過敏症などの症状が出現する可能性を患者に説明し、異常があればすぐに申告してもらう。

●薬学的管理のポイント

　IR予防として、抗ヒスタミン薬と副腎皮質ステロイドの前投与を行う。

●他職種との連携のポイント

　Cmab投与中・投与後は、IR対策マニュアルに基づきモニタリングを行う。IR発症時は、対策マニュアルに基づいて迅速な対応を実施する。

❷皮膚障害

　Cmabはざ瘡様皮疹、皮膚乾燥（乾皮症）、爪囲炎といった特徴的な皮膚障害が高頻度に発現し、

セツキシマブ投与時の過敏症対策

初回投与時はベッドサイドモニターを2時間装着
バイタルサインチェック：投与開始直前、直後、15分後、以後30〜60分毎、終了時
投与開始15分まで看護師（または医師）がベッドサイドで状態観察

①セツキシマブ投与中止
②応援を呼ぶ
　1．当番医　2．担当医・主治医へ連絡　3．救急コール
③バイタルサインのチェック、症状と程度のチェック
④ルート交換
　生理食塩水等で新たなルートを準備し、重症であれば、もう1本別でルートを確保する
⑤血圧低下（中等症〜重症）がある場合

〈軽症〉
1. 輸液投与：生理食塩水1,000 mL/時間（心不全、高齢者では適宜減量）
2. 酸素投与
3. 薬剤投与
　a）アドレナリン（ボスミン®）0.1％液を0.5 mL皮下注射
　b）d-クロルフェニラミンマレイン酸塩（ポララミン®）5 mg＋生理食塩水50 mL 全開投与

〈中等症〜重症〉
1. アドレナリン（ボスミン®）0.1％液を0.5 mL皮下注射
2. 輸液投与：高濃度酸素（60％以上）投与
3. 気道確保
　a）気管内挿管、喉頭浮腫が強いときは輪状甲状間膜切開
　b）気管攣縮時はアミノフェリン（ネオフィリン®）250 mg＋生理食塩水50 mL/30分点滴投与
4. 循環管理：血圧低下時はドパミン塩酸塩3A（15 mL）＋生理食塩水35 mL（イノバン®）を2.5 mL/時間で開始、30分後再検査
5. 薬剤投与
　a）メチルプレドニゾロンコハク酸塩エステルナトリウム（ソル・メルコート®）500 mg＋生理食塩水100 mL/30分
　b）d-クロルフェニラミンマレイン酸塩（ポララミン®）5 mg＋生理食塩水50 mL 全開投与

図4-h-3　インフュージョンリアクション対策マニュアル

（神戸大学医学部附属病院）

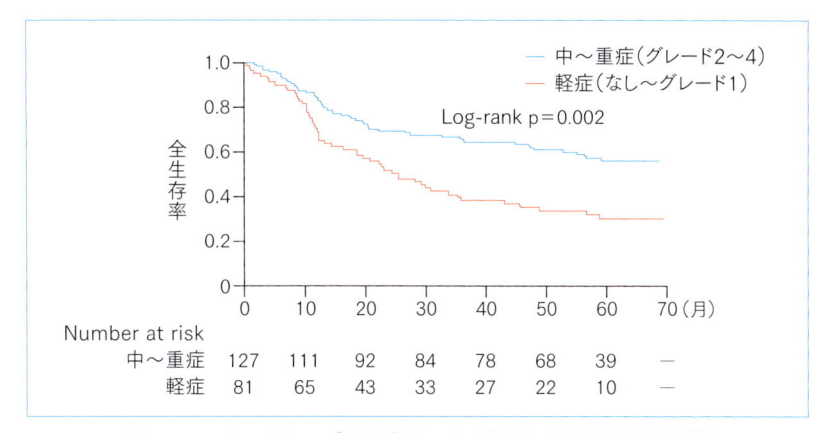

図4-h-4　セツキシマブ使用患者の皮膚障害の重症度と生存期間

（Bonner, J.A. et al. : Radiotherapy plus cetuximab for locoregionally advanced head and neck cancer: 5-year survival data from a phase 3 randomised trial, and relation between cetuximab-induced rash and survival. Lancet Oncol, 11 (1) : 1-28, 2010より改変）

その重症度と生存期間の関連性が示されている（図4-h-4）[2]。

さらに頭頸部がん治療では放射線療法が併用されることから、皮膚障害に対するマネジメントは治療継続のために必要不可欠である。

●服薬指導のポイント

Cmab投与前の皮膚の状態、着衣や洗顔・入浴・髭剃りや爪の手入れの方法、使用している洗顔料・石鹸・化粧品などを詳細に聴取する。投与後に起こる皮膚障害に適切に対応するため、あらかじめ好発時期を説明して、皮膚を清潔に保つためのスキンケア方法、軟膏の使用方法などのセルフケア指導を徹底する。

●薬学的管理のポイント

皮膚障害に応じた適切な薬剤治療を提案する。抗炎症作用を有するミノサイクリン塩酸塩の内服を開始し、副腎皮質ステロイド外用薬は部位別、重症度別に使い分けを行う。重症（グレード3以上）の症状を認めた場合は、皮膚科医へ診察を依頼して、医師とCmabの減量・中止を検討する（図4-h-5）。

●他職種との連携のポイント

患者のスキンケアへの理解、実施状況の情報共有を行い、患者の状態に応じたケアの継続を検

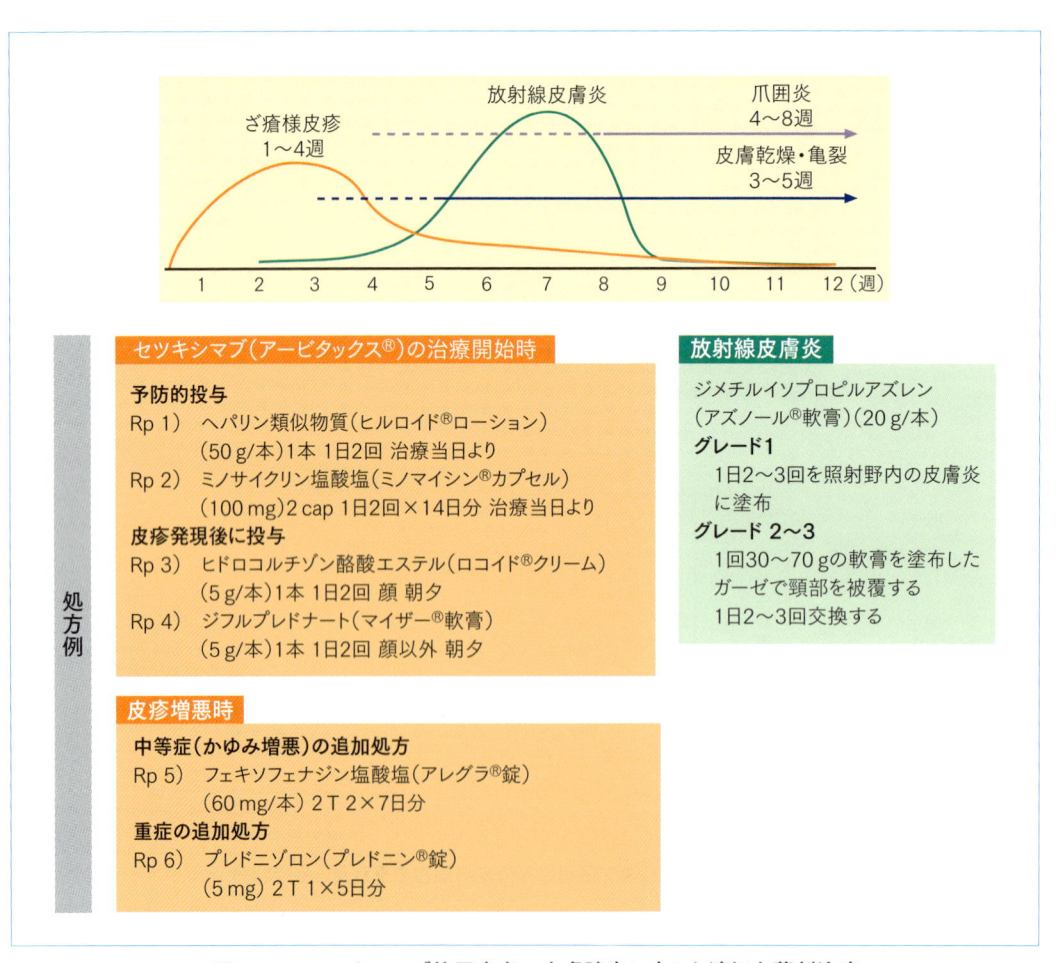

図4-h-5　セツキシマブ使用患者の皮膚障害に応じた適切な薬剤治療

（「アービタックス注射液100mg皮膚症状とその対策」より改変）

討する。

❸低マグネシウム血症
　Cmab投与により低マグネシウム血症の発症が報告されており、疲労、けいれん、傾眠、性格変化、頻脈難治性不整脈(torsade de pointes)、低カルシウム血症、低カリウム血症、低リン血症などをきたす。

●服薬指導のポイント
　定期的な採血による電解質モニタリングの必要性を説明する。

●薬学的管理のポイント
　治療開始前、治療期間中、治療終了後は血清マグネシウム値をはじめとした電解質を定期的にモニタリングし、必要に応じてマグネシウムなどの不足した電解質の補正を提案する。重度の場合には、休薬・中止を検討する。

●他職種との連携のポイント
　血清マグネシウム値をはじめとした電解質の変動を共有する。

❹間質性肺炎
　間質性肺炎の症状としては、乾性咳嗽、呼吸困難、発熱などがあるが、投与開始より約7週目以降の発症であり、治療終了後の観察期間中の発症も報告されている。

●服薬指導のポイント
　間質性肺炎の自覚症状を説明し、異常があればすぐに申告してもらう。

●薬学的管理のポイント
　既往歴(間質性肺疾患、肺線維症など)の有無を確認する。症状・身体所見、画像所見、血清学的検査より早期発見に努める。発症時には直ちにCmabの投与中止、専門医への診断を提案する。

●他職種との連携のポイント
　既往歴(間質性肺疾患、肺線維症など)の有無を共有する。症状・身体所見、画像所見、血液学的検査の異常について情報共有し、早期発見に努める。

服薬指導、薬学的管理、他職種との連携—B.抗がん薬の支持療法、その他の薬剤管理

(1) 服用薬剤の剤型選択
　治療途中に錠剤、カプセル剤の薬剤が服用困難となり、粉薬に変更、または経管栄養からの投薬管理となるケースも少なくない。患者毎に嚥下状況はさまざまであり、一概にすべての薬剤を粉薬にして、経管栄養チューブから投与することが適切とは限らない。多職種により服薬状況を評価することが必要であり、確認したうえで薬剤の剤型選択を行う。
　当院では、薬剤の安定性、医療者の被ばく予防の面から、錠剤、カプセル剤を直接水で溶かして投薬する簡易懸濁法[3](図4-h-6)を推進している。治療開始から退院までの剤型選択における薬剤師のかかわりを図4-h-7に示す。

●服薬指導のポイント
　必ず患者自身から、嚥下状態、口腔内の変化について聴取する(患者個人により服用方法に相違があるため)。必要であれば、患者とその家族に簡易懸濁法の服薬指導を行う。

●薬学的管理のポイント
　剤型選択は、チューブの種類、薬剤の性質、抗がん薬、催奇形性等を考慮しながら、懸濁方法

> **簡易懸濁法**
> 錠剤やカプセルをそのままお湯に溶かして投与する方法です

こんなことが可能となりました。
① 粉砕法よりもお薬の安定性が保たれ、薬効成分の損失を防止
② 水に溶かすときの、粉砕されたお薬の吸い込みがなくなり、介護者の被ばくが軽減
③ お薬受け取りの待ち時間が短縮

懸濁手順
① 55℃のお湯を入れたコップに、お薬を入れてください。
・熱湯：水道水＝2:1で混ぜたものが55℃のお湯に相当します。厳密に55℃でなくて構いません。
・固いコーティングをされているお薬は、スプーンか棒などで叩いてヒビを入れてください。
② 約10分放置してください。
長く放置するとお薬によっては成分が変わってしまうものもあります。
③ 懸濁したお薬を吸い取り注入器に充填します。

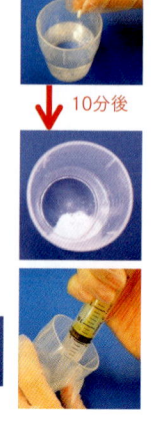

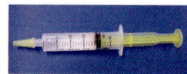

図4-h-6　簡易懸濁法に関する退院時患者説明書

（神戸大学医学部附属病院）

を検討する。

●他職種との連携のポイント

薬剤の剤型選択は、患者の情報、他職種からの嚥下状態の評価と情報交換を行い、チームで対処していく。他職種に向けて、病棟内に粉砕可否薬剤表を掲示したり、カルテに粉砕や懸濁の注意事項を記載し、情報を発信する。

（2）感染症対策

頭頸部がん化学放射線療法では、栄養状態の低下や体力の消耗から感染症を引き起こし、治療の延期や重篤な状態に陥ることも少なくない。また、口腔粘膜炎の疼痛予防として消炎鎮痛薬が使用されていることが多く、発熱が見逃されて診断されないまま経過する場合もある。そのため、早期の適切な治療が必要となる。

感染の原因として、抗がん薬による骨髄抑制（好中球減少）を起因とした易感染状態、口腔粘膜炎による粘膜損傷、嚥下障害による誤嚥があげられる。ここでは、骨髄抑制（好中球減少）から起こる発熱性好中球減少症と嚥下障害から起こる誤嚥性肺炎の治療について述べる。

❶発熱性好中球減少症

好中球減少時の感染発症リスクの重症化分類（p.42 **表2-1**参照）により、治療法を選択する。米国がん治療学会（ASCO）ガイドライン（2006）では、無熱性好中球減少症に対するG-CSF（顆粒球コロニー刺激因子）の治療的投与の有効性を示すデータは不十分であることから、ルーチンのG-CSF投与は推奨していない。

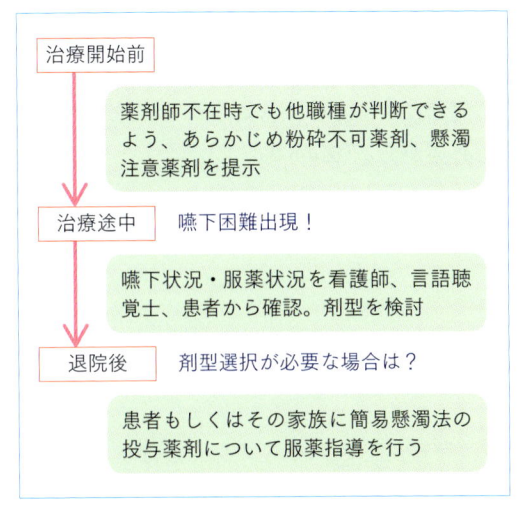

図4-h-7 剤型選択における薬剤師のかかわり

治療開始前
↓
薬剤師不在時でも他職種が判断できるよう、あらかじめ粉砕不可薬剤、懸濁注意薬剤を提示

治療途中　嚥下困難出現！
↓
嚥下状況・服薬状況を看護師、言語聴覚士、患者から確認。剤型を検討

退院後　剤型選択が必要な場合は？
↓
患者もしくはその家族に簡易懸濁法の投与薬剤について服薬指導を行う

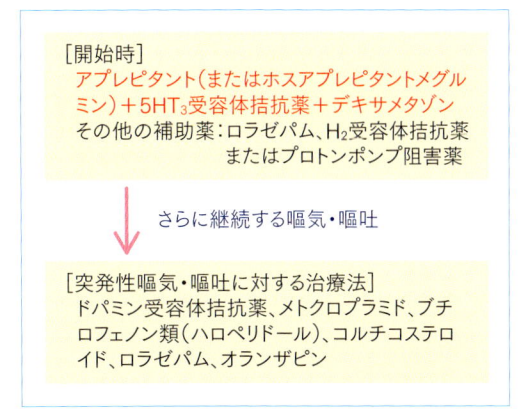

図4-h-8 高度催吐性リスクのある抗がん薬（シスプラチン）に対する制吐療法

[開始時]
アプレピタント（またはホスアプレピタントメグルミン）＋5HT$_3$受容体拮抗薬＋デキサメタゾン
その他の補助薬：ロラゼパム、H$_2$受容体拮抗薬またはプロトンポンプ阻害薬
↓
さらに継続する嘔気・嘔吐
↓
[突発性嘔気・嘔吐に対する治療法]
ドパミン受容体拮抗薬、メトクロプラミド、ブチロフェノン類（ハロペリドール）、コルチコステロイド、ロラゼパム、オランザピン

（日本癌治療学会：制吐療法，がん診療ガイドラインを参考に筆者作成）

表4-h-2 誤嚥性肺炎の薬剤治療

市中肺炎（対象となる起炎菌は口腔内嫌気性菌）	クリンダマイシン、アンピシリンナトリウム・スルバクタム
院内肺炎	タゾバクタム・ピペラシリン、セフメタゾール
院内肺炎＋緑膿菌をカバー	セフェピム、セフタジジム、イミペネム、メロペネムのいずれかに加えて、ゲンタマイシン、アミカシン、シプロフロキサシンを加える

（青木 眞：レジデントのための感染症診療マニュアル 第2版, p.521-522, 医学書院, 2007より改変）

❷誤嚥性肺炎

治療期間中に発生する嚥下障害、外科的治療後の器質的変化が嚥下機能に影響し、誤嚥性肺炎が発症しやすい。感染症としての誤嚥性肺炎であれば、抗生物質による薬剤治療を開始する（表4-h-2）。

口腔内乾燥症、嚥下機能変化から起こる誤嚥の原因薬剤として、鎮静薬、睡眠導入薬、抗コリン薬、抗けいれん薬、カルシウム拮抗薬、テオフィリン薬、抗ヒスタミン薬等があげられており、継続の是非も検討していく。

●服薬指導のポイント

自己感染予防対策の重要性を患者へ説明し、理解してもらい、実行してもらう。

●薬学的管理のポイント

消炎鎮痛薬の服用による発熱等の感染状態が見逃される場合があり、重篤化する場合もある。患者の状態をチェックしておく必要がある。

誤嚥に起因する薬剤の使用継続の検討と、リスクを考慮した抗生物質、G-CSFの適切な使用を行う。

●他職種との連携のポイント

他職種から嚥下状態を確認し、薬剤の剤型選択や、リスクを考慮した抗生物質、G-CSFの使用の提示を行う。また、誤嚥に起因する薬剤の使用継続の是非を検討する。

(3) 消化器症状（嘔気・嘔吐）への対応

　頭頸部がん化学放射線療法による嘔気・嘔吐の原因としては、抗がん薬のほか、口腔粘膜炎に関連したもの、放射線療法によるもの、オピオイドの使用によるものが考えられる。患者の病態を見極めたうえで原因を検索し、使用薬剤を検討する必要がある(図4-h-8)。

● 服薬指導のポイント

　患者本人から嘔気・嘔吐の状態を聴取し、血液検査、全身状態から薬剤治療以外の原因も考慮して、対策を検討していく。

● 薬学的管理のポイント

　抗がん薬に関しては、前回投与時に出現した嘔気・嘔吐の重症度により、次回の抗がん薬治療時の制吐薬を検討する必要がある。

　嘔気・嘔吐に対する治療薬剤を使用した場合の効能、有害反応のアセスメントも行う。精神症状(眠気)、錐体外路障害に注意する。オランザピンは糖尿病患者には禁忌であるため、既往歴の確認も必要である。

● 他職種との連携のポイント

　嘔気・嘔吐に関しては、患者に応じた薬物を提案する。遷延した難治性の嘔気・嘔吐に対しては、他職種と情報交換し、原因を検索する。薬物療法以外の原因で嘔気・嘔吐をきたす病態であれば、病態に応じた薬物治療の提案を行う。

(4) 口腔粘膜炎への対応

　頭頸部がん化学放射線療法において特に問題となる急性期有害反応の1つが、口腔粘膜炎である。口腔粘膜炎は口腔領域が照射野に含まれる放射線療法を受けた頭頸部がん患者の100％に発症するとされており、グレード3以上に達する症例も少なくない。

　粘膜炎による疼痛はQOL低下に直結し、治療完遂の妨げとなる[4]。治療期間の延長は制御率や生存率の低下につながるため、口腔ケアによる粘膜炎の発症予防と疼痛の制御は、頭頸部がん化学放射線療法において重要な課題である。

　口腔粘膜炎に起因した口腔ケア、疼痛管理について以下に紹介する。

❶ 口腔ケア

　口腔ケアは、口腔粘膜炎予防の望ましい介入と提言(suggestion)されており[5]、積極的な実施が望ましい(表4-h-3)。

　口腔ケアに使用する薬剤は、含嗽薬、鎮痛薬、口腔カンジダ症に使用する抗真菌薬など多岐にわたる。当院では、患者の状況、口腔粘膜炎の重症度を見極めて、適切な対処法および薬剤を選択している。

● 服薬指導のポイント

　治療開始前より、含嗽など口腔内の清潔保持を啓発する指導を継続し、発症予防の認識を高める。含嗽の実施状況を確認する。

● 薬学的管理のポイント

　患者の口腔内の状況に応じた口腔ケア、含嗽薬の使用を行う。口腔内の疼痛を有する患者には、局所麻酔薬を含有した含嗽薬を使用する。口腔カンジダ症の予防として、抗真菌薬は使用しない。抗真菌薬を治療目的に使用する場合は、CYP3A4を介した薬物間相互作用を考慮して、適切な薬剤選択を行う。

表4-h-3 口腔粘膜障害に対する望ましい/望ましくない介入

	推奨(recommendation)	提言(suggestion)
望ましい介入	[予防] ・ベンジダミンの含嗽(本邦未承認)(エビデンスレベル1) [疼痛管理] ―	[予防] ・口腔ケア(エビデンスレベル3) ・亜鉛サプリメントの経口全身投与(エビデンスレベル2) [疼痛管理] ・0.2％モルヒネ含嗽(エビデンスレベル3)
望ましくない介入	[予防] ・ポリミキシンB硫酸塩、トブラマイシン、アムホテリシンBおよびバシトラシン・フラジオマイシン硫酸塩配合、クロトリマゾール、ゲンタマイシン抗菌性トローチやPTA軟膏の使用(エビデンスレベル2) ・スクラルファート含嗽(エビデンスレベル2) [疼痛管理] ・スクラルファート含嗽(エビデンスレベル2)	[予防] ・クロルヘキシジン含嗽(エビデンスレベル3) ・ミソプロストール含嗽(エビデンスレベル3) ・ピロカルピン塩酸塩の経口全身投与(エビデンスレベル3) [疼痛管理] ―

エビデンスレベル1：研究デザインが整った複数の対照研究のメタアナリシスから得られたエビデンス
エビデンスレベル2：研究デザインが整った少なくとも1つの実験的手法を用いた研究により得られたエビデンス
エビデンスレベル3：研究デザインが整った非ランダム化試験、対照のある単一群試験、介入前後比較試験、コホート研究そして時系列研究あるいはマッチドケースコントロールシリーズ研究などにより得られたエビデンス

(MASCC/ISOO：がん治療に伴う粘膜障害に対するエビデンスに基づいた臨床診療ガイドラインより化学放射線療法を受ける頭頸部がん患者に関するものを抜粋)

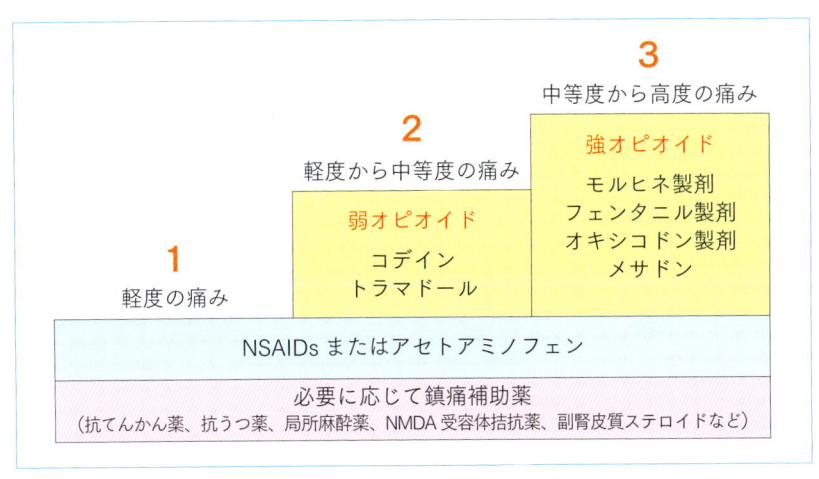

図4-h-9 WHO 3段階除痛ラダー

3 中等度から高度の痛み
強オピオイド
モルヒネ製剤
フェンタニル製剤
オキシコドン製剤
メサドン

2 軽度から中等度の痛み
弱オピオイド
コデイン
トラマドール

1 軽度の痛み

NSAIDs またはアセトアミノフェン

必要に応じて鎮痛補助薬
(抗てんかん薬、抗うつ薬、局所麻酔薬、NMDA受容体拮抗薬、副腎皮質ステロイドなど)

(World Health Organization : Cancer Pain Relief, 2nd ed., World Health Organization, 1996より改変)

● 他職種との連携のポイント

口腔粘膜炎による生活・食事への支障や、含嗽の実施状況の情報共有を行う。

❷ 疼痛管理

化学放射線療法施行中の頭頸部がん患者の口腔粘膜炎に対する疼痛管理として、明確な推奨は存在していない[5]。しかし、口腔粘膜炎による疼痛はQOL低下に直結し、治療完遂の妨げとなるため、治療早期よりWHO 3段階除痛ラダーを基準とした管理を行い、積極的なオピオイドの使用が必要である(図4-h-9)。

化学放射線療法による疼痛は、内服や接触による刺激が誘因となる突出痛が主体であり、薬剤

特性を熟知したうえで、患者の状態、疼痛のパターンや性状に合致した薬剤を選択する。

[アセトアミノフェン]

　WHO 3段階除痛ラダーの第1段階である。腎障害や胃腸障害の有害反応がなく、シスプラチン併用放射線療法時の第1選択となる。

　抗炎症作用は非ステロイド抗炎症薬(NSAIDs)と比較して弱く、鎮痛効果を発揮するには高用量、最大15mg/kg/回(4,000mg/日)までの増量が必要である。高用量投与時は肝細胞障害性の肝障害が懸念されるため、AST、ALTの定期的なモニタリングが推奨される。

[NSAIDs]

　アセトアミノフェンと同様にWHO 3段階除痛ラダーの第1段階である。抗炎症作用があり、炎症性粘膜炎の疼痛コントロールに有効であるが、腎障害、消化管潰瘍、心・脳血管系障害が生じるため、当院ではシスプラチン併用の化学放射線療法施行患者に対しては積極的に使用しない。

[トラマドール]

　WHO 3段階除痛ラダーの第2段階である。セロトニン・ノルアドレナリン再取り込み阻害作

表4-h-4　各オピオイドの薬剤特性

		モルヒネ	オキシコドン	フェンタニル
μ受容体の親和性		+++	+++	+++（μ1選択性）
腎障害の影響		+++	±	-
副作用	嘔気・嘔吐	++	+	-
	便秘	++	++（+++）	±
	眠気・傾眠	++	+	±
	せん妄	++	+	±
	呼吸抑制	++	+	±
	搔痒	++	+	-

表4-h-5　オピオイドの有害反応と出現時期

症状	発現頻度	発現時期
眠気・傾眠		数日
嘔気・嘔吐	約3割	～2週間
便秘	ほぼ全例	投与期間中
せん妄・混乱		数日～投与期間中
呼吸抑制		開始時、増量時、腎機能低下時
搔痒	数%	投与期間中
めまい・ふらつき		数日～投与期間中
発汗	約3割	投与期間中
排尿障害		投与期間中

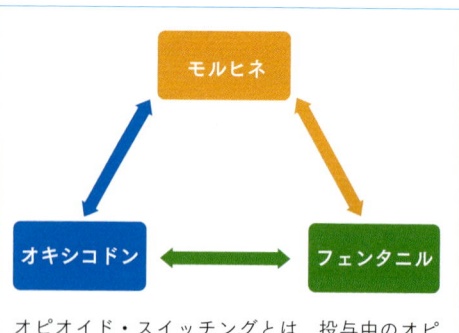

オピオイド・スイッチングとは、投与中のオピオイドから他のオピオイドに変更することと定義される

[適応]
①有害反応が強く、オピオイドの投与の継続や増量が困難な場合
②鎮痛効果が不十分な場合
③投与経路の変更が必要な場合

図4-h-10　オピオイド・スイッチング

用があり、活性代謝物が弱いオピオイド作動薬として作用する。神経障害性疼痛を疑う症例に対して有効である。

[オピオイド]

WHO 3段階除痛ラダーの第3段階に位置し、わが国ではモルヒネ、オキシコドン、フェンタニル、メサドンが使用可能である。各薬剤により薬剤特性（**表4-h-4**）や有害反応の頻度（**表4-h-5**）が異なるため、患者の状態に応じた薬剤を選択し、オピオイド・スイッチング（**図4-h-10**）を実施する。

単にオピオイドの定期投与量を増量すると過量投与となる場合もあるため、嚥下時痛は予測可能な突出痛と評価し、予防的なレスキュー使用を推奨する。

●服薬指導のポイント

疼痛管理の必要性を説明し、積極的な鎮痛薬使用を推奨する。オピオイドに対する誤解がある場合は、患者の認識を訂正し、正確な知識のもと、積極的な使用を実施する。

●薬学的管理のポイント

疼痛の性状やパターンに加えて、検査値や嚥下機能を含む患者の状態を総合的に評価し、適切な薬剤選択、投与方法を提案する。疼痛状況、有害反応から鎮痛薬の効果を定期的に評価し、用量調整や支持薬の提案、オピオイド・スイッチングを実施する。

●他職種との連携のポイント

患者の食事摂取状況や生活への支障から、疼痛の状況、有害反応の出現について情報交換を行う。他職種で包括的な評価を実施し、状態変化に応じた迅速な対応を検討する。

*

本稿では、他職種との連携をふまえたうえで、薬剤師の役割を薬学的観点から、代表的な有害反応対策について述べた。今後、頭頸部がん化学放射線療法分野のチーム医療の発展、治療の進歩により、より患者のQOL改善が行える治療が実施できることを期待する。

引用文献

1) Ang, K.K. et al. : Impact of epidermal growth factor receptor expression on survival and pattern of relapse in patients with advanced head and neck carcinoma. Cancer Res, 62 (24) : 7350-7356, 2002.
2) Bonner, J.A. et al. : Radiotherapy plus cetuximab for squamous-cell carcinoma of the head and neck. N Engl J Med, 354 (6) : 567-578, 2006.
3) 簡易懸濁法研究会ホームページ. http://plaza.umin.ac.jp/~kendaku/
4) Murphy, B.A. et al. : Symptom control issues and supportive care of patients with head and neck cancers. Clin Adv Hematol Oncol, 5 (10) : 807-822, 2007.
5) Bowen, J.M. et al., Mucositis Study Group of the Multinational Association of Supportive Care in Cancer/International Society of Oral Oncology (MASCC/ISOO) : Methodology for the MASCC/ISOO Mucositis Clinical Practice Guidelines Update. Support Care Cancer, 21 (1) : 303-308, 2013.

4 頭頸部がん患者へのチーム医療
── それぞれの職種の立場から

i 診療放射線技師、医学物理士

　診療放射線技師と医学物理士は、放射線療法を臨床で実行している職種であり、ますます高度化する放射線療法において、処方線量を正確に的確な部位に処方するためにさまざまな業務を行っている。本稿では、頭頸部がんの放射線療法における診療放射線技師と医学物理士の業務を紹介し、チーム医療における役割について考えていく。

放射線療法の流れ（図4-i-1）

　放射線療法は、担当診療科から放射線腫瘍科に適応の有無をコンサルトされる場面から始まる。放射線腫瘍医は、がん種や病期分類、全身状態などを考慮して適応の有無を判断する。適応があれば、放射線療法に関する説明が患者に対して行われる。この説明は、疾患に関する簡単な

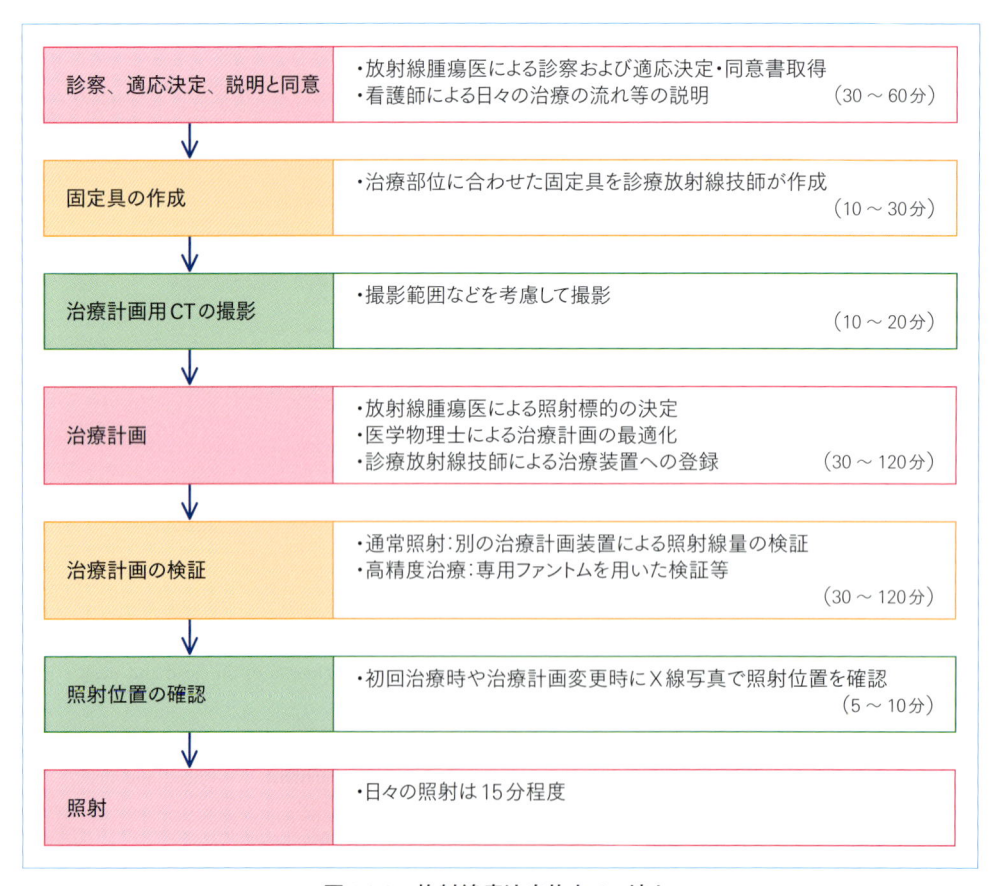

診察、適応決定、説明と同意	・放射線腫瘍医による診察および適応決定・同意書取得 ・看護師による日々の治療の流れ等の説明　　　　　（30～60分）
固定具の作成	・治療部位に合わせた固定具を診療放射線技師が作成 　　　　　　　　　　　　　　　　　　　　　　　（10～30分）
治療計画用CTの撮影	・撮影範囲などを考慮して撮影 　　　　　　　　　　　　　　　　　　　　　　　（10～20分）
治療計画	・放射線腫瘍医による照射標的の決定 ・医学物理士による治療計画の最適化 ・診療放射線技師による治療装置への登録　　　　（30～120分）
治療計画の検証	・通常照射：別の治療計画装置による照射線量の検証 ・高精度治療：専用ファントムを用いた検証等 　　　　　　　　　　　　　　　　　　　　　　　（30～120分）
照射位置の確認	・初回治療時や治療計画変更時にX線写真で照射位置を確認 　　　　　　　　　　　　　　　　　　　　　　　（5～10分）
照射	・日々の照射は15分程度

図4-i-1　放射線療法実施までの流れ

ものから、放射線の線量および起こり得る有害反応に至るまで多岐にわたる。治療について患者の同意が得られれば、放射線治療計画用の固定具の作成や治療計画用CTの撮影が行われる。また、腫瘍の進展範囲の確認や、照射範囲の決定に関して画像情報が不十分であれば、同時に造影CT検査やMRI検査、PET検査が行われる。

次に、放射線治療計画を行い、放射線腫瘍医が治療標的となる腫瘍本体および腫瘍の微視的な進展範囲を決定する。その後、医学物理士が日々の治療における位置ずれなどのセットアップエラーを考慮し、最終的な標的を決定する。リスク臓器に関しては、放射線腫瘍医または医学物理士が輪郭抽出を行う。リスク臓器の耐容線量が満たされるよう照射の方向などを工夫し、最終的に放射線腫瘍医が線量分布を確認して、治療計画を承認する。この治療計画は、診療放射線技師および医学物理士によって検証され、問題がなければ放射線療法が実施される。

高精度放射線療法の場合には、照射標的内をマルチリーフコリメータ（multi leaf collimator ; MLC）が移動することにより、最適な線量分布が作成される。高精度であればあるほど治療計画の検証作業は複雑であり、1週間程度の検証期間を要する。

CTカンファレンス

当院では、放射線療法に関与する医療スタッフが集まって、治療前にカンファレンスを行っている。このカンファレンスでは、放射線治療計画開始前に患者の情報を多職種間で共有するのが目的である。放射線腫瘍医が治療方針を立て、診療放射線技師が治療計画用CTを撮影し、医学物理士が放射線治療計画を立てて検証を行い、診療放射線技師が患者に放射線を計画通りに照射する、というのが放射線療法の流れである。

CTカンファレンスの目的は、治療計画用CTを撮影する前に、患者毎の治療部位、治療方針、患者のパフォーマンスステータス(PS)等を放射線腫瘍医、診療放射線技師、医学物理士が共有し、スムーズに治療を開始することである。

治療を受ける患者への処置

(1)固定具作成

放射線腫瘍医および看護師から治療の説明を聞き、放射線療法を受けることが決まった患者に対して、治療の準備を開始する。

まずはじめに、治療に使用する固定具を作成する。部位や体位、照射方法、患者状態により、最適な治療用固定具を選択する。一般的に使用される高精度治療頭頸部用固定具を装着した外観を図4-i-2に示す。

固定具の作成は診療放射線技師が担当する。治療中、無理のない安定した状態を患者が保持できるような固定具を作成することが重要である。安定した開口位の保持や、金属

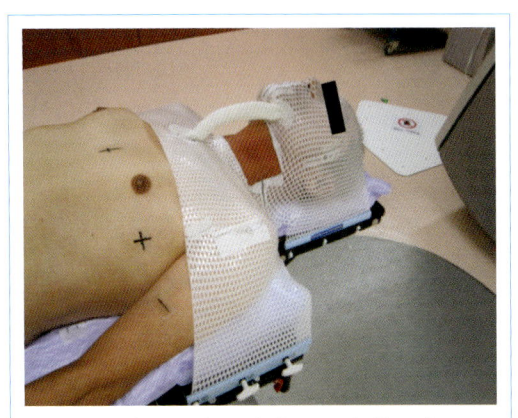

固定具は温熱式固定具と総称される網状のプラスチック素材を使用している

図4-i-2　高精度治療頭頸部用固定具の一例

義歯からの散乱線の影響を低減するため、固定具作成の前にマウスピースの作成を歯科口腔外科に依頼することもある。

　固定具は温熱式固定具と総称される網状のプラスチック素材を使用しており、たとえ鼻や口を固定具で覆っても、呼吸は可能である。固定具作成後、鼻管栄養チューブの挿入に際しては鼻口部の穴あけ加工が、顔面全体の固定具による圧迫に耐えることが難しい閉所恐怖症様の訴えを示す場合には、視野や口唇部の開放のための穴あけ加工が効果的である。

（2）CTシミュレーション（治療計画用CT撮影）

　固定具作成の次に、CTシミュレーション（図4-i-3）が行われる。治療計画に使用するCTの撮影が目的であり、放射線治療時と同じ体位、同じ固定具を使用してCTの撮影を行う。頭頸部領域のCTシミュレーションにおいては、呼吸性移動対策や空腹時照射等の時間的制約の対応が必要になることは少ないが、嚥下による喉頭の移動などには注意する必要がある。

　また、このとき、同時に皮膚へのマーキングも行っている（図4-i-4）。マーキングは、皮膚だけでなく、固定具に記入する場合もあり、固定具の装着部位を明確に示す目的で利用されると同時に、CTの撮影位置と放射線の照射位置とを関連づけるものであり、治療期間中は消失しないよう十分な注意が必要である。

（3）放射線治療計画

　放射線療法では、撮影したCT画像に基づき、三次元的な治療計画が作成される。放射線療法の治療計画において最も重要なことは、腫瘍を制御し、かつ正常臓器に有害反応を起こさないことである。

　しかし、腫瘍制御に必要な線量と正常臓器の耐容線量の大小関係は、だいたいにおいて、腫瘍制御線量＞正常臓器耐容線量の関係が成り立つ。頭頸部がんにおいては、腫瘍と脊髄や視神経、視交叉、水晶体などの重要臓器が近接している場合も多い。正常臓器が耐容線量を超える場合は、放射線腫瘍医、医学物理士は腫瘍を制御できる範囲で、かつ正常臓器に有害反応を起こさないように、照射野を途中で縮小する手法を用いている。上顎洞がんの照射野の一例を**図4-i-5**に

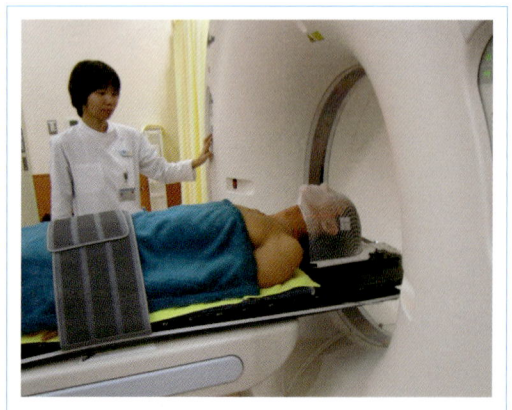

治療時と同じ体位、同じ固定具を使用してCTの撮影を行う

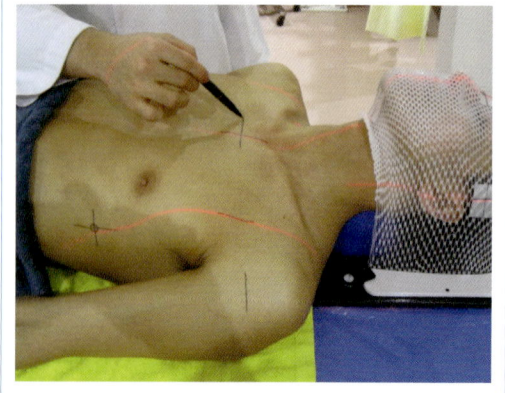

固定具の装着部位の確認やCTの撮影位値を明確に示すために、皮膚にマーキングを行う

図4-i-3　CTシミュレーション　　　　図4-i-4　皮膚へのマーキング

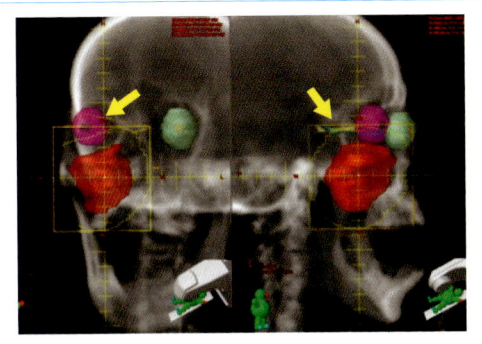

a）照射野縮小前
照射野に眼球、視神経が含まれている

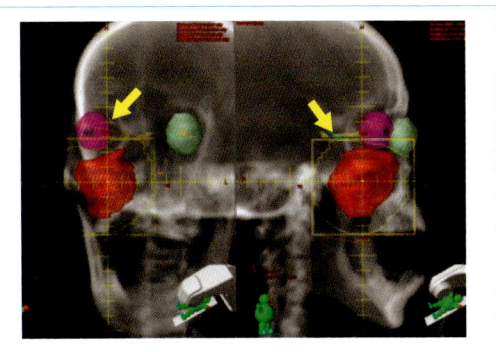

b）照射野縮小後
眼球、視神経を避けた照射野

図4-i-5　上顎洞がんの照射野の一例

示す。正常臓器耐容線量までは視神経、眼球を含んだ照射野(図4-i-5a)であり、正常臓器耐容線量以降は視神経、眼球を照射野から外した照射野(図4-i-5b)となる。放射線腫瘍医、医学物理士は腫瘍を制御するだけでなく、患者のQOLも考え、正常臓器に有害反応を起こさないように治療計画を作成している。

　高精度放射線療法の治療計画では、これまでよりも急峻な線量勾配の作成が可能となり、照射野外の線量をこれまでよりも劇的に下げることができるようになった。その反面、照射野が腫瘍本体から少しでもずれてしまうと、腫瘍本体に処方されるべき線量が入らなくなるという欠点もある。このようなことを避けるために、放射線腫瘍医、診療放射線技師、医学物理士が協力して、治療計画作成と検証作業を行うことにより、よりよい放射線療法をめざしている。

(4)放射線療法の実施

　治療計画装置を用いて放射線治療計画を作成し、高精度放射線療法においては十分な検証過程を経て、放射線療法が開始される。多くの場合は1日に1回の照射であるが、1日2回照射(多分割照射)が行われることもある。治療は、固定具を用いてCTシミュレーション時と同じ体位を再現し、実施される。

　放射線治療機器の高精度化は、治療部位と範囲を正確に設定する画像誘導放射線治療（image-guided radiotherapy；IGRT)や、最適な放射線の線量分布を照射する強度変調放射線治療(intensity modulated radiation therapy；IMRT)、回転型強度変調放射線治療(volumetric modulated arc therapy；VMAT)などがある。治療期間中、診療放射線技師は、患者の急性期障害の徴候や発現、治療患者の精神的苦痛やその変化をコミュニケーションの中で感じ取り、看護師や放射線腫瘍医に伝えることが重要である。

　放射線療法の高精度化に伴い、診療放射線技師の患者それぞれのセットアップにかかる負担は増大している。そのような状況でスムーズなセットアップを可能にし、治療時間の短縮かつ安全な治療の提供につなげるために、リニアック室では看護師と連携して患者の状態を共有することが重要である。

放射線療法の品質管理

放射線療法の品質管理は、治療装置の管理および治療計画の検証に分けられる。

治療装置の管理項目としては、X線出力に関連する項目や、日々のセットアップに関連する治療装置と位置照合装置の中心が一致しているか、等の幾何学的な項目がある。日本放射線腫瘍学会からガイドライン[1]が発表され、各項目の頻度などが示されており、それをもとに各施設で品質管理プログラムを策定し、実施する。

放射線治療計画の検証は、通常照射であれば照射されるモニタユニット(MU)値が正しいかどうかを、放射線治療計画装置とは別の手段を用いて検証する。IMRT等の高精度放射線療法であれば、検証専用のファントムおよび線量計を用いて実測検証が行われる。

がん診療連携拠点病院指定要件(放射線治療部門)の改訂に向けての提言では、放射線治療品質保証委員会を病院長(または施設長)の下に設置しなければならないとされており、放射線治療品質保証を専ら担当する者、放射線腫瘍医、放射線治療を担当する診療放射線技師、放射線技師長、ゼネラルリスクマネージャー、看護師、事務部門、放射線治療品質保証に精通した外部の者などから構成される、と示されている[2]。この委員会においては、品質管理業務の実施報告のみならず、品質管理のための具体的措置や作業マニュアルの作成・検討なども行うことになっている。

チーム医療における診療放射線技師と医学物理士の役割(まとめ)

放射線療法は、放射線腫瘍医による治療方針の決定から始まり、放射線腫瘍医や看護師からの治療の流れに関する患者への説明と同意、固定具の作成および治療計画用CTの撮影、治療計画の立案、治療計画の検証を経て行われる。当院における放射線療法の患者数は年々増加しており、放射線療法の高精度化も進んでいる。

ますます増加する放射線療法の実施業務と治療計画の検証および放射線治療装置の精度管理の両方を、診療放射線技師のみで行うことは難しくなってきた。そのため、治療計画の検証および放射線治療装置の精度管理を行う医学物理士という専門職の必要性が求められている。診療放射線技師や医学物理士の業務は表に出ることはないが、これらの専門職の働きによって、患者に安全で質の高い放射線療法を提供することが可能となるのである。

引用文献

1) 外部放射線治療におけるQuality Assuarance(QA)システムガイドライン．日本放射線腫瘍学会誌，11(Suppl.2)，2000．
2) 「がん医療の均てん化に資する放射線治療の推進及び品質管理に係る研究」班：がん診療連携拠点病院指定要件(放射線治療部門)の改訂に向けての提言，厚生労働科学研究費補助金(がん臨床研究事業) H22-がん臨床—一般-001，2012．

第4章 放射線療法、化学放射線療法の有害反応に対する看護

1. 放射線療法、化学放射線療法を受ける患者のケアのポイント
   - a 口腔粘膜炎のリスクアセスメントとケア
   - b 皮膚炎のリスクアセスメントとケア
   - c 疼痛に対するアセスメントとケア
   - d 栄養管理に対するアセスメントとケア
   - e 晩期有害反応とケア

2. 放射線療法、化学放射線療法を受ける患者のケアの実際
   - a がん放射線療法看護認定看護師・がん看護専門看護師の役割
   - b 外来診察室でのケア
   - c 治療室でのケア
   - d 病棟でのケア
   - e 精神面(不安)への対応
   - f 小児に対するケア
   - g 患者の家族に対するケア
   - h 患者の意思決定支援
   - i がんサバイバーシップ

3. 事例でわかるケアの実際
   - a 中咽頭がんでセツキシマブ併用放射線療法を受けた患者への看護
   - b 下咽頭がんで喉頭摘出後に放射線療法を受けた患者への看護
   - c 舌がん術後化学放射線療法を受けた患者の嚥下障害に対する看護

1 放射線療法、化学放射線療法を受ける患者のケアのポイント
a 口腔粘膜炎のリスクアセスメントとケア

　頭頸部への放射線療法では、口腔・咽頭・喉頭粘膜炎、味覚障害、唾液腺障害などにより疼痛、食事摂取量の低下などを生じ、治療中の患者のQOLは著しく低下する。中でも、口腔粘膜炎は治療上避けることが難しい有害反応である。しかし、その症状の重症化を予防し適切な管理を行うことは、治療中の患者のQOLの低下を最小限に抑え、予定された治療の完遂につながり、治療目的を達成するうえで重要となる。

　看護師は、治療開始前に口腔粘膜炎のリスク因子や患者の生活習慣、セルフケア能力のアセスメントを行い、患者が口腔粘膜炎の出現時期や程度、症状の消失時期、予防方法や症状出現時の対処方法について理解し、主体的に継続してセルフケアに取り組むことができるように指導することが必要である。

口腔粘膜炎の経過

　口腔粘膜に放射線が照射されると、照射開始後20 Gy程度から口腔内乾燥や味覚障害が出現し始める。30〜40 Gy以降には、主に軟口蓋、口腔底、頰部、舌根、舌背など照射範囲に一致して、口腔粘膜の発赤、紅斑、浮腫、びらん、出血、白苔の付着などの症状が出現する。そして、照射線量の増加とともに照射範囲にある粘膜の再生プロセスが妨げられ、斑状粘膜炎から癒合した粘膜炎へと移行し、次第に口内痛や嚥下時痛を伴うようになる。

　口腔粘膜炎は照射終了後1〜2週間後にピークを迎え、照射終了後約1カ月程度で症状は次第に改善していく。

口腔粘膜炎のリスクアセスメント

　口腔粘膜炎の主なリスク因子を**表1-a-1**に示す。

　治療側のリスク因子として、照射範囲、照射線量以外に、強度変調放射線治療（IMRT）を用いて照射を行った場合は、口腔内に低線量域が広がり、従来の照射方法と比較して粘膜炎の出現範囲が広がる可能性がある。また、化学療法の併用を行った場合は、放射線単独療法と比較して、より粘膜炎症状が増強する可能性がある。分子標的薬の併用では、従来の化学放射線療法の併用と比較して、粘膜炎症状が早期に出現したり、低線量域を含む口腔内全体に広がる可能性がある。そのため、放射線治療計画で照射野を確認するとともに、口腔内全体の注意深い観察が必要である。

　患者側の因子としては、特に患者の口腔内の状態に注意が必要である。不適切な義歯は粘膜への刺激となり、潰瘍を生じる原因となる。不衛生な口腔状態は細菌による口腔内感染を引き起こ

表 1-a-1　口腔粘膜炎のリスク因子

治療側の リスク因子	照射範囲	口腔・唾液腺を含む照射野
	照射線量	1回線量、線量率、分割回数
	化学療法の併用	メトトレキサート、フルオロウラシル、シスプラチン、タキソール、タキソテールなど
	分子標的薬の併用	セツキシマブ
患者側の リスク因子	口腔衛生状態不良	う歯、歯周炎、口腔内乾燥
	免疫能の低下	糖尿病、副腎皮質ステロイドの使用、化学療法による好中球減少
	その他	不適切な義歯、金冠歯 飲酒・喫煙 低栄養状態、貧血

し、粘膜炎を重症化させる原因となる。また、金冠歯は散乱線を生じ、金冠歯周囲に強く粘膜炎を生じる可能性がある。

口腔粘膜炎のケア

口腔粘膜炎の重症化を予防するためには、刺激物（たばこ・アルコール、香辛料や高温の飲食物など刺激性食品など）による粘膜刺激を避け、口腔内の清潔保持や保湿などの口腔ケアを心がけることが重要である。

(1) 観察ポイント

口腔の構造を図1-a-1に示す。治療中は、口腔粘膜の変化とともに、口腔粘膜炎のリスク因子である口腔内の衛生状態についても継続的に観察する必要がある。看護師は、口腔内をペンライトで照らしながら、舌圧子などを利用して、表1-a-2に示すような観察項目について口腔内全体を観察するとよい。患者が義歯を装着している場合は、義歯を外してから観察するようにする。また、口腔粘膜炎により口内痛や開口障害がある場合は、痛みに配慮しながら、開口可能な範囲で観察する必要がある。

口腔粘膜炎の程度や口腔内の衛生状態について、有害事象共通用語規準（CTCAE；表1-a-3）や口腔シェーマなどのアセスメントツールを利用することで、チーム内での情報共有や経時的な変化を評価しやすくなる。

(2) 治療開始前のケア

頭頸部に照射を行う場合、治療開始前に歯科受診を行い、口腔内の評価、歯科治療・専門的口腔ケア、口腔ケア指導などを行うことが重要である。特に口腔が照射野に含まれる場合は、治療中は口腔粘膜炎により歯科治療が困難となり、治療終了後も放射線骨髄炎や顎骨壊死のリスクから歯科治療は避けることが望ましいとされている。よって、治療開始までに歯科治療を済ませておく必要がある。

また、歯科衛生士による専門的口腔ケアや口腔ケア指導により、患者の口腔ケアに対する意識を向上させ、セルフケアを促すことも重要である。

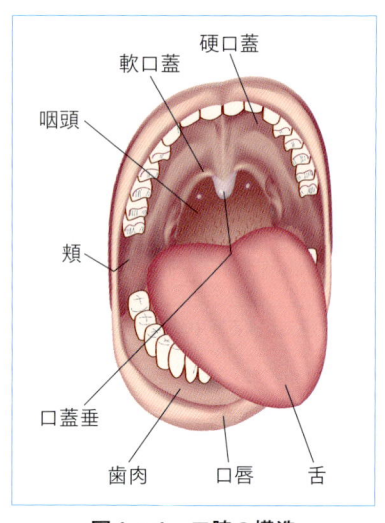

図1-a-1　口腔の構造

表1-a-2　口腔内の観察項目

- 観察部位：口唇、口角、頬粘膜、歯、歯肉、舌、口蓋
- 口腔粘膜の性状：粘膜の色調、発赤、腫脹、偽膜、潰瘍の有無
- 口腔衛生状態：食物残渣やプラークの付着状態、舌苔の有無、唾液の性状、口腔内乾燥の程度
- 出血、口内痛の有無
- 義歯の状態
- 口腔ケア実施状況
- 全身状態：血液データ（白血球数、好中球数、ヘモグロビン値、栄養状態など）、食事摂取状況

表1-a-3　口腔粘膜炎の有害事象共通用語規準グレード分類

Grade 1	Grade 2	Grade 3	Grade 4	Grade 5
症状がない、または軽度の症状がある；治療を要さない	中等度の疼痛；経口摂取に支障がない；食事の変更を要する	高度の疼痛；経口摂取に支障がある	生命を脅かす；緊急処置を要する	死亡

セミコロン（；）は「または」を意味する

（有害事象共通用語規準v4.0日本語訳JCOG版．http://www.jcog.jp）

（3）治療中のケア

　放射線療法期間中は、口腔粘膜炎の重症化を予防するために、口腔内の清潔保持や保湿を基本とした口腔ケアを行う。また、口腔粘膜炎による疼痛を緩和させるために、鎮痛薬による疼痛コントロールを行い、患者のQOLや治療意欲の維持に努めることが重要である。

❶口腔内の清潔保持

　口腔粘膜炎を悪化させるリスク因子の1つに、口腔内の汚染による口腔内感染があげられる。そのため、放射線療法期間中の口腔内の清潔保持は、口腔粘膜炎の重症化を予防するためにも重要である。

　口腔内を清潔に保つために、ブラッシングや含嗽を行う。歯の表面などの汚れや歯垢の除去には、ヘッドが小さく軟らかいナイロンブラシを使用する。1本磨き用のシングルタフトブラシや口腔ケア用スポンジブラシを用いることもあり、患者の歯列の状態などに合わせて適切なケア用品（図1-a-2）を選択することが重要である。

　含嗽は口腔内全体の清潔を保つことができ、ブラッシングが困難な強い口腔粘膜炎が生じたときには、含嗽が口腔ケアの主体となる。看護師は、治療

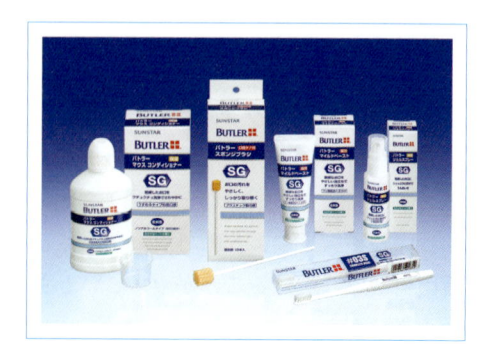

図1-a-2　口腔ケア用品の例

（画像提供：サンスター）

開始時から起床時、毎食前後、就寝時の1日6～8回程度、含嗽を行うように患者に指導する。ポビドンヨードガーグル液などアルコールを含む含嗽薬は口腔内の乾燥を助長させ、粘膜刺激による疼痛を引き起こす原因となるため避ける。

口腔粘膜炎が強く経口摂取が不可能となった場合でも、口腔内は痰や分泌物などで汚染されるため、ブラッシングや含嗽など可能な方法で口腔内の清潔保持を継続するよう指導することが重要である。

❷口腔内保湿

唾液腺が照射野に含まれる場合など口腔内の乾燥が強い場合は、唾液による潤滑作用や粘膜保護作用が低下するために、口腔粘膜が傷つきやすくなり、口腔粘膜炎の悪化の原因となる。また、唾液による自浄作用が低下し、歯垢が堆積しやすくなるだけでなく、抗菌作用が低下することで口腔内の感染症やう歯の原因となる。さらに、唾液による潤滑作用が低下すると食事摂取や会話が困難になり、強度の口腔内乾燥・口渇感によって睡眠が障害されるなど、患者のQOLは低下する。そのため、口腔内の保湿により口腔環境を改善させ、不快感を軽減できるようケアする必要がある。

放射線による口腔内乾燥は治療後も長期間にわたって持続することが多く、治療後も口腔内の保湿を継続することが重要となる。こまめな水分摂取や含嗽を基本として、保湿剤や人工唾液、ピロカルピン塩酸塩(サラジェン®)など患者が実施しやすいものを選択する。

❸疼痛コントロール

口腔粘膜炎は照射線量の増加とともに重症化し、それに伴い、疼痛も増強する。治療中は患者の口腔内の観察とともに、口腔粘膜炎に伴う疼痛の程度についても観察・評価し、積極的に疼痛コントロールを行うことが、患者のQOLや治療意欲の維持に重要となる。

疼痛コントロールは、WHO方式がん疼痛治療法の5つの基本原則(表1-a-4)に従い、患者の痛みの状態に合わせた鎮痛薬の調整を行う。

看護師は、日々の観察で得られた患者の痛みの訴えや、粘膜所見の変化、食事摂取状況および睡眠状況などから、痛みの程度やコントロール状況などを総合的にアセスメントする。痛みの程度の変化に合わせて速やかに適切な鎮痛薬の使用や鎮痛薬の変更などの介入を行うことは、患者の身体的な苦痛だけでなく、疼痛による不安など精神的な苦痛の緩和につなげることができる。

❹食事の工夫

口腔粘膜炎が起こると、食事による接触痛から経口摂取量の低下をきたし、やがて低栄養状態を招き、粘膜炎が遷延する可能性がある。そこで、患者の栄養状態を維持するために、食事摂取時の疼痛コントロールに加えて、食事内容の工夫が必要となる。

経口摂取が可能な場合は、食事による粘膜への刺激を軽減するために、高温の食品や刺激性食品(酸味の強いもの、辛いものなど)を避ける、味つけを控え目にする、口腔内でつぶせる程度の軟らかさにする、などの工夫をするよう指導する。

表1-a-4　WHO方式がん疼痛治療法の5つの基本原則

①by the mouth 経口投与を基本とする 経口投与ができない場合は、非経口投与が基本となる
②by the clock 時刻を決めて投与する
③by the ladder 痛みの強さに応じて段階的に投与する
④for the individual 個人の特性に合わせて使用する
⑤with attention to detail 細かい配慮をする

また、食事摂取量が低下する場合には、栄養補助食品などを利用して栄養状態が維持できるようにすることも重要である。頭頸部への照射では、口腔内乾燥や味覚障害など食事に影響するさまざまな有害反応が起こるため、栄養状態を維持し、患者の嗜好や食べやすさに合わせた食事が摂取できるよう、栄養士やNST（栄養サポートチーム）と連携して、食事内容を検討することが必要である。

　口腔粘膜炎による疼痛が強く、経口摂取が困難な場合は、経静脈栄養や経管栄養（胃瘻を含む）などに切り替えて、栄養状態が維持できるようにする必要がある。

❺セルフケア支援

　口腔粘膜炎の重症化を予防し、症状出現時に適切な対処を行うためには、患者自身がセルフケアの必要性を理解することが重要である。看護師は、口腔粘膜炎に伴う症状に加えて、患者のセルフケア能力についてもアセスメントし、治療に伴う症状の経過の目安とともに、患者が実施可能なセルフケア方法を指導する。患者自身がセルフケア困難な場合は、家族にセルフケア方法を指導し、セルフケアできるよう協力を得る。

　特に、口腔粘膜炎の程度が増強し、痛みが強い時期は、セルフケアそのものが継続できなくなることもある。そのような場合は、看護師や歯科衛生士など口腔ケアを専門とするメンバーがチームとしてケア介入し、ケアが継続できるようにすることも検討する。

　口腔粘膜炎のグレード別ケアの例を**表1-a-5**に示す。

（4）治療終了後のケア

　口腔粘膜炎は、照射終了後2〜4週間程度で次第に改善していく。症状が持続している間は、治療中と同様の口腔ケアや保湿、疼痛コントロールなどのケアを継続し、症状の改善に合わせ

表1-a-5　口腔粘膜炎のグレード*別ケア

グレード/症状	ケア方法
Grade 1 粘膜の発赤・浮腫 食事摂取に影響しない	予防的なケアが中心となる時期 ・ブラッシングを行う。アズレン（アズノール®）含嗽は1日6〜8回程度行うよう指導する ・刺激性食品を避ける
Grade 2 粘膜の強い発赤、斑状潰瘍、偽膜の形成 疼痛を伴う 食事の変更を要する	予防的ケアに加えて、症状に合わせたケア内容の変更が必要な時期 ・ブラッシングと含嗽を行う。含嗽薬は局所麻酔薬のリドカイン塩酸塩（キシロカイン®）入りのものに変更する ・疼痛には、アセトアミノフェンの定期投与を開始する。疼痛が強い場合は、オピオイドをレスキューとして、または毎食前に使用する ・軟らかい食品を中心とした食事摂取内容に変更する。摂取状況によっては、経静脈栄養や経管栄養を併用する
Grade 3 癒合した潰瘍、偽膜の形成 わずかな外傷で出血がみられる 強い疼痛を伴う 経口摂取が不可能	セルフケアが困難になる時期。患者が可能な範囲でのケアの継続を行う。医療者の介入が必要となることもある ・可能な範囲でブラッシングを継続するが、痛みが強い場合は局所麻酔薬入り含嗽を中心に継続する ・オピオイドの定期投与、痛みに合わせてレスキューを使用する ・経口摂取が不可能な場合は、経管栄養へ切り替える
Grade 4 壊死、顕著な自然出血など生命を脅かす症状がみられる	・放射線療法の中止を検討する

*有害事象共通用語規準v4.0

て、口腔ケアの方法や食事摂取内容の変更、疼痛コントロールの方法の調整を行う。

　頭頸部に放射線を照射した場合は、口腔粘膜炎以外にも口腔内乾燥や味覚障害などの症状を生じ、照射終了後も数カ月〜数年持続する場合がある。口腔内乾燥が続くと、唾液による口腔内の自浄作用・抗菌作用が低下し、口腔内が酸性に傾くことによってう歯が発生しやすくなる。さらに、放射線照射後の抜歯処置によって顎骨壊死を起こすリスクもあり、治療後も継続した口腔内の清潔保持、保湿、食事内容の工夫が必要となる。

　患者には、治療後も継続したセルフケアが実施できるよう、症状の改善時期とケアの必要性を説明しながら、かかわることが重要である。

▶ 口腔粘膜炎の看護ケアのポイント

①口腔内の清潔保持：口腔内の感染による口腔粘膜炎の重症化を予防するため、ブラッシング・含嗽を基本とした口腔ケアの継続が重要である。

②口腔内保湿：口腔内乾燥による口腔粘膜の傷害と口腔内の不快感を予防するために、含嗽・保湿剤などによる保湿を行う。

③疼痛コントロール：治療継続に伴い増強する疼痛の程度に合わせて鎮痛薬の内容を調整できるよう、継続的な疼痛の評価と、症状緩和のための積極的な鎮痛薬の使用を行う。

④食事の工夫：口腔粘膜炎による疼痛や食事摂取状況に合わせて食事内容の工夫や経静脈栄養、経管栄養などの栄養摂取方法を変更し、栄養状態が維持できるよう、食事摂取方法を調整する。

参考文献

1) 丹生健一，佐々木良平編：カラーアトラス 目で見て学ぶ 放射線療法の有害反応─多職種チームで実践する治療と患者支援，日本看護協会出版会，2011.
2) 浅井昌大ほか編：頭頸部がん化学放射線療法をサポートする 口腔ケアと嚥下リハビリテーション，オーラルケア，2009.
3) 篠田宏文：口腔粘膜炎．大西 洋ほか編著：がん・放射線療法，p.120-125，篠原出版新社，2010.

1 放射線療法、化学放射線療法を受ける患者のケアのポイント
b 皮膚炎のリスクアセスメントとケア

外照射の場合、放射線が必ず皮膚を通過しているため、皮膚に何らかの影響が生じる。放射線治療計画から治療部位、照射方向や線量を読み取り、皮膚炎を予測し、悪化の予防に努めることが重要である。累積線量が20Gy程度より皮膚炎の症状が出現し始める(**表1-b-1**)。皮膚炎の評価は有害事象共通用語規準(CTCAE) v4.0を用いて統一した評価を行い、系統的に対処することが望ましい。当院(愛知県がんセンター中央病院)では、評価しやすいようにCTCAEに写真を添付して使用している(**図1-b-1**)。また、ケアは皮膚炎ケアマップを作成して使用している(**図1-b-2**)。

皮膚炎ケアの目標は皮膚の健全性を保つことであり、もし湿性の表皮剥離が起こった場合は、感染を予防し、皮膚の再生をサポートすることが重要である。頭頸部の放射線皮膚炎が他の治療部位より強く出現する傾向にある理由は、低エネルギーのX線であるこ

表1-b-1 皮膚照射線量と急性放射線皮膚炎

照射線量	身体所見	症状
20～30 Gy	発赤、紅斑	淡い発赤、掻痒感、ピリピリ感、脱毛
30～50 Gy	乾燥、落屑	乾燥、熱感、刺激感、軽度の疼痛
50～60 Gy	びらん、滲出液、出血	強度の掻痒感、疼痛

(長井優子,小口正彦：皮膚炎・脱毛.大西洋ほか編著：がん・放射線療法,p.116,篠原出版新社,2010より抜粋)

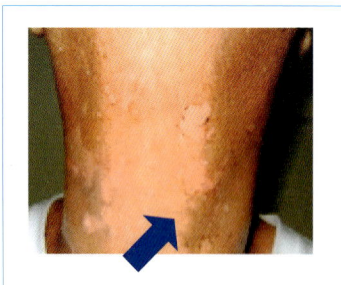

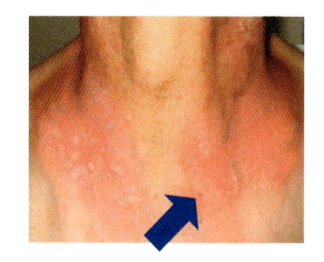

| | 乾性落屑(Grade 1) | まだらな湿性落屑(Grade 2) | 皺や襞以外の部位の湿性落屑(Grade 3) |

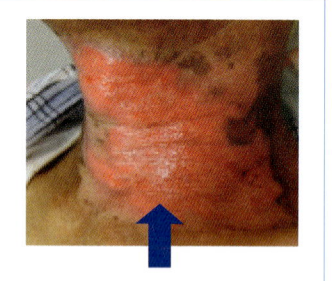

Grade 1	Grade 2	Grade 3	Grade 4	Grade 5
わずかな紅斑や乾性落屑	中等度から高度の紅斑；まだらな湿性落屑。ただしほとんどが皺や襞に限局している；中等度の浮腫	皺や襞以外の部位の湿性落屑；軽度の外傷や摩擦により出血する	生命を脅かす；皮膚全層の壊死や潰瘍；病変部より自然に出血する；皮膚移植を要する	死亡

(CTCAE v4.0)

図1-b-1 放射線皮膚炎の有害反応の判定基準と皮膚の状態

頭頸部皮膚炎ケア表

セルフケア指導ポイント	<清潔ケア> ・入浴、シャワー時に熱いお湯の使用は避ける。微温湯がよい。 ・タオルやスポンジなどで皮膚を擦らない。 ・石鹸はよく泡立てて使用し、泡でやさしく洗い、十分に洗い流す(写真A)。泡立てネットを使用するとよい。 ・照射部位にはかみそりを使用しない。 ・清潔にすることが大切である。できる限りシャワーで洗い流す。 <衣服> ・衣服の襟による摩擦を避ける。 　＊寝衣が当たる場合は、襟を切ることを推奨する(写真B)。 ・皮膚へ刺激となる素材は避ける(ウール、硬い素材など)。 <その他> ・照射野の皮膚に絆創膏や湿布などの粘着性のあるものを貼らない。 ・摩擦による皮膚損傷をさせないよう注意を払う(外用薬を塗るときの摩擦を避ける、照射野の皮膚を擦ったり掻いたりしない)。 ・自己判断で市販の軟膏を塗らないように指導する。
ケア上の注意点	・洗浄時、水道水で痛みを伴う場合は、生理食塩水で洗浄するとよい。 ・表皮剥離がなければ、基本的には覆わず開放でよい。 ・表皮剥離し、保護する必要がある場合は、外科用パッド(モイスキンシート)やドレッシングテープを貼用したガーゼなどで保護する(写真C)。 　例：物理的に保護したい場合(髪や服で擦れるため直接当たらないようにする)、乾燥する場合、滲出液が多い場合など。 ・照射野の皮膚にテープは貼らない。テープを貼る場所がない場合は、頸部をガーゼで1周巻いて、ガーゼ同士を固定するようにテープを貼る。または、ネットを巻いて固定する(写真D)。 ・軟膏は症状別に使用するとよい。 　＊軟膏塗布の開始は、表皮剥離を目安とする。乾燥してきたら→白色ワセリン、プラスチベース®などで保湿する(保湿は大事だが、皮膚炎が予防できるかは不明である)。痛い・かゆい→ベンダザック(ジルダザック®)軟膏 ・皮膚炎による疼痛に対しても、疼痛コントロールが必要である。

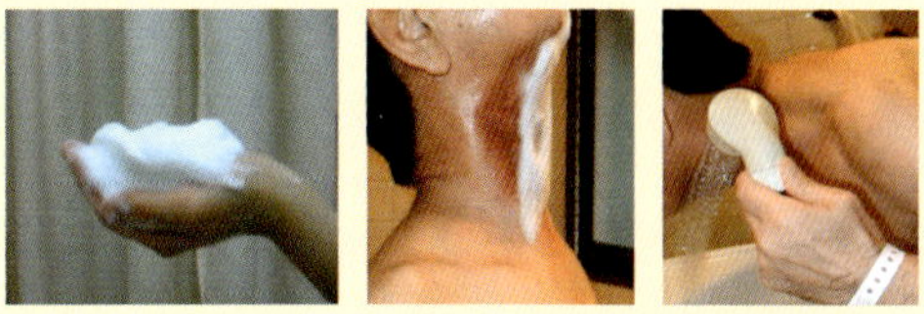

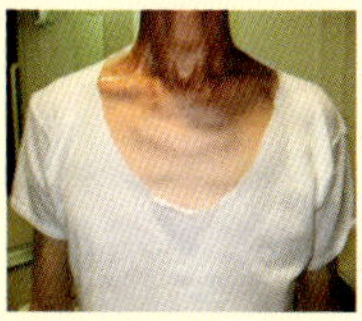

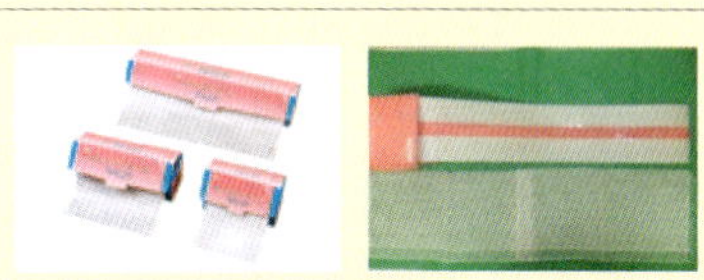

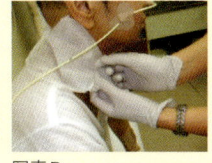

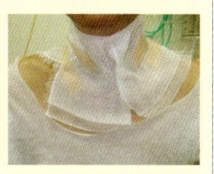

写真A

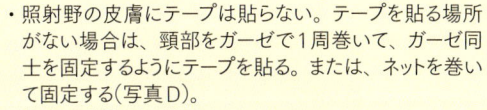

写真B

写真C　ガーゼ2枚を使用し、エアウォールを貼用

写真D

図1-b-2　放射線皮膚炎ケアマップ

(愛知県がんセンター中央病院)

と、総線量が多いこと、体厚が不均一な部位であること、さらに、衣類の襟による刺激が加わりやすいこと、粘膜炎も発症しやすい部位なので経口摂取が不十分となり栄養状態が悪くなること、などがあげられる。放射線療法の内容を変更することはできないため、照射部位の環境を改善することが必要である。清潔にする、保湿する、刺激を避ける、栄養状態の改善に努めることが、ケアのポイントである。

皮膚炎の観察ポイント

(1)観察項目

●皮膚の状態：照射野(入射口、出射口)、特に背部など自分では観察しにくい部分は注意が必要。周囲の発赤の有無と程度、乾燥や湿潤の有無と程度、損傷の有無

- 治療内容：照射部位、1回線量・累積線量、抗がん薬使用状況と使用薬剤
- セルフケア能力：スキンケアに関する認識、知識の程度、日常的な実施状況
- 自覚症状：搔痒感、疼痛、灼熱感の有無
- 栄養状態：栄養摂取量、採血データ、身長、体重、BMI、経管栄養の有無とその種類
- 精神状態
- その他：年齢、皮膚疾患の既往、衣類の摩擦や圧迫などの物理的刺激の有無

（2）リスク因子

　放射線皮膚炎の悪化を防ぐためには、患者自身のケアが重要となる。看護師は患者自身のセルフケア能力を把握し、患者のライフスタイルに合った方法でケアが行えるよう、具体的なケアをいっしょに考えていくことが大切である。また、リスク因子がある場合は、少しでもリスクが回避できるような対策が必要となる。

❶皮膚炎に影響を及ぼすリスク要因
- 比較的エネルギーが低い4〜6 MVのX線の場合、皮膚炎のリスクは高くなる。エネルギーの高いX線でも、出射口に皮膚炎が出現する可能性がある。
- 電子線は体表面の治療に用いられることが多いため、皮膚炎のリスクが高い。
- 一般的に、使用ビームの門数が少ないと皮膚炎のリスクは高くなる。
- 照射部位に湿布やガーゼを貼用することや、シェルを用いることにより、ボーラス効果で皮膚線量が増す。皮膚線量が軽減されるように、シェルを切り抜く試みもある（図1-b-3）。
- 薬剤併用療法の場合、分子標的薬（セツキシマブ）や抗がん薬（タキサン系、フルオロウラシル系）などの併用により、放射線単独療法よりも早い時期から皮膚炎が出現し、症状が遷延しやすいため、さらなる注意が必要である。放射線皮膚炎とセツキシマブによるざ瘡様皮疹は、出現時期が異なる（図1-b-4）。

❷患者側のリスク要因
- コントロール不良な糖尿病患者では皮膚炎が起こりやすい。
- 顔や頸部、腋窩、外陰部などのしわの多い部位

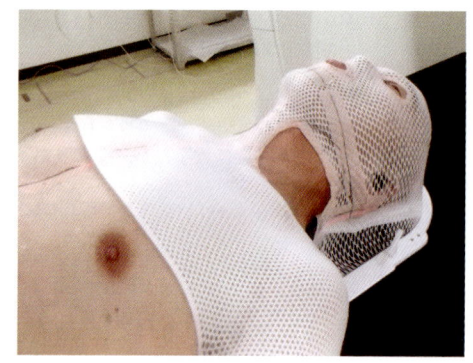

図1-b-3　皮膚線量を減らすためシェルを切り抜いた例

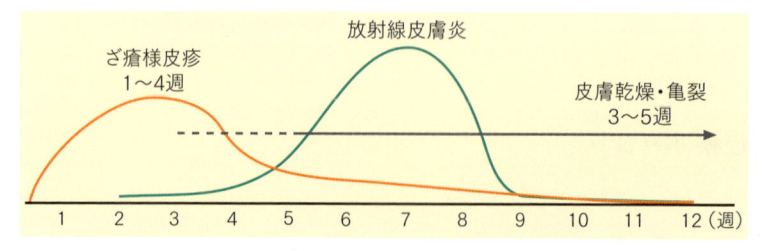

図1-b-4　セツキシマブ＋放射線療法併用時の皮膚炎の発現時期

（皮膚症状とその対策，ブリストル・マイヤーズ＆メルクセローノ，2012年12月）

は皮膚炎が起こりやすい。皮膚同士が擦れることによる機械的刺激も、増悪の一因となる。
● 照射野を締めつける衣類や照射野が擦れるような衣類による刺激は、リスクとなる。

皮膚炎のリスクアセスメント

　治療計画を看護の視点で読み取ることが必要である。線量分布図から、照射部位、照射範囲、照射方法、門数、線種、1回線量、総線量などを把握し、皮膚炎の出現部位を予測する。次に、

表1-b-2　皮膚炎のケアの方法とポイント

清潔	照射部位は清潔に保つ ・壊死組織や残留物が残っていると細菌感染しやすく、創傷治癒を遅らせる ・石鹸などを泡立てて泡でやさしく洗い、十分洗い流す ・熱いお湯の使用は避け、微温湯を使用する ・拭くときは摩擦を避け、押さえ拭きをする ・皮膚炎がひどいときには、お湯で洗い流すだけで十分 ・水道水で構わない ・びらんで水道水がしみる場合は、生理食塩水を使用する ・洗浄の回数は汚染状況に合わせて行う ・気管口がある場合など洗い流すことが難しい場合は、ベーテルFやリモイス®クレンズなどの清拭洗浄料を使用する
湿潤	皮膚保護の一般的な方法 ・表皮剥離がなければ、基本的には覆わず開放でよい ・表皮剥離が出現してきたら、皮膚保護剤、白色ワセリン、プラスチベース®、オリーブ油、アズレン(アズノール®)軟膏などを使用し、保湿を図る ・表皮剥離し保護する必要がある場合は、直接ガーゼを当てると皮膚に貼りついたり摩擦の原因となるため、避ける。非固着性創傷被覆材(モイスキンシート、メロリン、エスアイエイドなど)を使用する ・軟膏を塗るタイミングは、清潔にした(入浴、洗浄)後が適している。乾燥してきたら、清潔にして塗ることを勧める。回数は適宜でよい ・一般的に、軟膏をのばして塗布した場合、軟膏の厚みは数ミクロン〜数十ミクロン程度とされており、物理的にそれほど大きな影響があるとは考えがたいため、照射前に軟膏を落とす必要もない。分厚く塗布されている場合は、ボーラス効果を生じる可能性がある ・照射中は、金属を含む酸化亜鉛(亜鉛華軟膏)、スルファジアジン銀(ゲーベン®クリーム)などは使用しない ・基材がクリームのものは塗らない。医師から処方されたもの以外は使用しない ・副腎皮質ステロイドが放射線皮膚炎に効果があるかどうかは不明である。施設間での差もあるようである。当院では、ステロイド軟膏の長期使用による有害反応が懸念されるため、急性増悪期に限定して使用している
刺激の回避	放射線を受けた皮膚はバリア機能が低下しているため、刺激を与えないようにすることが重要 ・衣類はゆったりとした綿素材のものを選択する。頸部が照射野に入っている場合、できるだけ広く開襟しているものが望ましい。照射野に衣類が当たる場合は、衣類を切ることを推奨する。ネックレス、マフラー、ネックウォーマーなど照射野に触れるものは避ける ・頸部が照射野に含まれ保護の必要があるときは、固定のテープを照射野に貼らないようにする必要がある。テープなどを貼る場合は、照射野を完全に覆うように被覆材を大きく広げ、絆創膏は照射野外に貼る。もしくは被覆材で頸部を1周覆い、被覆材同士をテープで留めるか、またはストッキネットの使用などの工夫が必要となる(写真) ・絆創膏を除去するときに皮膚が剥離してしまうため、照射野内に絆創膏、湿布などを貼らない ・軟膏塗布する場合は、皮膚に塗りつけるのではなく、軟膏をおくようにやさしく塗る ・軟膏を皮膚に直接塗りにくい場合は、被覆材に塗って貼用する ・照射部位は、擦ったり掻いたりしない。爪は短くする ・皮膚炎が出現し始め、痛い・かゆいなどの症状がある場合は、就寝時に無意識に掻いてしまうことを避けるため、早めに軟膏等を処方してもらうことを勧める ・照射部位の髭は、かみそりでなく電気かみそりを使用する ・日焼けは避ける。直射日光に当たらないよう、帽子、日傘、スカーフなどを使用する

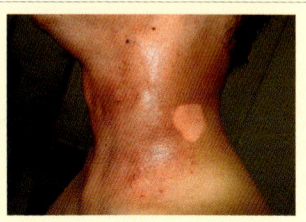

照射野のテープ除去による皮膚剥離

次に、リスク因子を把握し、回避できるものはないか確認する。

患者へは、皮膚炎の発生時期と経過、皮膚炎の予防の必要性、いつどのような症状が出現してどのように経過するのか、症状出現時の対処方法について、具体的な日常生活上の注意点を指導する。さらに、患者のセルフケア能力を評価することが重要なポイントになる。皮膚ケアができているか、皮膚炎の予防・対処行動をとることができているかなど、患者の対処能力に応じて、いつ・どのような指導を行うかを検討して対応する必要がある。

皮膚炎のケア

皮膚炎に対する治療法はこれまでさまざまな方法が試行錯誤されてきているが、現在のところ確定的なエビデンスは存在せず、放射線療法期間中の患者のQOLを低下させる大きな問題になっている。ケアのポイントは、皮膚の保清と保湿を行い、物理的刺激から皮膚を守ることである。具体的なケアの方法とポイントを表1-b-2に、皮膚炎のグレード別ケア方法を表1-b-3に示す。

治療終了時のセルフケア指導

治療終了時は、以下のようなセルフケア指導を行う。
- 治療後2～4週間かけて症状が軽減してくる。
- 治療後の皮膚炎の経過を説明する。
- 治療が終了しても、マーキングは無理に消さず、自然に消えるのを待つ。
- 症状が落ち着くまで(1カ月程度)、治療中のケアを継続するように説明する。
- 皮膚が脆弱化しているため、できる限り刺激を避けるように説明する。
- 放射線療法による急性放射線皮膚炎が消退した後に、抗がん薬などの投与によって、急性放射性皮膚炎が再燃する"リコール現象"と言われる現象が起こる可能性を説明する。
- 遅発性放射線皮膚炎について説明する。皮膚線量が高い場合は、数カ月～数年後に皮膚萎縮、血管拡張、線維化、色素沈着などの遅発性障害が生じる場合がある。

表1-b-3 皮膚炎のグレード*別ケア方法

Grade 1	・症状がない場合は注意深く観察する ・熱感があればクーリングも可能である。ただし、皮膚炎における有効性と治療効果に及ぼす影響は確立されていない ・疼痛・掻痒感があれば、鎮痛効果のある薬剤、非ステロイド抗炎症薬(NSAIDs)軟膏(ベンダザック軟膏など)を塗布する
Grade 2 Grade 3	・表皮が剥離してきた部位に対しては、通過菌の除去のために水(人肌程度のぬるま湯)で洗浄する ・湿潤環境を保持するため、適切なドレッシング材を使用する ・低栄養は状況を悪化させるのみである。口腔粘膜炎のコントロールなどで、経口摂取をできるだけ十分な状態で続けるようにし、栄養の確保に努める
Grade 4	・まれにGrade 4の皮膚障害をきたすことがある。出血などの場合は、放射線療法の休止となる。Grade 2・3のケアを継続する ・皮膚壊死の場合などは植皮が必要となるため、主治医の指示に従う

*有害事象共通用語規準(CTCAE) v4.0

▶**皮膚炎の看護ケアのポイント** 皮膚炎の看護ケアのポイントは、①清潔にする、②保湿する、③摩擦からの回避、である。

参考文献
1) 唐沢久美子編：がん放射線治療の理解とケア，Nursing Mook 43，学習研究社，2007．
2) 丹生健一，佐々木良平編：カラーアトラス 目で見て学ぶ 放射線療法の有害反応—多職種チームで実践する治療と患者支援，日本看護協会出版会，2011．
3) 濱口恵子ほか編：がん放射線療法ケアガイド—病棟・外来・治療室で行うアセスメントと患者サポート，新訂版，ベスト・プラクティスコレクション，中山書店，2013．
4) 井上俊彦ほか編：がん放射線治療と看護の実践 部位別でわかりやすい！最新治療と有害事象ケア，金原出版，2011．
5) 嶺岸秀子ほか編著：放射線治療を受けるがんサバイバーへの看護ケア，ナーシング・プロフェッション・シリーズ，医歯薬出版，2009．

1 放射線療法、化学放射線療法を受ける患者のケアのポイント
c 疼痛に対するアセスメントとケア

　頭頸部がんの放射線療法によって起こる皮膚炎、粘膜炎による痛みは、食事、会話、睡眠などの日常生活に影響を及ぼし、患者のQOLを低下させる。痛みのため、治療に対する意欲を保てず、治療の完遂へ影響を及ぼすこともある。痛みのアセスメントを適切に行い、効果的な薬物療法と看護ケアを実践することは、放射線療法期間中の患者のQOLの低下を最小限にし、治療への意欲を維持するうえで重要である。
　本稿では、放射線照射に伴う皮膚炎、粘膜炎による疼痛のアセスメントとケアのポイントについて述べる。

疼痛治療の流れ

　痛みは主観的な体験であり、患者から痛みの体験をていねいに聞くことが、効果的な疼痛緩和を行ううえで重要なポイントである。痛みが生じたら、痛みの特徴や部位を把握し、痛みの原因をアセスメントする。
　痛みは障害された部位に応じて、侵害受容性疼痛(体性痛、内臓痛)と神経障害性疼痛に分類され、痛みの種類に応じて、WHO方式がん疼痛治療法(p.159 表1-a-4参照)を参考に薬剤が選択される。薬物療法に看護ケアを組み合わせることで、より効果的な鎮痛効果を得ることができる。痛みの状態は、病状や治療の影響、患者の精神状態により日々変化する。継続的に痛みのアセスメントを行い、鎮痛薬の有害反応をマネジメントする。鎮痛が不十分だったり、痛みが増強したり、新たな痛みが出現した場合は、再度痛みのアセスメントを行い、疼痛治療の見直しを行う。全プロセスを通して、多職種で多角的にアセスメントすることが重要である。疼痛治療のプロセスを図1-c-1に示す。

頭頸部放射線療法による疼痛アセスメントとケア

　頭頸部放射線療法による有害反応である皮膚炎、粘膜炎、口内炎、口腔内乾燥により疼痛が生じる。皮膚炎や粘膜炎、口内炎、口腔内乾燥による疼痛は、照射線量が20 Gy頃から出現する。
　皮膚や口腔・咽頭粘膜の疼痛は、食事や会話、睡眠などの日常生活へ支障をきたし、患者のQOLを低下させる。予防策を講じても回避することが困難であるため、痛みをなるべく軽減し、生活への影響を少なくすることが重要である。たとえば、疼痛による嚥下への影響が少なければ、NGチューブやPEGを使用しなくてもよく、経口から栄養摂取できる期間が延長し、食べる楽しみを維持できるとともに、放射線照射後の嚥下機能回復にかかる期間も短縮される。

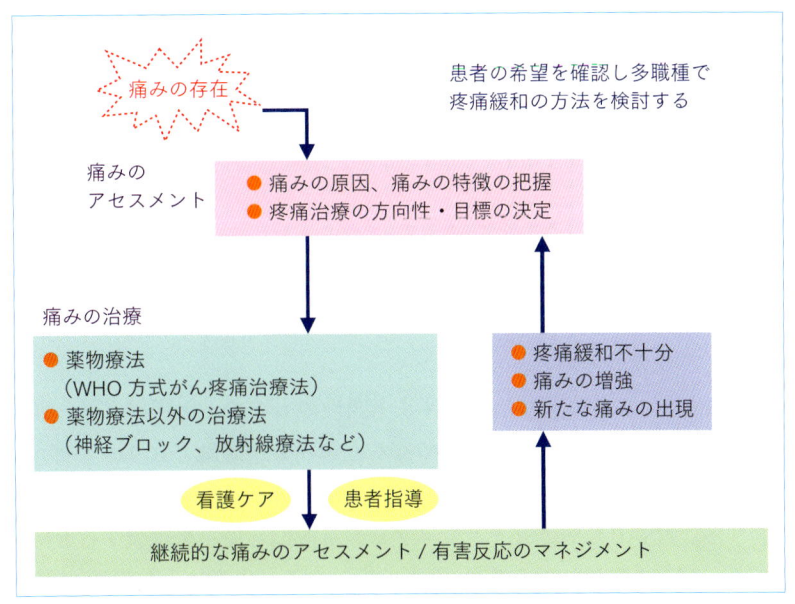

図1-c-1　疼痛治療のプロセス

（1）放射線粘膜炎・皮膚炎の疼痛アセスメント

　粘膜・皮膚組織が放射線照射により障害を受け、炎症が起こることで痛みが生じる。**表1-c-1**に示す項目をアセスメントして、鎮痛薬を選択し、疼痛に対するケアプランを立てる。

　日常生活への影響のアセスメントが重要となる。「夜間、痛みを気にすることなく眠れる」など、患者と実現可能な目標設定をする。放射線粘膜炎・皮膚炎に伴う疼痛は、照射が終了すると症状は必ず軽減するため、どれぐらいの時期に痛みがピークとなり、どれぐらいの経過で痛みが軽減するのかの見通しを伝えることは、患者に安心感を与える。

表1-c-1　放射線粘膜炎・皮膚炎のアセスメント項目

- 痛みの部位、強さ、性質：どこが、どれぐらい、どんな痛みか
- 痛みのパターン：いつ痛むのか
- 痛みの経過：いつからの痛みか
- 痛みによる日常生活への影響：食事、会話、睡眠などの日常生活にどれぐらい影響があるか
- 痛みの増強因子、緩和因子：どんなとき痛みが増強し、どんなとき痛みが楽か
- 鎮痛薬の効果と有害反応
- 痛みや薬に対する患者の考え
- 精神面、社会面、スピリチュアルな側面の苦痛

（2）放射線粘膜炎・皮膚炎による疼痛に対する薬物療法

❶使用する薬剤

　放射線粘膜炎による疼痛に対しては、国際がんサポーティブケア学会（MASCC）のガイドラインで推奨されている2％モルヒネ含嗽水がわが国では使用が難しいため、神戸大学医学部附属病院の緩和ケアチームでは、経口モルヒネ製剤（モルペス®、オプソ®）を中心に薬剤の提案をしている。腎機能が悪い場合は、オキシコドンやフェンタニルを代替薬として使用する。

　放射線皮膚炎に伴う疼痛に対しては、皮膚表面の体性痛の要素が大きいと考え、非ステロイド抗炎症薬（NSAIDs）やアセトアミノフェンを中心に、必要があればオピオイドを追加・併用しながら対応する。

❷鎮痛薬の使用方法

　適切な鎮痛薬を選択しても、適切に使用しなければ、患者の痛みを効果的に緩和することはできない。鎮痛薬の効果を最大にするような鎮痛薬の使用が重要である。

　放射線粘膜炎・皮膚炎に伴う痛みは、初期の段階から持続痛を呈することは少ないため、鎮痛薬は頓用で開始する場合が多いが、痛みが1日中持続し、苦痛が強い場合は、定期で鎮痛薬を使用して頓用薬を併用する。口腔・咽頭の粘膜炎による疼痛は、摂食時、口腔ケア時、処置時に症状が増悪する。鎮痛薬の最大効果発現時間に食事摂取や口腔ケア・処置ができるように、食事や処置の30分～1時間前に鎮痛薬を予防投与する。夜間に痛みで覚醒する場合は、就寝前に薬剤を予防的に使用すると効果的である。

　放射線粘膜炎・皮膚炎による疼痛は治療に伴う一過性のもので、治療終了後、痛みが軽減してくるのに2週間程度を要する。痛みが緩和してくると鎮痛薬が過量となり、オピオイド使用中の場合は眠気や嘔気といった過量のサインが出てくる。痛みの程度と過量のサインを観察し、鎮痛薬の減量を検討する。NSAIDsやアセトアミノフェンも漫然と使用を継続すると有害反応が問題となってくるため、痛みが軽減したら減量・中止を検討する。患者にも粘膜炎・皮膚炎の改善までにかかる期間、見通しを伝えておき、何か異常があれば申し出るよう説明する。

❸鎮痛薬の有害反応への対応

　鎮痛薬にはさまざまな有害反応がある。鎮痛薬の有害反応が患者へ苦痛を与え、QOLを低下させることになるため、有害反応を予防または最小限にすることが大切である。

　オピオイドの代表的な有害反応は便秘、眠気、嘔気である。便秘は耐性を形成しないため、オピオイド使用中は継続して対処する必要がある。嘔気や眠気は数日で症状が治まってくることが多い。オピオイドの代表的な有害反応と対処方法を表1-c-2に示す。

　NSAIDs使用中は、胃腸障害に対する予防薬(プロトンポンプ阻害薬[PPI]：タケプロン®、パリエット®など。または高用量のH$_2$ブロッカー：ガスター®など)を使用し、腎機能障害や出血傾向に注意する。アセトアミノフェンは肝機能障害に注意が必要である。

(3) 放射線粘膜炎・皮膚炎による疼痛に対するケア

❶粘膜炎の疼痛に対するケア

　口腔内の乾燥や感染は疼痛増強の原因となるため、口腔ケアを実施し、含嗽薬や保湿剤で保湿

表1-c-2　オピオイドの代表的な有害反応と対応

有害反応	対応
便秘	・下剤の使用 　[腸蠕動が弱い場合]センノシド(プルゼニド®)、ピコスルファートナトリウム(ラキソベロン®) 　[便が硬い場合]酸化マグネシウム(マグミット®)、ラクツロース(モニラック®) ・便処置(炭酸水素ナトリウム・無水リン酸二水素ナトリウム配合[新レシカルボン®]、グリセリン浣腸液) ・生活指導(飲水・運動を促す)、温罨法、腹部マッサージ
嘔気	・制吐薬の使用 　[嘔吐中枢に作用]プロクロルペラジン(ノバミン®)、ハロペリドール(セレネース®) 　[体動時の嘔気、めまいを伴う嘔気]ジフェンヒドラミン・ジプロフィリン配合(トラベルミン®) ・食事の工夫(においの少ない食事、食べやすいものを選択)
眠気	・他の眠気の原因となる薬剤を整理する ・生活に支障がある場合は、オピオイドの減量やオピオイド・スイッチングを検討する

をする。患者にも、口腔ケアや保湿の重要性を指導する。

　食事形態は、粘膜炎に伴う疼痛の程度に応じて、摂食時の痛みが最小限になるよう、軟らかい食事形態へ変更し、酸味や刺激物(香辛料、アルコール、たばこ)を避けるようにする。食事や口腔ケア、処置の30分～1時間前に頓用の鎮痛薬(オプソ®など)を使用して除痛を図る。痛みが強く、リドカイン塩酸塩(キシロカイン®)含有の含嗽薬を使用する場合は、誤嚥のリスクや味覚自体も麻痺させる可能性があるため、食事前の使用は避けることが望ましい。

❷皮膚炎の疼痛に対するケア

　皮膚炎の予防と悪化を避けるため、照射部位の皮膚の保清・保湿(ビーソフテン®油性クリームなど)を行う。着衣などの摩擦で疼痛が増強しないよう、緩めの着衣を使用したり、モイスキンシートで皮膚を保護するなど、皮膚への刺激を避けるようにする。

❸痛みの閾値を上げるケア

　頭頸部化学放射線療法期間中の患者は、摂食・会話困難、容姿の変化、治療の長期化など、心理的な負担が大きいのが特徴である。身体的な痛みだけでなく、精神面、社会面、スピリチュアルな側面へのケアを行うことで痛みの閾値が上昇し、痛みの緩和につながる。

[具体的なケア]

- コミュニケーションの工夫(筆談、文字ボードの使用、YES/NOで答えることができる質問)、そばにいること、マッサージ、ポジショニング、気分転換活動、アロマセラピー、音楽を聴く、など。
- 痛みを増強させる因子を最小限にし、痛みを軽減させる因子を増やすケアを、ケアプランに取り入れる(表1-c-3)。

表1-c-3　痛みの閾値に影響を与える因子

閾値を低下させる因子	不快感、倦怠感、不安、怒り、不眠、疲労感、孤独感、抑うつ、痛みについての理解不足、社会的地位の喪失
閾値を上昇させる因子	他の症状の緩和、不安の軽減、睡眠、人とのふれあい、受容、説明、緊張感の緩和、創造的な活動、気分の高揚、感情の発散

(Twycross, R.ほか[武田文和監訳]:トワイクロス先生のがん患者の症状マネジメント,第2版,p.13,医学書院,2010を参考に作成)

多職種チームによる疼痛マネジメント

　頭頸部への放射線療法期間中は、さまざまな職種が患者にかかわる。各職種による専門的な視点から多角的に患者の痛みをアセスメントし、それを共有し、総合的にとらえることで、適切な疼痛治療・ケアの方向性を見出すことができる。看護師は療養生活全般にかかわり、患者に最も近い存在であり、痛みの緩和において重要な役割を果たす。

　頭頸部化学放射線療法期間中の疼痛治療における各職種の役割を以下に示す[1,2]。

- 医師:患者の病状や痛みの状態を評価し、状態に応じた検査を実施し、治療の方針を検討する。患者の希望や医療チームメンバーの意見を参考に、苦痛緩和に必要な薬剤を処方し、指示する。痛みの状態や薬剤による有害反応を継続的に評価する。
- 薬剤師:薬剤の調剤を行い、患者へ鎮痛薬の服薬方法や保管方法を指導する。鎮痛薬の効果と有害反応の観察を行い、鎮痛が不十分である場合は、改善策を医療チームメンバーへ情報提供する。
- 看護師:患者に寄り添う存在であり、患者の代弁者であるとともに、患者とともに疼痛の緩和方法(薬物療法、ケア)を実践し、評価する。患者の痛みが最小限となるよう環境を整え、痛みや

疼痛治療、ケアについて、患者・家族教育を行う。多職種で痛みについて情報共有し、話し合えるよう調整を図る。
- **言語聴覚士**：摂食・嚥下、構音リハビリテーションを担当する。痛みによる、摂食・嚥下機能、構音機能への影響を評価し、食事形態や嚥下時の注意点について患者へ指導したり、医療チームメンバーへ情報提供する。
- **管理栄養士**：痛みによる食事摂取量低下のある患者に対して、必要な栄養を摂取できるよう、食事形態や食事方法の工夫をする。
- **精神科医、臨床心理士**：心理的な痛みを抱える患者・家族に対して、心のケアを行う。
- **医療ソーシャルワーカー**：患者が療養していくうえでの、経済面や社会的な問題をサポートする。

> ▶ **頭頸部放射線療法による疼痛に対するアセスメントとケアのポイント**
> ①痛みによる患者の生活への支障の程度をアセスメントし、生活への支障が改善するようなケアを多職種で継続的に検討・実践する。
> ②痛みが強くなる行動や時間帯を観察し、効果的に鎮痛薬を使用する。
> ③身体の痛みだけではなく、精神面、社会面、スピリチュアルな側面へのケアも、大切な痛みのケアである。

引用文献
1) 武田文和ほか編著：がんの痛みよ，さようなら！―こうすればとれる「がんの痛み」，p.34-37，金原出版，2008．
2) 高橋美賀子ほか編著：新装版 ナースによるナースのための がん患者のペインマネジメント，p.112-113，日本看護協会出版会，2014．

参考文献
1) 日本緩和医療学会緩和医療ガイドライン委員会編：がん疼痛の薬物療法に関するガイドライン2014年版，金原出版，2014．
2) 高橋美賀子ほか編著：新装版 ナースによるナースのための がん患者のペインマネジメント，日本看護協会出版会，2014．
3) 大嶋健三郎：頭頸部がんにおける困難症状とその治療アプローチ．緩和ケア，21(1)：35-42，2011．
4) 岡部さつき：ひとまずおさらい！有害事象と看護．プロフェッショナルがんナーシング，3(2)：147-151，2013．
5) 恒藤暁，内布敦子編：緩和ケア，系統看護学講座 別巻，第2版，医学書院，2014．

1 放射線療法、化学放射線療法を受ける患者のケアのポイント
d 栄養管理に対するアセスメントとケア

　頭頸部領域に対する化学放射線療法では、化学療法での嘔気・嘔吐、下痢、加えて放射線療法による味覚障害、口腔内乾燥、高度の咽頭粘膜炎などから、容易に栄養障害をきたす。よって、頭頸部に化学放射線療法を行う患者は、栄養障害に陥るリスクが高い群とみなして、継続的な栄養評価・早期介入(専門的)が必須となる。以下では、時期に応じたそれぞれの栄養管理のポイントについて述べる。

治療前の栄養管理のポイント

　日本静脈経腸栄養学会(JSPEN)では、がん治療施行時の患者に対する栄養療法の適応について、「がん治療を開始する際には必ず栄養状態を評価し、低栄養状態に陥っている/陥るリスクが高いと判断した場合には、積極的に栄養療法*1を実施する(AⅢ)」と示している[1]。すなわち、治療前から存在している栄養不良状態(またはリスク状態)がないかスクリーニングとアセスメント(表1-d-1)を行い、栄養不良と判断した場合には栄養療法を開始していくことがきわめて重要だといえる。

　入院している場合には、栄養サポートチーム(nutrition support team ; NST)などの介入を依頼したり、管理栄養士と相談することが可能であろう。また外来の場合には、食習慣の見直しや栄養補助食品の情報提供などが行える。さらに、医療者が医学的なアセスメントを行うだけではなく、患者・家族が栄養管理についての必要性を理解することで、治療開始後に栄養状態に変化が起こった場合に速やかに医療者へ相談・報告できるきっかけにもなる。

　実際に看護師が行う栄養アセスメント項目としては、食習慣、嗜好品(特に飲酒・喫煙歴の有無)、現在の栄養状態(主観的包括的栄養評価；SGA、客観的栄養評価；ODA)などがある。さらに、放射線治療計画(線量分布)からどのような部位に

表1-d-1　栄養状態をアセスメントする検査データの例

分類			半減期	指標
免疫学的指標	総リンパ球		ー	1mm^{3}当たり900以下 →重篤な栄養低下
血漿蛋白濃度	アルブミン(ALB)		21日	長期栄養管理 半減期が長い
	RTP	トランスサイレチン(TTR)	2日	蛋白欠乏で著しく低下あり
		トランスフェリン(Tf)	7日	貧血時に低下あり
		レチノール結合蛋白(RBP)	0.5日	短期栄養指標 腎機能低下時も変動

---

*1 生体に必要とする栄養を適切な方法で投与して治療する(栄養状態を改善させる)方法という意味から、「栄養療法」としている。

表1-d-2　栄養アセスメント項目

一般的な項目	・血液検査データ、身体計測 ・嗜好品(飲酒・喫煙歴) ・食習慣(食事回数) ・食事摂取量 ・食に対する思い ・栄養管理方法(経口、静脈、経腸)
放射線療法の視点から把握しておくこと	・治療部位 ・治療部位に伴う有害反応 ・総線量 ・線量分布 ・併用療法の有無

表1-d-3　栄養療法の適応と選択

- がん治療施行中には定期的に栄養状態を評価し、1週間程度、十分な経口摂取ができない/できないと予測される、場合には積極的に栄養療法を行う(A Ⅲ)
- 経腸栄養剤の経口摂取によって必要量が充足できるよう、経口摂取を優先的に選択する(A Ⅱ)
- 頭頸部腫瘍や食道癌などの放射線療法施行時、経口的に必要量を摂取できない場合には経管栄養を選択する(A Ⅱ)

(日本静脈経腸栄養学会編:静脈経腸栄養ガイドライン、第3版、p.333-334、照林社、2013より抜粋)

照射されるのかを把握することで、起こり得る有害反応を予測することができる(表1-d-2)。

嗜好品として飲酒・喫煙歴があると、食習慣が偏食となっている患者もいる。実際の栄養状態が変化した場合、どのような補食が使用できるのかなども、管理栄養士と検討しておきたい内容である。

治療期間中の栄養管理のポイント

治療開始前に異常がない場合でも、放射線療法の有害反応により食事摂取量は低下していく。さらに化学療法が併用されている場合は、消化管の毒性(嘔気・嘔吐など)により急激な栄養障害に陥るケースもある。そのような中で、看護師はどのようにかかわればよいかについて述べる。

まずは、患者の栄養状態を注意深くアセスメントする。どのくらい食事を摂取できているのか、1日の摂取カロリー、体重減少の有無、有害反応の程度とそれに対する支持療法、心理面の変化(不安、不眠などはないか)を確認していく。

特に注意したいのは、治療の状況と有害反応から予測して栄養療法を開始していくことである。すなわち、「食べられなくなってから」ではなく、「食べられなくなる」と起こり得ることを予測して、管理栄養士やNSTなどと連携を図ることが重要となる。また、有害反応としての疼痛や嘔気などの症状については、薬剤師とも連携を図り、薬剤の変更などを相談する必要がある。

日本静脈経腸栄養学会のガイドラインから、栄養療法の適応と選択に関連したものを表1-d-3に示す[2]。

(1) 栄養投与経路の選択

栄養投与ルートの優先順位として、①経口的経腸栄養剤負荷投与(oral nutritional supplements；ONS)、②経腸栄養、③末梢静脈栄養、④中心静脈栄養、で栄養投与経路を選択していく(栄養状態が不良な場合は、治療開始からONSをしていく)。まずは、消化管が機能しているかどうかを確認する。理由としては、頭頸部がんでは消化機能が保たれていること、バクテリアルトランスロケーション[*2]の予防をしていくため、があげられる。

[*2] バクテリアルトランスロケーション:腸粘膜を通過して腸内細菌や有害物質が循環血液中に侵入すること。

なお、経腸栄養として胃瘻（PEG）を使用することがある。経口摂取と併用していくと、栄養管理のうえで優れている（表1-d-4）。しかし、PEGからの栄養管理を好まない患者や、有害反応のグレードは高いものの、疼痛の閾値も高く、経口摂取が行える患者もいる。よって、患者の状態やQOLも考慮しながら、チームで話し合って決めていく。

表1-d-4　胃瘻のメリットとデメリット

メリット	・経鼻からのチューブと比較して、チューブの逸脱が少ない ・鼻腔や咽頭部の不快感がない ・鼻腔や粘膜に阻血性壊死が起こらない ・必要な栄養量を補うことで、栄養状態の改善を図れる ・腸管を使用することで、バクテリアルトランスロケーションを予防できる　など
デメリット	・合併症を起こす可能性がある 　　造設に関連したもの 　　チューブに関連したもの 　　使用する栄養剤に関連したもの ・開腹はしないが、侵襲を伴う処置である ・自己管理していくためには、患者・家族が知識や技術を習得しないといけない ・造設しても、実際に使用しない可能性がある　など

（2）栄養投与成分の決定

患者に適した1日必要エネルギー量から順に、水分→蛋白質（4 kcal/g）→脂質（9 kcal/g）→糖質（4 kcal/g）→電解質と微量元素を設定していく（図1-d-1a）。その際は、基礎疾患での食事制限や検査データ（腎機能・肝機能障害など）も考慮しながら決めていく必要がある。できる限りバランスをとれるように調整を図る。ここでは特に、補液について触れておきたい。

末梢点滴500 mLの補液内のエネルギー量やその他の成分としては、製剤の種類にもよるが、おおよそ100〜200 kcal前後のものが多い。おにぎりに換算すると、1個くらいしか栄養補給できていないことになる。すなわち、栄養不良が起こっている中で、末梢点滴2本くらいだけでは、1日に必要な摂取カロリーとしては栄養補給できていないといえる。また、高カロリー輸液内には脂肪が含有されていないものもある。よって、自施設で使用している補液の成分・熱量なども把握したうえで、適正な補液が行えているかをチームで話し合っていくことも重要となる（図1-d-1b）。

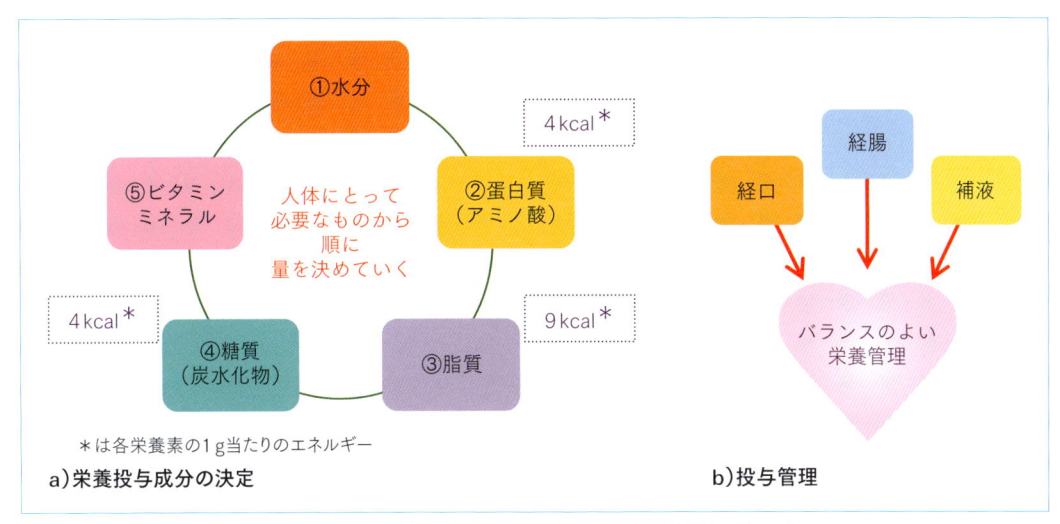

図1-d-1　栄養投与成分の設定順序と投与管理の考え方
a）栄養投与成分の決定
b）投与管理

(3) 患者の食に対する思いを受け止め、支える

　患者に「食べることについてどう思うか（食べたくないのか、食べられないのか）」を聞きながら、栄養管理の方法を決める必要がある。栄養剤は、カロリーをとるために甘いものや濃厚なものが多い。よって、患者の嗜好が合わないと、勧めても摂取できない。粘膜の炎症が進んでいるときには、食べることが炎症の悪化につながる場合もある。したがって、治療回数や粘膜炎の状態を確認していくことも重要となる。

　そして、注意しないといけないのが、患者が「食べられない」と訴えるときに、「がんばって食べましょう」と言ってしまうことである。まずは、患者がどうしたいと考えているのかを、医療者は聞く必要がある。そして、患者の価値観や思いを受け止めたうえで、解決方法をいっしょに考えることもポイントである。

　栄養管理が患者にとって苦痛だけであれば、ストレスを増やす結果となる。よって、看護師としては、総合的（身体・心理・社会）側面からとらえていきながら栄養管理を行う。

　また、看護師は生活面での状態を見る、管理栄養士は食事形態やその工夫をする、薬剤師は症状緩和のための薬剤調整を行う、診療放射線技師は固定具の調整を行う、医師は医学的に治療効果などを判断していくなど、お互いの知識と技術を総動員して、多職種で患者を支えていく必要がある。その結果、「食べられない」時期でも、患者自身がもっている力（セルフケア能力）を引き出すことになり、結果的に患者の個別性に沿った栄養管理へとつながる。

　なお、治療を支える家族も、どのように患者をサポートしていけばよいのか不安を感じているという声がある。家族に対しても不安の軽減に努めて、患者の治療完遂に向けて協力をしてもらうことが必要である。

治療終了後の栄養管理のポイント

　治療が完遂しても、粘膜炎等で栄養不良は持続する。急性期有害反応は通常2〜4週間で軽快する。しかし、栄養不良が持続することで、粘膜炎の治癒が遅延することもある。また、経口摂取をしない時期が持続すると、嚥下機能の低下を招くことにもなり得る。

　その他、味覚異常や口腔内乾燥については、3カ月〜半年以上にわたり長期間症状が持続することがあり、結果的にQOLの低下を招いてしまう。このように長期間の治療を完遂した後も症状が持続することで、精神的に落ち込んでしまう患者も少なくない。治療後も症状を注意深く観察しながら、患者のセルフケア能力を見極めて、食事内容の調整や調理方法を患者や家族と話し合いながら支援していく必要がある。また、晩期有害反応で悩んでいる患者もいることを念頭におき、定期的なかかわりを行うことが大切である。

> **栄養管理の看護ケアのポイント**
> ①治療前から栄養アセスメントを行う。栄養不良をきたしている場合には、栄養療法を開始する。
> ②治療期間中も栄養アセスメントを継続しながら、予測して栄養療法を行う。
> ③治療終了後も症状を注意深く観察しながら、患者のセルフケア能力を見極めて、食事内容の調整や調理方法を話し合いながら支援していく。
> ④患者の状態やQOLも考慮しながら、チームで話し合って栄養投与経路を決めていく。その際には、内容(成分)の確認を忘れずに。
> ⑤総合的(身体・心理・社会)側面からとらえながら、患者の思いをふまえて個々に合わせた栄養管理を行う。
> ⑥治療前〜治療終了後の栄養管理をうまく行うことで、患者のQOLを低下させず、かつ治療を完遂することができる。

引用文献
1) 日本静脈経腸栄養学会編:静脈経腸栄養ガイドライン―静脈・経腸栄養を適正に実施するためのガイドライン, 第3版, p.333, 照林社, 2013.
2) 前掲書1), p.334.

参考文献
1) 丹生健一, 佐々木良平編:カラーアトラス 目で見て学ぶ 放射線療法の有害反応―多職種チームで実践する治療と患者支援, 日本看護協会出版会, 2011.
2) 東口高志編:「治る力」を引き出す 実践!臨床栄養, JJNスペシャルNo.87, 医学書院, 2010.
3) 比企直樹ほか編: NST・緩和ケアチームのためのがん栄養管理完全ガイド―QOLを維持するための栄養管理, 文光堂, 2014.
4) 東口高志編:改訂版NST完全ガイド―経腸栄養・静脈栄養の基礎と実践, 照林社, 2009.
5) 久米恵江ほか編:がん放射線療法ケアガイド―病棟・外来・治療室で行うアセスメントと患者サポート, 新訂版, 中山書店, 2013.

1 放射線療法、化学放射線療法を受ける患者のケアのポイント
e 晩期有害反応とケア

　放射線療法による有害反応は、急性期有害反応と晩期有害反応の2つに分けられる。急性期有害反応は治療開始から3カ月以内に現れる反応で、一過性のものである。それに対して、晩期有害反応は治療開始6カ月以降から数年にわたって出現する症状である（表1-e-1）。照射野内の細胞分裂の遅い細胞の死や、組織の機能低下が原因で出現する組織障害で、不可逆的なものが多い。組織の感受性の差異や組織的特性はあまり関与しないと言われている。

　晩期有害反応の出現はまれではあるが、発症するとQOLの低下をきたすだけではなく、治癒することが少なく、臓器によっては重症化することがある。そのため、放射線療法終了後のフォローアップが大切である。

放射線療法・化学放射線療法による有害反応

（1）化学放射線療法による有害反応
　頭頸部がんは、発見時にすでに進行していることが多く、そのため化学療法を併用することが多い。化学療法を併用して放射線療法を行うことで、治療効果を高めることができる。また、シスプラチンなどの白金製剤を使用して化学療法を同時併用することで、放射線単独療法で治療を行う場合と比べて粘膜炎などの有害反応の症状が早くから出現し、重症化することが多くなる。そのため、症状が軽快するまでに時間がかかる。

（2）放射線単独療法で治療を行う場合の有害反応
　頭頸部がんには放射線の感受性が高い扁平上皮癌が多く、そのため根治的放射線療法が第一選択になる場合が多い。根治的治療をめざして放射線療法を単独で行う場合は、線量を高く（60～70 Gy）して照射することが多い。この場合、治療終了後6カ月以上経過してから晩期有害反応が出現することがある。晩期有害反応は、治療を受けた患者すべてに出現するわけではないが、定

表1-e-1　臓器別にみた急性期有害反応と晩期有害反応

照射部位	急性期有害反応（照射中～照射後3カ月）	晩期有害反応（照射後3カ月以降～数年）
皮膚	乾性皮膚炎（50 Gy）、湿性皮膚炎（60 Gy）	色素沈着、委縮、瘢痕
口腔	味覚障害（30 Gy）、粘膜炎（40 Gy）	口腔内乾燥（50 Gy）
脳・脊髄	浮腫、頭蓋内圧亢進	放射線壊死、放射線脊髄炎、末梢神経麻痺
骨・骨髄	骨髄障害、骨芽細胞減少	骨折、骨壊死、再生不良性貧血、白血病
眼	結膜炎、角膜炎	白内障、角膜潰瘍、網膜症

期的なフォローアップを行うことで、異常の早期発見が可能となる。
　近年では、強度変調放射線治療(IMRT)が行われ、腫瘍に集中した照射が行われるようになった。そのため、正常組織への影響も軽減できるようになってきていることから、有害反応の出現も軽減してきている。

晩期有害反応と看護ケア

(1) 皮膚炎

❶原因
　放射線皮膚炎は、皮膚の基底細胞、皮脂腺、汗腺などが放射線の影響を受けることで、皮膚の乾燥や炎症を起こす。特に皮脂腺は感受性が強い。晩期皮膚障害は、治療終了数カ月後に、皮膚の毛細血管の拡張や皮膚萎縮(図1-e-1a)、皮膚色の変化を起こすことがある。頭頸部の治療は他の治療に比べて、治療を行う際の治療方法や線量が多いことと関連している。

❷皮膚炎のケア
　放射線療法を行うことで、治療を受けた部分の皮脂腺や汗腺などが影響を受けることにより、皮膚の乾燥や炎症を起こしやすい状態にある。治療後も有害反応を最小限にするために予防的なスキンケアを行うことで、皮膚炎の重症化を防ぐことができると言われている。以下のような日常的なケアが大切である。

[刺激からの回避]
　入浴時には弱酸性の洗浄剤を用い、皮膚をゴシゴシ擦るなどの刺激を与えないように洗浄する。洗浄後は、洗浄成分が残らないように十分に洗い流す。また、直射日光を浴びることで皮膚の乾燥も強くなるので、注意が必要である。

[皮膚の保湿]
　治療が終了してからも、皮膚の乾燥などの症状は持続するため、刺激の少ない保湿クリームなどを塗布し、保湿を心がける。

(2) 唾液腺障害

❶原因
　放射線療法では唾液腺(耳下腺、顎下腺、舌下線)が照射範囲に含まれることが多く、唾液腺が委

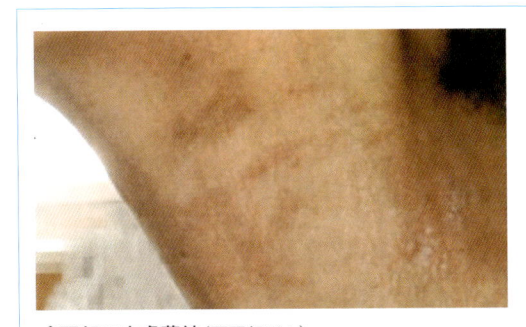

a) 頸部の皮膚萎縮（頭頸部がん）　　　　b) 喉頭浮腫（下咽頭がん）

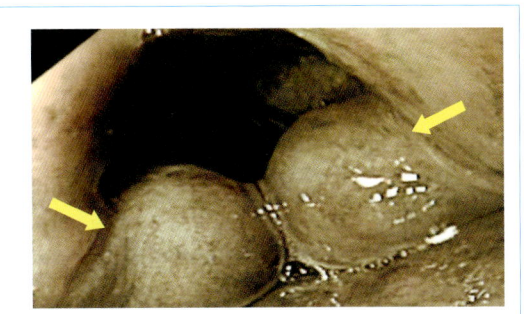

図1-e-1　化学放射線療法終了後に出現した晩期有害反応

縮して唾液が出にくくなることがある。唾液の出る量が少なくなることで口の中が乾燥し、口腔内が粘つくなどの不快な症状が出現する。また、唾液には自浄作用などの働きがあるため、唾液分泌の低下は口腔内の細菌感染やう歯の悪化などを引き起こしやすい。

唾液の分泌は、一般的には治療後しばらくすると症状の改善がみられるが、唾液腺への照射線量が50 Gy以上の場合は、唾液腺の著明な改善はみられないことが多い。そのため、継続的に経過をみていく必要がある。

❷唾液腺障害のケア

口腔ケアのポイントは、口腔内の保清、保湿、疼痛コントロールである。

口腔内は唾液分泌が少なく、常に乾いた状況にあるため、細菌の繁殖などが起こりやすい。そのため、日頃の含嗽や水分摂取を心がけ、常に口腔内が潤っているようにする必要がある。患者には、口腔ケアの必要性についてしっかり説明を行い、定期的に口をゆすいだり、水分をとったりすることで、口腔内を乾燥させないようにすることなどを指導する。

また、口腔内が乾燥することで細菌が繁殖し、う歯などの原因にもなるため、放射線療法を行う前に歯科を受診し、歯科衛生士よりブラッシングの方法について指導を受けておくことが望ましい。そうすることで、定期的に口腔内をケアしてもらえ、またケアについての指導を受けることができるので、患者自らが口腔内に気をつけるようになり、ケアを行うことができるようになる。

個人差はあるが、唾液腺マッサージ（図1-e-2）も有効性が示されており、マッサージの方法について指導しておくこともよいであろう。シュガーレスのガムや飴をなめることも効果がある。ピロカルピン塩酸塩（サラジェン®）や人工唾液などの薬剤を使用する場合もある。

唾液腺障害が起こると口腔内の乾燥が強くなり、粘膜炎の症状が強くなる。場合によっては、疼痛が強くなり食事摂取などが難しくなることもある。疼痛が強く食事ができないなどの症状があるときは、がまんせずに、鎮痛薬を内服して疼痛コントロールを行うことが大切である。ま

◎食事前に唾液の分泌を促すために、唾液腺を5～10回指で軽く押す
◎唾液腺の位置を確認してからマッサージを開始する

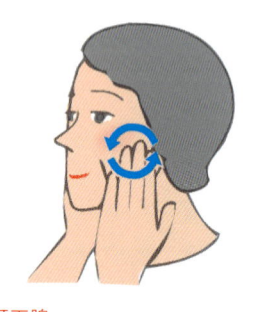

耳下腺
人差し指から小指までの4本の指を頬に当て、耳たぶのやや前方、上の奥歯あたりに人差し指をおき、後ろから前へ回すように指全体でやさしく押す。5～10回繰り返す。

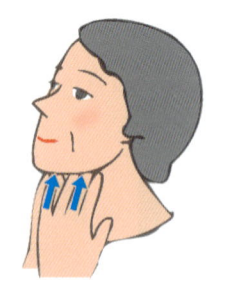

顎下腺
指を顎の骨の内側の軟らかい部分に当て、耳の下から顎の先まで5カ所くらいを順番にやさしく押す。5～10回繰り返す。

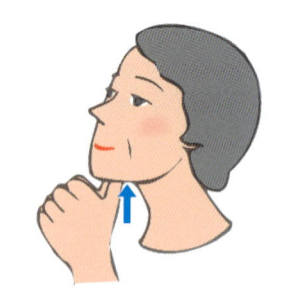

舌下腺
両手の親指をそろえ、顎の先のとがった部分の内側、舌の付け根を、真下から舌を押し上げるようにグーッと押す。5～10回繰り返す。

図1-e-2　唾液腺マッサージの方法

た、唾液量が少ないことで、食事が飲み込みにくいなどの症状が出現するため、食べ物と水分を交互にとると食べやすくなることなどを指導しておくとよい。

(3)味覚障害
❶原因
　味を感じる組織は放射線の感受性が強く、影響を受けやすい。そのため、粘膜炎症状の出現時期と同じ頃より、味覚障害が出現する。それまでわかっていた味がわからなくなることで、患者は食事を楽しむことができなくなり、食べることに苦痛を感じるようになる場合もある。
❷味覚障害のケア
　口腔内が放射線の照射範囲に含まれていると、味覚の変化が起こる。治療前にはおいしく食事ができていたのに、「治療後は味がわからない」「甘いものが苦く感じる」「しょうゆを食べても、しょうゆの味ではない」などと訴える患者もいる。味覚が改善してくるまでには時間を要するため、患者が食べることをあきらめないように、ゆっくり話を聴きながら支援していく。
　食事は人間が生きていくために必要なことである。食べる喜びを感じることができなければ、患者は失望感を感じることもある。味覚の回復には時間を要することもあるが、徐々に戻ってくることを説明し、常に患者の声に耳を傾けながら支援を行っていくことが大切である。

(4)開口障害
❶原因
　放射線照射部の筋肉結合組織が硬くなり、治療後数年してから開口障害が起こることがある。開口障害が起こると、思うように口を開けることができず、食事摂取が困難になるため、患者は食事に対して精神的な苦痛を味わうことになる。そのため、早期より開口訓練を行うことが大切である。
❷開口障害のケア
　開口障害が起こると、それまで自由に食べられていたものを食べることができなくなる。食事の形態が変わることによって、患者の食事に対する思いや食べたいという思いも変化する。看護師は患者の思いを理解し、受け止め、対応していくことが大切である。食事をすることは生きていくために必要な行為であり、経口的に食事をとることができなくなることは、精神的に大きなダメージを受けることにもつながる。患者の思いに共感しながら、適切な方法についてアドバイスなどを行っていく。
　栄養サポートチーム(NST)などの介入により、食事の内容や形態について、よりよい方法について考え、相談することも必要である。患者・家族を巻き込みながら、協力体制をつくっていく。また、患者を1人にしないように、必ずそばにいることを伝え、相談できる環境をつくっていくことが大切である。

(5)下顎骨壊死
❶原因
　治療前に歯周炎やう歯などがあった場合、放置した状態で治療を行うと、治療後に感染などの症状を起こし、下顎骨壊死が生じることがある。歯周病やう歯などがある場合は、放射線療法を受ける前に歯科を受診し、治療を受けることが大切である。

❷下顎骨壊死のケア
　下顎骨壊死の症状は、放射線療法終了後数カ月〜数年以内に出現することがある。その場合は口腔外科で診察を受け、抗生物質の内服や輸液治療を行う。症状が改善しない場合は、外科的処置が必要になることもある。口腔外科で治療を受ける際は、必ず放射線治療を受けたことを伝えてもらうようにすると、口腔外科から放射線腫瘍医に照射範囲を確認することができ、適切な処置を受けることができる。

(6) 喉頭浮腫
❶原因
　喉頭浮腫(図1-e-1b)は、放射線療法や外科的療法を受けることで一時的に喉頭粘膜の炎症が起こり、浮腫を起こすことである。呼吸困難の症状や誤嚥の可能性もあるため、呼吸状態や誤嚥に注意する必要がある。
❷喉頭浮腫のケア
　喉頭浮腫を起こすことで、呼吸困難の症状が出現することがある。そのため、定期的に主科である耳鼻科や治療を行った放射線科のフォローの受診をするように説明を行う。また、呼吸困難などの症状が出現した際は、その場にいる看護師、診療放射線技師、医師に伝えるように、患者に説明しておく。必要に応じて、副腎皮質ステロイド入りの輸液や酸素吸入などの処置が必要になる場合がある。

(7) 頸部リンパ浮腫
❶原因
　下咽頭はリンパの流れが豊富であり、放射線療法を行うことでリンパの流れが悪くなって、一時的に頸部の腫脹が生じることがある。リンパの流れがよくなることで、浮腫も徐々に改善する。
❷頸部リンパ浮腫のケア
　リンパ浮腫により頸部の腫脹が生じると、患者は症状が悪化したのではないかと不安を感じる。患者から、「首が腫れてきた。腫瘍がまた大きくなったのと違うのか？ 先生の話を聞くまで不安やった」などと、不安を打ち明けられることも多い。
　リンパ浮腫は、リンパの流れが一時的に悪くなり、流れが滞ることによって起こるものであり、リンパの流れが改善することで徐々に症状も改善していくことを説明する。リンパの流れに沿って、リンパマッサージ(図1-e-2)を行うことも有効とされている。

(8) 骨髄炎
❶原因
　放射線療法期間中や治療後に抜歯などを行うことで、骨髄炎の症状を起こすことがある。治療後に抜歯の必要があるときは、放射線腫瘍医に相談する。
❷骨髄炎のケア
　骨髄炎は起こるとなかなか治らないことが多いため、う歯や歯周病などの症状がある場合は、放射線療法開始前に(耳鼻科医や放射線腫瘍医に相談し)抜歯や治療を行っておく。また、日頃から口腔ケアの方法について指導を行い、う歯などを予防する。定期的に歯科を受診し、歯科衛生士よ

り口腔ケアの方法についての指導を行う。

> ▶ **晩期有害反応の看護ケアのポイント**
> ①異常の早期発見が大切である。患者に、毎日気にする必要はないけれども、治療終了後6カ月以降に有害反応が出現する可能性があることを頭の片隅においておくように説明し、いつもと違う症状があれば受診するように伝える。
> ②放射線療法を受けたこと(どこの病院で、いつ頃、どこの部分に治療を行ったか)を、メモなど何らかの形で残しておくように、患者に伝える。

参考文献
1) 放射線腫瘍学会編：放射線治療計画ガイドライン2012年版，金原出版，2012.
2) 落合慈之監修：耳鼻咽喉科疾患ビジュアルブック，学研メディカル秀潤社，2011.
3) 浅井昌大ほか編：頭頸部がん化学放射線療法をサポートする 口腔ケアと嚥下リハビリテーション，オーラルケア，2009.
4) 唐崎久美子，藤本美生編：がん放射線治療，がん看護セレクション，学研メディカル秀潤社，2012.
5) オンコロジーナース，2013年5・6月号，2014年11・12月号.

2 放射線療法、化学放射線療法を受ける患者のケアの実際
a がん放射線療法看護認定看護師・がん看護専門看護師の役割

がん放射線療法看護認定看護師・がん看護専門看護師とは

　日本看護協会認定看護師・専門看護師の目的と役割は、**表2-a-1**のように示されている。認定看護師の特定分野の1つにがん放射線療法看護認定看護師が、専門看護師の特定分野の1つにがん看護専門看護師の存在がある。また、がん看護専門看護師の中には、放射線療法看護分野をサブスペシャリティとしている者が存在する。

　がん放射線療法看護認定看護師は、2008年に分野特定され、翌2009年に教育課程が開講した。2014年12月の時点で177名が全国で活躍している。がん看護専門看護師は1995年に分野特定され、1996年より認定が開始されている。2014年12月現在、514名のがん看護専門看護師が認定されている。

がん放射線療法看護認定看護師の具体的な活動と役割

　がん放射線療法看護認定看護師は、認定看護師の特定分野（2010年2月現在21分野）の中で、放射線療法分野にかかわる熟練した知識と技術をもち、医療の現場で活動している。その役割は、放射線療法にかかわる看護において、患者・家族を通して、質の高い医療の提供を実践している。

表2-a-1　日本看護協会認定看護師・専門看護師の目的と役割

	目的	役割
認定看護師	特定の看護分野において、熟練した看護技術と知識を用いて水準の高い看護実践のできる認定看護師を社会に送り出すことにより、看護現場における看護ケアの広がりと質の向上をはかることを目的とする	①個人、家族及び集団に対して、熟練した看護技術を用いて水準の高い看護を実践する（実践） ②看護実践を通して看護職に対し指導を行う（指導） ③看護職に対しコンサルテーションを行う（相談）
専門看護師	複雑で解決困難な看護問題を持つ個人、家族及び集団に対して水準の高い看護ケアを効率よく提供するための、特定の専門看護分野の知識・技術を深めた専門看護師を社会に送り出すことにより、保健医療福祉の発展に貢献し併せて看護学の向上をはかることを目的とする	①個人、家族及び集団に対して卓越した看護を実践する（実践） ②看護者を含むケア提供者に対しコンサルテーションを行う（相談） ③必要なケアが円滑に行われるために、保健医療福祉に携わる人々の間のコーディネーションを行う（調整） ④個人、家族及び集団の権利を守るために、倫理的な問題や葛藤の解決をはかる（倫理調整） ⑤看護者に対しケアを向上させるため教育的役割を果たす（教育） ⑥専門知識及び技術の向上並びに開発をはかるために実践の場における研究活動を行う（研究）

（日本看護協会）

活動内容の詳細を表2-a-2に示す。

また、多職種とのかかわりの中で、放射線療法分野の質の高い医療を提供するために、組織横断的に活動し、自部署のみならず他部署の看護師から相談を受け、問題点を明確にして、解決できる方法を導く役割を果たしている。ケア介入に必要な職種選択を一早くアセスメントし、早期に多職種連携を行うことも重要な役割である。その他、院内や院外で研修会の企画・運営を行うとともに、自らが啓発活動を行い、放射線療法看護の普及に努めている。

表2-a-2　がん放射線療法看護認定看護師の活動内容

①放射線治療の専門的知識・技術の提供と実践
②多職種のチーム連携の調整
③放射線治療に伴う治療選択への意思決定支援
④施設内外の放射線治療についての普及・啓発
⑤放射線治療に伴う有害反応に対するアセスメントと適切なケア
⑥放射線治療に関する安全・安楽な治療環境の調整
⑦放射線治療を受ける患者・家族の全人的背景の理解と支援
⑧放射線防護策に関して、主体的に施設内の推進をする
⑨実践を通して、看護スタッフに対する具体的な指導や相談を行う

がん放射線療法看護認定看護師・がん看護専門看護師の多職種連携

　がん放射線療法を受ける患者・家族のほとんどは、さまざまな不安をもっている。たとえば、治療選択への不安、放射線療法という未知なる治療への不安、「がん＝死」への不安、未知なる将来への不安、治療中の有害反応への不安、等々である。その多くの不安の中で、時には気持ちが揺れて、自分自身で判断することが困難となることは少なくない。

　そこで、がん看護専門看護師やがん放射線療法看護認定看護師が中心となって、多職種と連携を図りながら、患者・家族にとってより最適な医療の提供を導く役割を担っている。具体的な例を図2-a-1に示す。

　がん放射線療法看護認定看護師・がん看護専門看護師は、患者の身体面や複雑な心理状況に対しても、専門的な知見から状況を判断し、アセスメントしながら、多職種と連携して問題解決に導けるよう働きかけている。

がん放射線療法看護認定看護師の配置

　2012年の診療報酬改定で、外来放射線照射診療料として算定要件に「専従の看護師」の存在が明記された。また2014年には、がん診療連携拠点病院の指定要件に、「放射線治療室に専任の常勤看護師を1人以上配置すること。なお、当該看護師は公益社団法人日本看護協会が認定を行うがん放射線療法看護認定看護師であることが望ましい」と明記された。

　がん放射線療法看護認定看護師は、2014年現在、全国に177名存在している。しかし、放射線治療機械が約700台を超える中で、治療機械を所有している施設に最低1名のがん放射線療法看護認定看護師を配置するには、十分な人材が不足しているのが現状である。今後、放射線領域の看護師を増員するためには、さらに放射線療法分野に関する診療報酬改定や法的規定が改善されることを期待する。

【事例：患者背景】
70歳代、男性、PS＝1→2
下咽頭がん（cT3N0M0 StageⅢ）
既往歴：糖尿病、高血圧
治療方針：セツキシマブ＋放射線療法併用
治療経過：セツキシマブ7コース目、放射線照射58 Gy/29回経過時、放射線皮膚炎グレード2、口腔粘膜炎グレード2へ増強した。
患者の問題として
#1 副作用への不安があげられた。
　　目標：不安の原因を理解し、軽減できる

病棟看護師より
● 不安への介入
● 放射線皮膚炎・粘膜炎のケア介入
について相談を受ける

がん放射線療法看護認定看護師、
がん看護専門看護師の介入

ケア介入のアセスメント
・照射野の確認
・患者背景、セルフケア状況の確認
・リスクアセスメントの確認
【皮膚ケア介入】※皮膚炎の評価
清潔・保湿・摩擦除去の方法を個別に合わせて介入
【粘膜炎ケア介入】※粘膜炎の評価
・疼痛コントロール
・栄養摂取状況の確認と介入
・清潔、保湿（口腔ケアの介入）
【不安への介入】※不安の確認
・不安の整理、解決可能か判断して介入
・「急性期有害反応は適切なケアにて必ず治る」ことを声かけしながら励ます
・自身でできていることは認め、肯定的にかかわる
・正しい知識の提供

放射線腫瘍科医師、
耳鼻科医師、
腫瘍内科医師、
診療放射線技師、
医学物理士、
歯科衛生士、
言語聴覚士、
NESTチーム、緩和ケアチーム、
皮膚・排泄ケア認定看護師、
皮膚科医師など

必要な専門職との連携
（多職種連携）

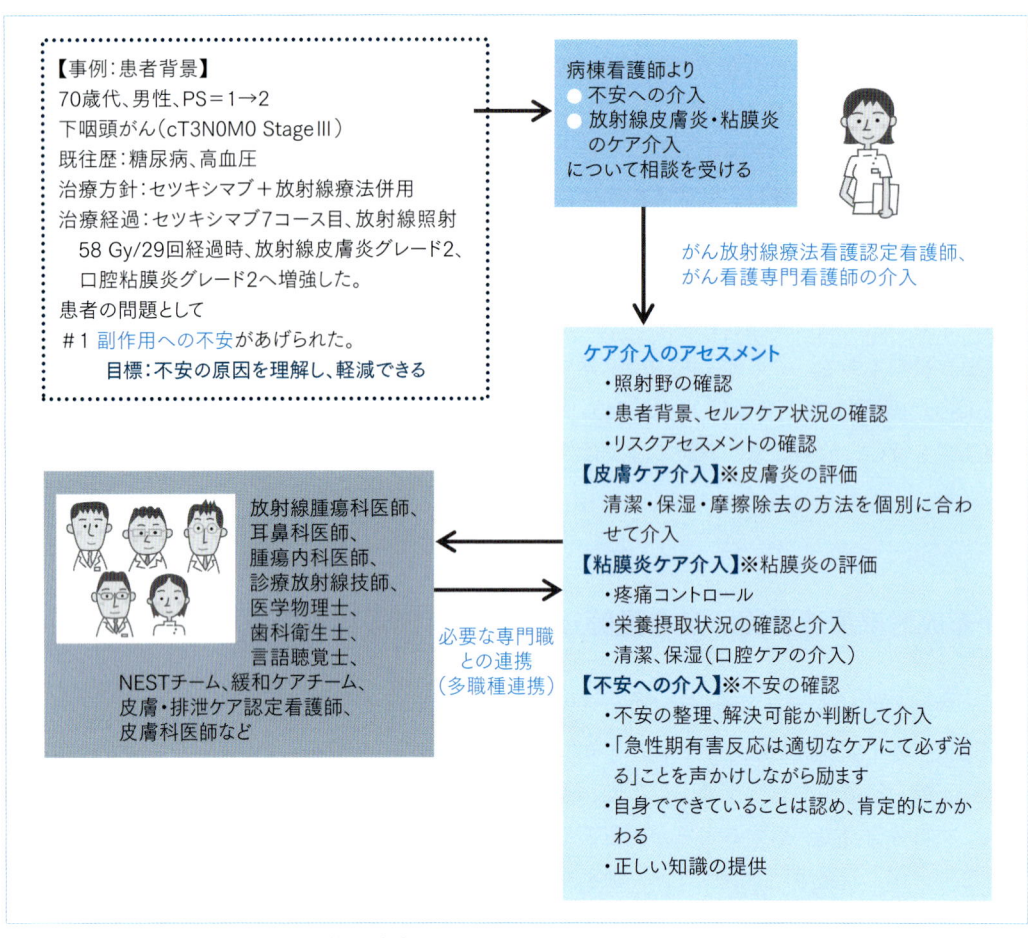

図2-a-1　がん放射線療法における専門・認定看護師の多職種連携の例

がん放射線療法看護認定看護師・がん看護専門看護師の今後の課題

　がん看護専門看護師で放射線療法分野をサブスペシャリティとする者はまだまだ少ない。このような背景の中、2010年にがん放射線療法看護認定看護師が新たに誕生した。しかし、2015年に経済的事情や教員確保の困難により、京都府看護協会での教育課程の閉鎖が余儀なくされた。残る2校の教育課程のうち、1校も2年間の休講が決定している。これにより、がん放射線療法看護認定看護師の教育課程は1校のみとなった（2015年1月現在）。がん放射線療法看護認定看護師が重要な役割を担う必要がある社会の現状に反した動きとなっているといえよう。

　身近な対策としては、現在活躍しているがん放射線療法看護認定看護師の存在意義とその必要性を活動の中でアピールし、普及・啓発活動をし続けることが大切だと考える。具体的には、それぞれの施設内で、がん放射線療法看護に精通するスペシャリストを育てることである。まずはジェネラリストの中から、この分野に少しでも興味をもつ人材を増やしていくことが重要であろう。また、ジェネラリストにこの分野の役割を知ってもらい、多く活用してもらうことが必要である。そのためには、がん放射線療法看護認定看護師・がん看護専門看護師が、実践を通して、がん放射線療法分野の医療の質向上のために役割を果たし、アウトプット（成果）を示すことが試

される。がん放射線療法看護の質を向上させることは、放射線療法を受ける患者サポートの充実やサービスの向上に直結すると考える。

　また、現在の日本の看護教育課程の中で、がん放射線療法看護に関する講義時間は数時間と言われている。現場で働く看護師の多くは、がん放射線療法看護について独学で学ぶか、十分に知らぬままにケアを行っていることも少なくない。この現状を少しでも打開するには、がん放射線療法看護認定看護師・がん看護専門看護師が先頭に立って、日本の看護教育の中でがん放射線療法看護の質の向上のために、人材育成や教育システムの構築に尽力することが重要である。

　今後の課題としては、①がん放射線療法看護について、普及・啓発活動を通して、その必要性を伝え続けていくこと、②認定看護師・専門看護師の役割を果たし、医療の現場にアウトプット（成果）を示すこと、があげられるであろう。

参考文献
1) 佐々木常雄，岡元るみ子編：新 がん化学療法ベスト・プラクティス，p.442-443，照林社，2012.
2) 井上俊彦ほか編：がん放射線治療と看護の実践 部位別でわかりやすい！最新治療と有害事象ケア，p.53-54，金原出版，2011.
3) 田中由希ほか：がん放射線療法認定看護師育成と認定看護師の課題―京都府看護協会認定看護師教育課程閉鎖におもう．JASTRO NEWSLETTER，No.3（通巻113号）：26-27，2014.

2 放射線療法、化学放射線療法を受ける患者のケアの実際
ⓑ 外来診療室でのケア

放射線療法、化学放射線療法の外来診療室の看護師の役割

(1) 看護師の役割

　放射線療法の外来診療室では、主科より放射線療法の依頼があった患者に対して、放射線腫瘍医が放射線療法の適応を判断し、適応の患者に対して、根治・予防的・症状緩和などの目的に沿って、放射線療法の説明を行う。また、治療期間中や治療終了後の定期的なフォローも、外来診療室での重要な役割である。

　看護師は、各場面において、適切なケア介入を行うことが必要となる。外来診療室での看護師の段階別役割フローを図2-b-1に示す。

《医師のフロー》

- 主科より放射線療法の依頼
  ↓
- 放射線腫瘍医による診察
  放射線療法の適応判断
  ＊カンファレンスによる治療方針の決定
  ↓
- 放射線療法の説明
  ↓
- 治療期間中週1回の定期診察
  有害反応増悪時には適宜診察
  ↓
- 治療終了後の定期診察
  ＊主科とともに観察しながらフォローする

《看護師の段階別役割フロー》

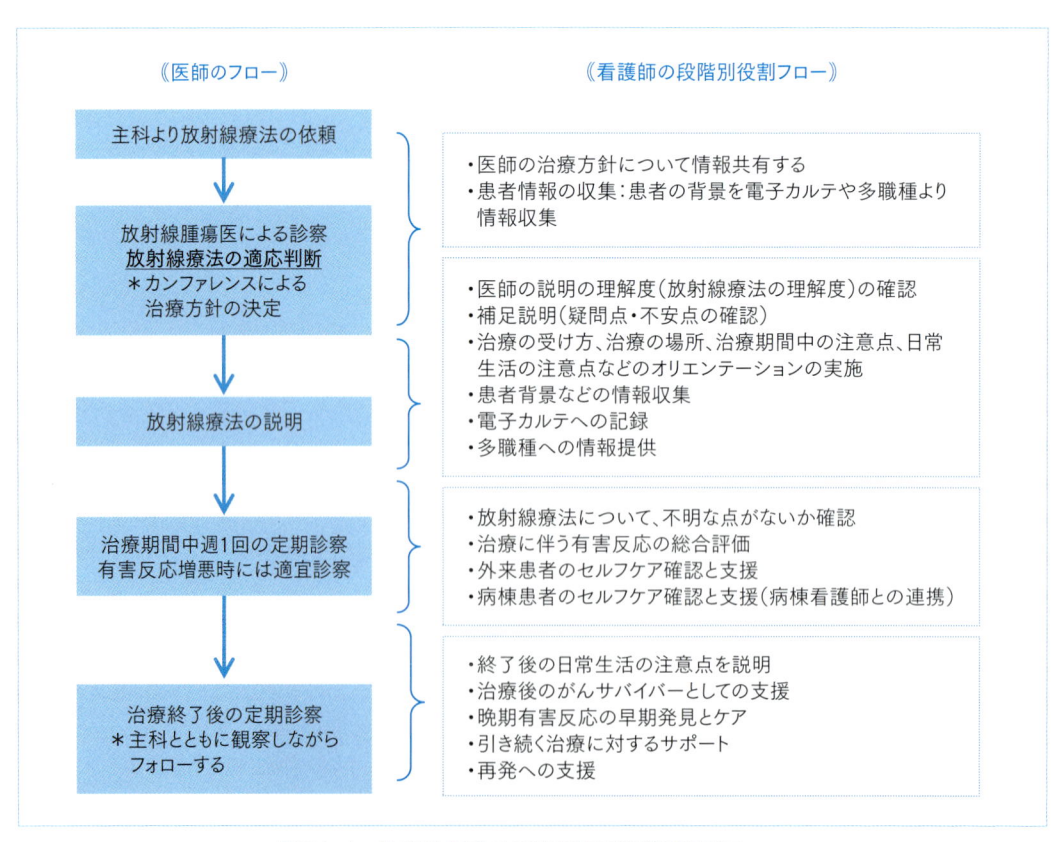

- ・医師の治療方針について情報共有する
- ・患者情報の収集：患者の背景を電子カルテや多職種より情報収集

- ・医師の説明の理解度（放射線療法の理解度）の確認
- ・補足説明（疑問点・不安点の確認）
- ・治療の受け方、治療の場所、治療期間中の注意点、日常生活の注意点などのオリエンテーションの実施
- ・患者背景などの情報収集
- ・電子カルテへの記録
- ・多職種への情報提供

- ・放射線療法について、不明な点がないか確認
- ・治療に伴う有害反応の総合評価
- ・外来患者のセルフケア確認と支援
- ・病棟患者のセルフケア確認と支援（病棟看護師との連携）

- ・終了後の日常生活の注意点を説明
- ・治療後のがんサバイバーとしての支援
- ・晩期有害反応の早期発見とケア
- ・引き続き治療に対するサポート
- ・再発への支援

図2-b-1　外来診療室での看護師の段階別役割フロー

(2) 多職種との連携

外来診療室では、医師、外来看護師、クラーク、受付によって、日々の診療連携を行っている。また、診療室以外の多職種連携の機会も多く、診療放射線技師、医学物理士、治療室看護師、病棟看護師、緩和ケアチーム、管理栄養士、理学療法士、言語聴覚士、歯科衛生士、他の専門・認定看護師などとともに、チーム連携を行いながら、患者により最適な医療を提供するために、日々取り組んでいる。

放射線療法、化学放射線療法を受ける患者の外来でのケア―A. 治療を受けるまで

(1) 診察前

看護師は、患者が放射線療法を受けるまでに、主科医師よりどのような説明を受けているのかについて、患者の理解度や背景を確認しておく。また、これまでの原疾患の経過、治療の内容、既往歴等を理解しておく。電子カルテ上で把握しきれない内容は、医療スタッフ間で情報共有する。

患者はさまざまな漠然とした不安をもって来院するので、診察までの待ち時間を伝え、待ち時間ができるだけ長くならないように時間調整を行いながら、ていねいな対応をする。

(2) 診察時

診察時には、看護師も可能な範囲で診察に同席し、患者の反応や表情を読み取り、傾聴・共感の姿勢を示す。患者の希望によっては、家族の同席も勧める。座位で痛みのある患者は、ベッドに臥床してもらい、安楽な体位で診察を受けられるように配慮する。

❶ 初診時の治療の説明(インフォームド・コンセント)と意思決定への支援

初診時には、患者はさまざまな不安をもって来院される(表2-b-1)。治療方針を十分に理解できずに、必要以上に不安を抱えている患者も少なくない。理解力の低下のある患者に対しては、家族と調整を行い、身近なキーパーソンが同席できるように配慮する。

インフォームド・コンセントとは、「説明と同意」という意味があるが、がん患者の場合、「十分な情報を得たうえで説明されたことを理解し、患者が治療方法について納得したうえで選択する」と解釈したほうが、患者が主体的に治療に参加するという意味を反映しており、よりふさわしいと考える。がん患者にとって、インフォームド・コンセントが特別な意味をなすことは、患者の意思決定を尊重し、闘病意欲を高め、患者が主体的に治療に取り組む意味でも、非常に重要である。

[放射線療法を受ける患者の意思決定における看護師の役割]
①患者の放射線療法における理解度を確認する。
②放射線療法についての正しい知識を提供する。
③予測される有害反応への理解と対処方法について説明する。
④治療が、患者の日常生活や仕事にどのような影響があるかを確認し、解決可能な対策について患者とともに検討する。
⑤治療の目的や放射線療法の期待される効果について、共通認識する。
⑥患者との信頼関係を構築する(精神的支援)。

表2-b-1　初診時に患者が抱く不安

- 放射線療法には効果があるのか
- 放射線療法はどんな治療か
- 手術はできないのか
- 放射線に被ばくするのではないか
- 副作用や後遺症が残るのではないか
- 抗がん剤と併せて治療をしなければいけないのか
- 治療の期間はどのくらいかかるのか
- 治療の費用はどのくらいかかるのか
- 仕事との両立はできないのか

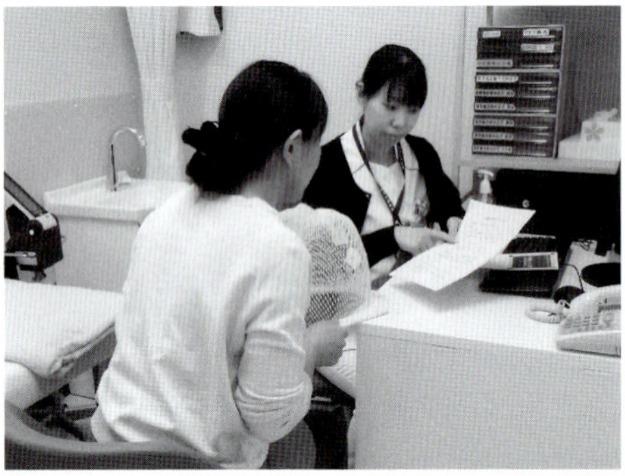

図2-b-2　初診時のオリエンテーション風景

表2-b-2　初診時のオリエンテーションの具体的内容

- 治療の目的
- 治療に必要なCTシミュレーション（日時・場所、食事や内服薬、シェル作成、シェルの必要性、マーキングの必要性、マーキングの取り扱いなど）
- 治療の日時（平日のみ。土日祝日は休み）
- 所要時間
- 病棟・外来通院時の治療の受け方
- 治療の場所
- 治療期間中の診察
- 治療室の中での注意点
- 有害反応の発症時期と対処の方法
- 治療期間中の日常生活上の注意点
- 遅刻や治療時間の変更方法
- 治療終了後の注意点
- 治療後の定期受診
- 費用と会計方法
- 緊急連絡先・連絡方法
- 患者の問診：患者の連絡先、家族背景、キーパーソンの確認、既往歴、現病歴の経過、現在の症状の有無・程度、アレルギーの有無、ADLの状況、食事摂取状況、通院治療の場合は通院手段について　など

❷ 初診時オリエンテーション

　放射線腫瘍医の初診後に、看護師が患者・家族と10～20分程度面談し、初診時のオリエンテーションを実施する（図2-b-2）。初診時のオリエンテーションでは、医師の説明後であることを考慮し、患者・家族の緊張をほぐすために、まずは自己紹介する。その後、医師の説明に対する患者・家族の理解度を確認する。この場面は、看護師と患者・家族との信頼関係を築く大切な場面となる。理解が不十分な場合には、不明な点について明らかにし、看護師が説明できる範囲であれば補足説明を行う。医師の説明が再度必要であれば、医師に情報を伝えて、再度説明を行ってもらう。

　神戸大学医学部附属病院では、パンフレット（図2-b-3）に沿って、患者・家族に治療の説明を行っている。初診時のオリエンテーション内容を表2-b-2に示す。

　初診時のオリエンテーションで得た情報を統合して、電子カルテに看護記録として情報を残す。当院では2014年11月より、初診時に使用する「放射線治療　初回オリエンテーション」を電子カルテ上にテンプレート化（図2-b-4）し、使用している。このテンプレート使用により、どの看護師が記載しても一貫した看護記載を残すことができ、看護の質向上、時間短縮につながるとともに、医療者間の情報共有にも大いに役立っている。

❸ セルフケア能力の見極めと個別に合わせた支援

　セルフケア理論では、セルフケアとは「人が生命・健康・安寧を維持するために自分自身で開始し、遂行する意図的な行動や諸活動」とされる。看護師は、患者と対面する初診時から、患者の

セルフケア能力を見極め、患者・家族に合わせたオリエンテーションや今後起こり得る有害反応への予測・支援を実施する必要がある。患者がどの程度セルフケア能力があるかをアセスメントして、患者に対してどのようなセルフケア支援を行うかについて判断する看護システムには、以

	頭頸部の放射線治療		氏名　○○○○様	担当看護師　○○○○
治療	【治療の目的】 頭頸部にできた腫瘍を小さくします。 【治療の方法】 ・CTにて治療をする位置を決定します。位置が決まったらシェルというマスクを作成します。照射部位により、マジックで印を書き、皮膚にテープを貼ります。 位置付けは　月　日（　） リニアック受付に　時　分頃 に行って下さい。 ★食事・薬制限はありません。 ★約30分程度時間を要します。 ◆頭頸部IMRTを受けられる方 ・マスクを作成 CT・MRIを同日に実施 CT　　月　　日（　） 　　　時　　分〜 MRT　月　　日（　） 　　　時　　分〜 ★造影剤使用時は、食事を抜いて来て下さい。	【治療案内】 <u>治療は　月　日（　）からです。</u> ・1回約15〜20分程度要します。初回は、照射部位の決定をしていくため、5〜10分延長。 ・（　）回照射の予定です。治療後半には、照射範囲を縮小することがあります。 ・照射は月〜金曜日で土・日・祝日はお休みです。 ・機械点検の日は1日お休みになります（点検日があれば前日にお知らせします） 【外来患者】 ・週1回、放射線腫瘍科○○医師の診察が入ります。診察日は、①放射線腫瘍科外来の受付、②放射線治療（基本9時〜11時30分。来た順番）、③放射線腫瘍科外来に戻って診察実施（受付に一声かけて下さい）、④会計、⑤帰宅 ・診察のない日は直接治療室に行かれ、終われば玄関で会計後、帰宅して下さい。 ・治療時間は、9時〜11時30分で、来た順番で呼びます。やむを得ず、午後来院時は、前日に技師さんとご相談下さい。 ・診察日だけは、次週の診察予約票があります。 【入院患者】 ・病棟に呼び出しを致しますので、病室でお待ち下さい。 ・週1回、放射線腫瘍科○○医師の診察が入ります。		【治療室の中での注意点】 ・治療装置のベッドに寝て頂きます。 ・ベッドは狭くなっていますので、落ちないように注意して下さい。 ・毎回同じ位置に照射するため、治療中は動かないようにして下さい。 ・治療中、気分不良などの体調不良を生じた場合には、我慢せずにお知らせ下さい。 治療室にはマイクやモニターがありますので、ご心配はいりません。
	治療前	治療1〜4週目	治療5〜6週目	治療終了後
副作用	医師の説明に準じます！ (2〜3週間後より) ①放射線皮膚炎 ②口腔咽頭粘膜炎 他の起こり得る副作用 ・嚥下痛、口内炎 ・口腔内乾燥、味覚異常 ・脱毛、声がれ ・外耳炎/中耳炎（耳に放射線が当たっている場合） ★副作用は個人差があります。	【皮膚炎】 ・乾燥、赤くなる、かゆみなど症状が出始めます。 【口腔咽頭粘膜炎】 ・飲み込み時に違和感、つかえ感、痛みなどの症状が出始めます。 【口腔内乾燥、味覚異常】 ・唾液がねばねばします。 ・味覚が徐々におかしいと感じ始めることがあります。	・皮膚の症状が悪化する場合があります。 ★症状の強い場合は、軟膏処方します。 ・のどのつかえ感や痛みが強くなることがあります。 ★痛み止め・粘膜保護剤などで調整します。 ★栄養剤、点滴、経鼻チューブ、胃瘻などで栄養補給を行うこともあります。 ・唾液が少なくなり、夜間に乾燥が強くなる場合もあります。 ◎適宜、含嗽や飲水をして下さい。	・皮膚炎、口腔粘膜炎症状には個人差はありますが、治療が終わって2〜3週間くらいは症状が続きます。 症状は時間とともに、適切なケアで落ち着きます。 症状が続く場合は、指示された皮膚ケアを継続して下さい。 ・口腔内乾燥は、長期にわたることがあります。こまめにうがい、口腔内保湿剤などの使用で工夫しましょう。また、人工唾液、唾液分泌促進剤などの処方もあります。医師・看護師に相談しましょう。 ・味覚障害は、回復に個人差はありますが、徐々に回復してきます。 ◎口腔内の清潔を続けて保つことが大切です。

図2-b-3　頭頸部放射線療法を受ける患者の初診時オリエンテーションパンフレット

	治療前	治療1～6週目	治療終了後
日常生活の注意点	【治療中の注意点】 ・衣服は着脱しやすいものにして下さい。 ・照射している皮膚のマークは消えないように注意して下さい。 ※照射中の入浴は、マークが消えないようにすれば可能です。 ・照射のマークが薄くなったら、そのままの状態で、放射線技師に書き直してもらいましょう。 ・保護テープが外れかけたらそのままの状態で、照射に来て下さい。 ・禁煙・禁酒を心がけましょう。	・入浴時は、照射部位の皮膚をこすらないで、マーキングを消さないようにしましょう。 ※弱酸性石鹸を使用して泡で洗い流す程度にしましょう。 ・軟膏の使用は医師・看護師に確認をしましょう。 ・髭剃りは、T字カミソリは使用せず、使用するなら電気カミソリで、こすらず押さえながら愛護的にしましょう。 ・照射部分の日焼けを避けましょう。 ・口腔内の清潔を保ち、軟らかめの歯ブラシで歯肉を傷つけないようにしましょう。 ・入れ歯は、就寝時は外しましょう。（CT・MRI時、照射中は外して頂きます） ・口腔内の保湿のために、ペットボトルを携帯し、こまめに水分をとりましょう。 ・熱い物は常温に冷ましてから、少量ずつよく噛んで食べて下さい。 ・香辛料、酸味の強い柑橘類、酢のもの、刺激のある食事は、避けましょう。 ・飲み込みにくい・痛みのある場合は、調理方法の工夫をしましょう。 （刻み、軟らかく、とろみをつけるなど）をしましょう。水分と交互に摂取するのもよいです。 ・栄養補助食品の利用（売店でも購入できます） ・体が疲れたときは、適度に休息・睡眠をとりましょう。	・症状に合わせて、療養中の生活を維持しましょう。 ・照射後も定期的に歯科の受診を行いましょう。 ☆抜歯は禁止です（顎骨壊死の原因になります） ・他院受診時は、放射線治療をしていたことを伝えて下さい。 ・皮膚が硬く突っ張ることがあります。首を動かしましょう。 ・照射部位の細胞採取・手術は、治癒が遅くなります。 ・口腔内の乾燥が持続する場合があるため、こまめにうがいや水分摂取を心がけましょう。 連絡先 TEL:078-YYY-XXXX（代表） 放射線腫瘍科外来・放射線治療室 神戸大学医学部附属病院 ◆平日9時～17時 夜間・休日は救急外来にご連絡下さい （★同意書は大切に保管して下さい）

図2-b-3 （つづき）

（神戸大学医学部附属病院 放射線腫瘍科外来・治療室）

下の3つがある。

①全代償システム：患者に代わりすべてのケアを行う。
②一部代償システム：部分的に患者に代わりケアを行う。
③支持教育システム：患者のセルフケアをよいものにするように教育指導を行う。

　患者にどれだけのセルフケア能力があるかを見極め、個別に合わせた支援を行うことは、患者ができるセルフケアの促進につながり、患者が主体的にセルフケアを行う支えとなる。

　また、初診時に、患者・家族が病気や治療についてどのように考えているかを知ることは重要である。なぜならば、自分で納得して放射線療法を受けた人の多くは、セルフケアの動機をもっているからである。セルフケアの動機を強めるためには、患者の生活や価値観を知り、患者・家族にとって適切な情報提供を行うことが大切である。

　看護システムを選択したら、具体的なセルフケア支援の方法やその目的・目標を患者とともに決定し、評価方法を定める。実際にセルフケアへの支援を行いながら、患者の少しの反応や変化を見逃さず観察し、定期的に評価しながら、患者が主体的にセルフケアを行えるようにかかわる。

[セルフケアを支える要素]

　セルフケアを支える要素として、以下の4つの要素が重要である。

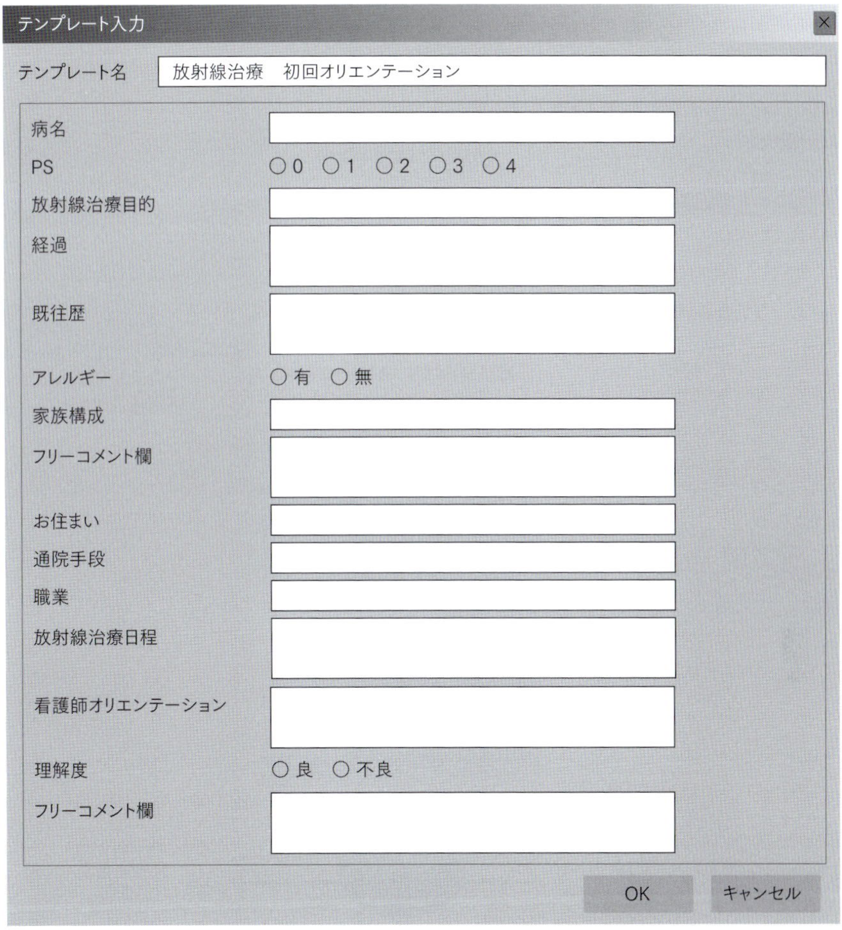

病名、PS、治療目的（根治的治療、予防的治療、症状緩和治療）、経過、既往歴、アレルギーの有無、家族構成（フリーコメント欄にはキーパーソンや家族情報を記載できる）、住所、通院手段、職業、治療日程の項目がある
このテンプレートによって、外来、治療室、病棟、多職種間の情報共有ができる

図2-b-4　電子カルテ「放射線治療 初回オリエンテーション」テンプレート

（神戸大学医学部附属病院）

①エンパワーメント：やってみようと思う気持ち
②セルフコントロール感：自分で自分の身体を調整しようとする気持ち
③自己効力感：自分にはできるに違いないと信じる気持ち
④自尊感情：自分自身を大切に思う気持ち

　患者が、自分自身に起こっている現実を自分のことであると受け止め、前向きな気持ちで対処していこうと思えるようなサポートが必要である。看護師は、患者・家族と話し合いながら、患者の気がかりや希望、生活スタイル、価値観などを把握し、患者の状況をアセスメントしながら、患者に必要な支援方法を提案し、ともに考えていく姿勢が重要となる。放射線療法を受ける患者のセルフケア支援のプロセスを**図2-b-5**に示す。

❹**治療に必要な費用**

　患者にとって、経済的問題は不安にもつながる。場合によっては、「治療を受けられない」とと

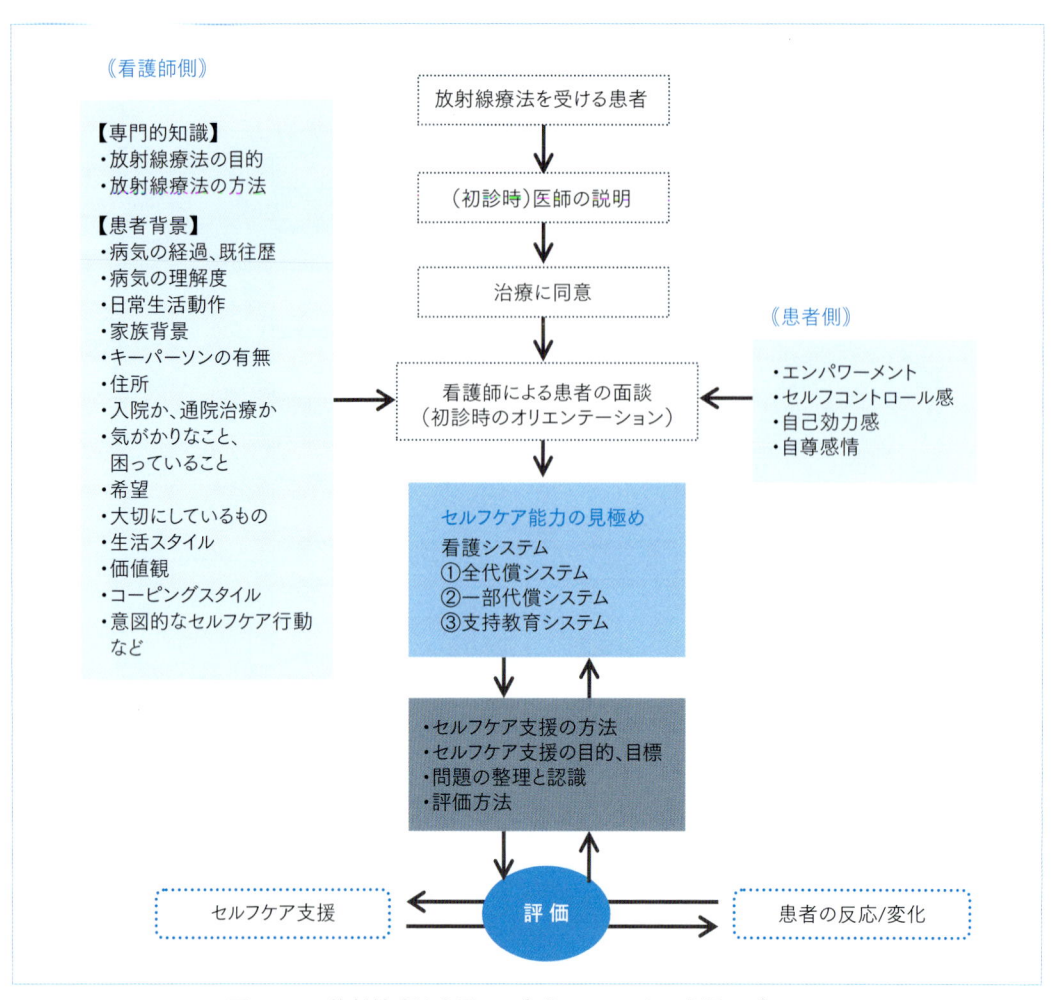

図2-b-5 放射線療法を受ける患者のセルフケア支援のプロセス

まどう患者もいる。実際に放射線療法にどのくらいの費用がかかるのか、平成26（2014）年度診療報酬改定に基づいて算出した金額を**図2-b-6**に示す。

　近年、高精度放射線療法の発展に伴い、放射線療法にかかる費用もさらに高額になってきている。これにより、患者が負担する費用も高額となる。がん患者が使用できる公的制度を利用し、少しでも患者の経済的負担の軽減に努めることは重要である。たとえば、強度変調放射線治療（IMRT）を1部位受ける患者の治療負担額は、3割負担で総計366,690円かかる（初回のみの費用19,290円＋毎回の費用10,200円×照射総回数37回の場合）。さらに、外来放射線照射診療料の算定や固定具などを使用する場合は、別途費用が加算される。よって、公的制度を利用して、負担の軽減を検討することが重要である。

　公的制度は、「医療費にかかる制度」「生活費にかかる制度」「その他の制度」に大きく大別できる。「医療費にかかる制度」のうち、限度額適用認定について**表2-b-3**に、高額療養費制度について**図2-b-7**に示す。

[初回のみにかかる費用]強度変調放射線治療(IMRT)を受ける患者の例(1～3割負担の場合)

項目/負担額	1割負担	2割負担	3割負担
放射線治療管理料	5,000円	10,000円	15,000円
放射線治療専任加算	330円	660円	990円
医療機器安全管理料	1,100円	2,200円	3,300円
合計	6,430円	12,860円	19,290円

放射線治療管理料(分布図の作成1回につき)
①1門照射、対向2門照射または外部照射を行った場合:2,700点(27,000円)
②非対向2門照射、3門照射または腔内照射を行った場合:3,100点(31,000円)
③4門以上の照射、運動照射、原体照射または組織内照射を行った場合:4,000点(40,000円)
④強度変調放射線治療(IMRT)による体外照射を行った場合:5,000点(50,000円)

[毎回かかる費用]強度変調放射線治療(IMRT)を1部位受ける患者の例(1～3割負担の場合)

項目/負担額	1割負担	2割負担	3割負担
体外照射、強度変調放射線治療(IMRT)	3,000円	6,000円	9,000円
画像誘導放射線治療加算	300円	600円	900円
外来放射線治療加算(外来患者のみ)	100円	200円	300円
合計	3,400円	6,800円	10,200円

注:①疾病、部位または部位数にかかわらず、1回につき算定する
　　②体外照射用固定器具を使用した場合は、1,000点を所定点数に加算する

図2-b-6　放射線療法にかかる費用

表2-b-3　限度額適用認定

- 放射線療法を受けるには高額な医療費がかかる。そのため、医療費が高額になった病院での支払い時、医療費の負担を高額療養費の限度額にとどめるためのものを、「限度額適用認定」という。事前に加入している被保険者証・限度額適用認定証を添えて病院窓口に提示すると、法定自己負担限度額のみの支払いとなる
- 窓口負担額は、医療機関毎に1カ月につき、法定自己負担限度額までとなる
- 入院時食事療養の標準負担額は対象にはならない
- 限度額の適用は同一月、同一医療機関での受診が対象となる。ただし、入院、外来(医科)、外来(歯科)は分けてそれぞれ計算する
- 「限度額適用認定証」を提示しない場合は、従来通り償還払いとなる
- 問い合わせ先は、各区市町村の国民健康保険組合、協会けんぽ、共済保険組合(自己が加入している保険者)

放射線療法、化学放射線療法を受ける患者の外来でのケア―B. 治療期間中

(1)治療期間中の外来診察時のケア(週1回の診察時)

　放射線療法の治療期間中は、少なくとも週1回の診察を行う。外来通院患者については、外来放射線照射診療料の算定に伴い、外来治療室で日々観察している看護師や診療放射線技師の毎日の記録情報を収集することが必要である。また、入院中の患者については、病棟看護師の記録や多職種が記載している記録の情報収集を行い、患者の状態を前もって把握しておく。

- 公的医療保険における制度の1つで、医療機関や薬局の窓口で支払った額が、暦月（月初めから終わりまで）で一定額を超えた場合に、その超えた金額を支給する
- 年齢や所得に応じて、本人が支払う医療費の上限が定められており、またいくつかの条件を満たすことにより、さらに負担額を軽減するしくみも設けられている
- 問い合わせ先は、各区市町村の国民健康保険組合、協会けんぽ、共済保険組合（自己が加入している保険者）
- 区分と法定自己負担限度額（月額）は以下の表を参照。平成27年1月1日より所得に応じて見直しされている

高額療養費：70歳未満

所得区分	ひと月当たりの自己負担限度額	3カ月以上負担した人（注2）
年収約1,160万円以上 健保：標準報酬月額83万円以上 国保：年間所得（注1）901万円超	252,600円＋（医療費－842,000円）×1％	140,100円
年収約770～約1,160万円 健保：標準報酬月額53万円以上83万円未満 国保：年間所得600万円超901万円以下	167,400円＋（医療費－558,000）×1％	93,000円
年収約370～約770万円 健保：標準報酬月額28万円以上53万円未満 国保：年間所得210万円超600万円以下	80,100円＋（医療費－267,000円）×1％	44,400円
年収約370万円未満 健保：標準報酬月額28万円未満 国保：年間所得210万円以下	57,600円	44,400円
住民税非課税	35,400円	24,600円

注1：ここでいう「年間所得」とは、前年の総所得金額および山林所得金額ならびに株式・長期（短期）譲渡所得金額等の合計額から基礎控除（33万円）を控除した額（ただし、雑損失の繰越控除額は控除しない）のことを指す
注2：高額療養費を申請する月以前の直近12カ月の間に高額療養費の支給を受けた月が3カ月以上ある場合は、4カ月目から「多数該当」という扱いになり、自己負担限度額が軽減される

図2-b-7　高額療養費制度

　治療期間中の外来診察は、1週間の有害反応に対する総合的評価の場でもあり、適切なケア介入がなされているかの確認の場でもある。また、患者が治療完遂できるよう、励ましながら、患者に寄り添って、身体的・精神的にサポートすることが大切である。

(2)急性期有害反応へのケア

　放射線療法の急性期有害反応は、照射2週間後より現れることが多い。特に外来通院患者は、入院患者と異なり、常に医療者の観察の目があるわけではないため、セルフケアの確認と支援が最も重要である。急性期有害反応のケアでは、多職種が連携してそれぞれの役割を果たしながら、協働してケアにあたる。適切な時期に、適切なケア介入を行うことで、患者の苦痛を軽減し、治療完遂につなげることができる。

放射線療法、化学放射線療法を受ける患者の外来でのケア—C. 治療終了後

(1)治療終了後の外来支援

　放射線療法が終了しても、患者は治療や病気のことに対してさまざまな不安を抱いている。頭頸部放射線療法を受けた患者の場合、皮膚炎や粘膜炎のような有害反応の症状が治療終了直前から2週間程度増強し、つらい時期が継続する。放射線療法により起こる急性期有害反応は一過性

のもので、必ず改善することを患者に伝え、少しでも不安の軽減に努めることが大切である。治療終了後も、皮膚のスキンケアや口腔ケアを継続する必要性を伝える。具体的な指導・支援内容を**表2-b-4**に示す。

表2-b-4　治療終了時の患者指導・支援内容

- 有害反応のセルフケアの継続方法
- 有害反応のピークや経過
- 社会復帰への支援
- ボディイメージへの支援
- 晩期有害反応の早期発見、対処方法
- 定期受診の必要性
- 日常生活上の注意事項
- 放射線によるリコール現象
- 異常時の緊急連絡先(治療歴を自分で伝えられるようにする)

(2) 晩期有害反応へのケア

　放射線療法の終了後、半年から数年にかけて出現する有害反応を晩期有害反応という。患者・家族に、放射線療法に伴う晩期有害反応についての理解を確認し、自身が放射線療法を受けたことを覚えておくように指導する。出現する晩期有害反応は照射部位によって異なるため、患者・家族が十分に理解しているかを確認したうえで、症状が出現したらすぐに受診できるように、連絡先や連絡方法を伝えておく。

(3) 社会復帰への支援

　放射線療法が完遂し、治療が一通り終了した患者の中には、社会復帰を望んでいる人も少なくない。就労の問題は、経済的な問題にも発展し、切実である。2012年12月に行ったがん体験者の就労状況調査では、2人に1人が、罹患後に依願退職や解雇など、就労に影響を受けていることがわかっている。

　看護師は、このような問題にも目を背けず、外来通院患者には、可能な限り、治療時から仕事との両立ができるよう、診療放射線技師と連携して、治療時間の調整を図る。また、医療ソーシャルワーカーと連携しながら、社会復帰への支援を行う。

外来診療室の看護師の今後の展望

　外来看護師の配置はローテーションで行っている施設も多く、一定レベルの放射線療法看護の提供をすることが困難な場合も多い。放射線療法における外来看護師の存在意義は、まだまだ定着がなされていない現実もある。平成24年度の診療報酬改定で外来放射線照射診療料が策定され、はじめて放射線療法における看護師の存在意義が明示された。

　外来看護師が放射線療法を受ける患者・家族にかかわる場面は多く、質の高い医療提供をするためには、固定された看護師が毎週の観察を行い、ケアにあたることが理想的である。看護師による初診時オリエンテーションは多くの施設で取り入れられつつあるが、現在のように放射線療法が多様化・複雑化している中では、患者・家族に説明を行うのは、放射線療法に関する一定レベルの専門的知識をもった看護師であることが望ましい。しかし、看護師がオリエンテーションを行うためには、時間やマンパワーが必要である。放射線療法において看護師の存在意義が組織的に重要視されるためには、診療報酬の算定や法的規定などが重要なポイントになると予測する。具体案の1つとして、今後の診療報酬改定で、初診時のオリエンテーションが指導料の算定要件になることを期待したい。

参考文献

1) 佐々木常雄，岡元るみ子編：新 がん化学療法ベスト・プラクティス，p.420-449，照林社，2012.
2) 唐澤久美子，藤本美生編：がん放射線治療，がん看護セレクション，p.166-185，学研メディカル秀潤社，2012.
3) 長場直子，本村茂樹編：がん化学療法の理解とケア，Nursing Mook 32，p.124-131，学習研究社，2005.
4) 濱口恵子ほか編：がん放射線療法ケアガイド―病棟・外来・治療室で行うアセスメントと患者サポート，p.81-88，中山書店，2009.
5) 足利幸乃：がん化学療法におけるセルフケア支援のポイント．看護学雑誌，67(11)：1054-1059，2003.
6) 診療点数早見表2014年4月版，p.680-685，医学通信社，2014.
7) 嶺岸秀子ほか編：放射線治療を受けるがんサバイバーへの看護ケア，p.144，医歯薬出版，2009.
8) 西條長宏，小島操子監修：がん治療の副作用対策と看護ケア―化学療法を中心に，第2版，p.41，先端医学社，2000.
9) 小田正枝編著：事例でわかる看護理論を看護過程に生かす本，p.95-100，照林社，2008.
10) 粕田孝行編：セルフケア概念と看護実践―Dr.P.R.Underwoodの視点から，p.20，へるす出版，1987.

2 放射線療法、化学放射線療法を受ける患者のケアの実際
c 治療室でのケア

治療室での看護師の役割

　放射線療法は、完遂することで最大限の効果が得られる治療である。放射線療法の中断が可能な期間のエビデンスは約7日と言われているが、治療を中断・中止すれば、期待した効果が得られなくなる可能性がある。そのため、放射線療法の治療期間中は患者の有害反応を最小限にとどめ、治療を完遂することが目標となる。

　治療室の看護師の役割は、患者の治療計画から起こり得る有害反応の時期や症状を予測し、個々に応じた援助をしていくことである。同時に、がん患者であることを念頭において、がんサバイバーシップの視点でのサポートも忘れずに行っていく必要がある。また、患者が治療室で体位を保持できなければ治療が困難となるため、安全・安楽な治療環境を整えることも重要な役割である。

(1) 有害反応への対策

　有害反応の急性期症状のほとんどは治療完遂後に消失していくが、治療終了より半年以降に出現する晩期症状もある。化学療法を併用している患者は有害反応が強く出現するリスクが高く、適切な対処が遅れると重篤化することがあるため、注意が必要である。

　患者は、有害反応を治療の恩恵を受けるためには仕方がないとがまんしていたり、病状が悪化したと思い、不安になっていることもある。しかし、適切な介入により有害反応の軽減が図られると、治療継続への意欲も改善していく。治療期間中に出現する急性期有害反応をできる限り減らすことは、苦痛の軽減だけでなく、治療の完遂にとっても有効である。看護師は、個々の治療計画から有害反応の症状と出現時期を予測したうえで、有害反応への対策を万全に行うことが重要になってくる。また、患者のセルフケア参加が自身の有害反応への軽減にもつながるため、セルフケア能力を高める介入も必要である。

(2) 心理的援助

　放射線療法を受けることで、患者は身体面だけでなく、心理的・社会的側面にも支障をきたす。不安などの心理的問題はすべての患者が抱える問題であるが、不安が軽減することは治療への意欲の向上や完遂につながるため、看護師は患者が抱える不安をアセスメントし、共感的・支持的態度でそのつど対応することが重要である。

　また、放射線療法を受ける患者の心理・社会的局面は、サバイバーが「4つの季節」(図2-c-1の①～④)のうちのどの時期に放射線療法を受けるかで異なり、治療前、治療開始、治療期間中、治

a）根治、予防的、術前・術後目的の場合

	治療前	治療開始	治療期間中		治療終了時期	
「①急性期の生存の時期」での体験＝根治、予防的、術前・術後目的	未知のものへのおそれや不安を抱く	治療を理解し継続する見通しをもつ	これまでの体験を思い起こしながら、やがて現実に向かう	治療が終わる安堵感と自分への労い	これからの自分なりの生活を思い描く	ほかの治療予定がある／未知のものへのおそれや不安を抱く

- 病名告知の心理的衝撃
- 社会・日常生活への再適応
- 再発・転移の不安、死への恐怖
- 今後の生活への不安、家庭・家族の問題、経済的問題、仕事の問題

「②長期に安定した生存の時期」

b）緩和目的の場合

	治療前	治療開始	治療期間中		治療終了時期	
「③延長された生存の時期」	起きてほしくなかったこと、再発や転移の衝撃と悲嘆	治療に対する期待をもつ	これまでの体験を思い起こしながら、やがて現実に向かう	治療が終わる安堵感と自分への労い	これからの自分なりの生活を思い描く	ほかの治療予定はなし／不確かさを抱く

- 再発・転移・死への恐怖
- 死と向き合う負担
- 今後の生活への不安、家庭・家族の問題、経済的問題、仕事の問題

「④終末期の生存の時期」での体験＝緩和目的

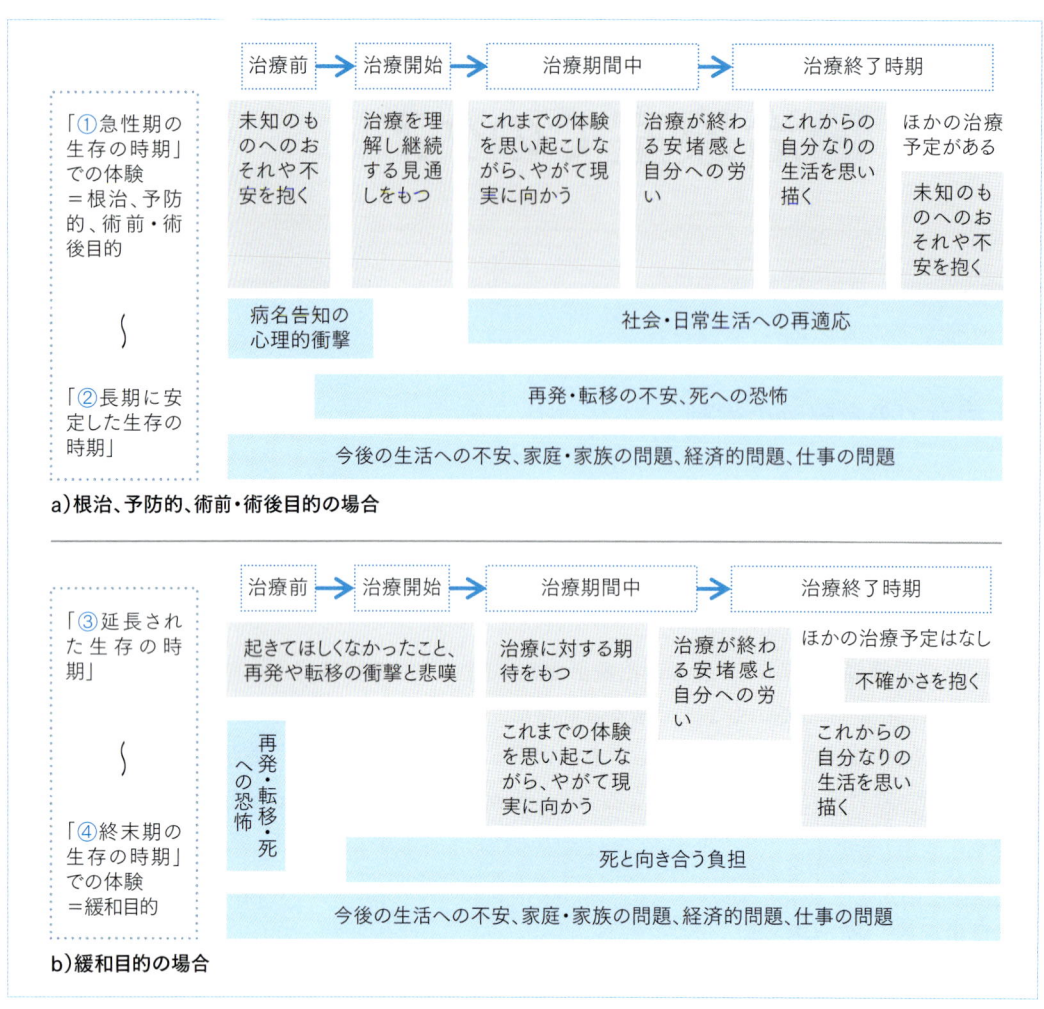

図2-c-1　放射線療法を受けるサバイバーが体験する心理・社会的局面の変遷[1,2]

療終了時期の経過に伴い変化する。

　"「①急性期の生存の時期」での体験＝根治、予防的、術前・術後目的""「②長期に安定した生存の時期」"では、患者は、がんやがんの治療・生活すべてがはじめての未知の体験となる。しかし、初回治療を体験すると、理解可能なものとして治療を継続する見通しをもつ局面になる。治療前に受けた有害反応の説明を改めて受けることで、症状と結びつけて現実に向かう局面に至る。治療の終了が近づくと、治療が終わることへの安堵と自分への労いの局面を経て、これからの自分なりの生活を思い描く局面となる。さらに、他の治療予定がある場合は、未知のものへのおそれや不安を抱く。また、一通り根治的治療が終了すると、長期的に安定した生存の時期となる。

　"「③延長された生存の時期」""「④終末期の生存の時期」での体験＝緩和目的"は、再発や転移という不安、および再発や転移が起こった際は、死への不安、起きてほしくなかったことへの衝撃と悲嘆の局面である。しかし、やがて事実であると理解し、治療に対する期待をもつ局面を経て、何とか乗り越えようと現実に向かうこととなる。治療の終了が近づくと、治療が終わることへの安堵と自分への労いの局面を迎え、これからの自分なりの生活を思い描く局面となる。他の

治療予定がなければ、保証のない今後に不確かさを抱くこともある。

　放射線療法を受ける患者は、病気に不安をもちつつ、治療効果に期待し、治療終了が近づくと完遂することに安堵するが、その反面、治療の効果や今後に対する不安も抱えている。生活上の支障を感じているが、自分らしい生活を実現させたい、自分らしくありたいとも願っている。看護師は、放射線療法を受ける患者がどの時期であるのか、また、どの心理・社会的局面にあるのかを理解し、患者の希望を支えてサポートしていくことが重要である。

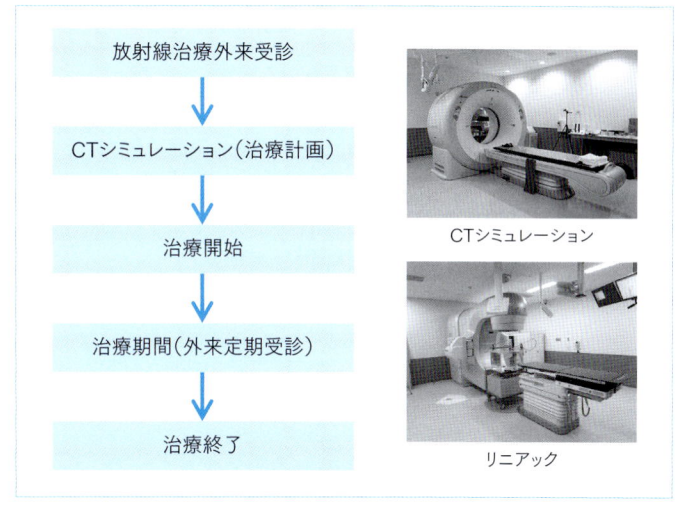

図2-c-2　放射線療法の流れ

(3) 環境の整備

　放射線療法が安全に行われるためには、照射中の体位保持が必要となってくる。しかし、放射線療法を受ける患者は、すでにがんによる疼痛、呼吸困難、倦怠感といった症状が出現しているか、もしくは全身状態が悪化している場合も多い。これらの患者にとって、同一体位を保持することは困難であったり、苦痛の原因となる。体位保持が困難となれば、患者が治療を受けられない結果にもつながるため、体位保持ができるように介入していく必要がある。

　治療に合わせて症状をコントロールし、安全に照射できる環境を整えることも、看護師の重要な役割である。また、患者の状態に合わせて治療が円滑に行われるためには、多職種がかかわる放射線療法においては、多職種間での情報共有と連携・調整が不可欠となる。また、治療室のスタッフ間だけでなく、同職種である他部署の看護師(がん放射線療法看護認定看護師、外来看護師、病棟看護師、皮膚・排泄ケア認定看護師、がん看護専門看護師など)や、医師、病棟スタッフなど多職種(放射線腫瘍科医師、診療科医師、診療放射線技師、医学物理士、クラーク、受付、緩和ケアチーム、ボランティア室など)間の連携も必要である。治療環境を整えることは、治療の継続や中断・中止の回避にもつながる。

治療の流れと各時期に必要とされる看護

　放射線療法の治療の流れを図2-c-2に、各時期に必要とされる看護についてを表2-c-1に示す。

外来放射線照射診療料と看護記録

　平成24(2012)年度の診療報酬改定により、外来放射線照射診療料が新設され、「第2日目以降の看護師、診療放射線技師等による患者の観察については、照射毎に記録し、医師に報告するこ

表2-c-1　放射線療法の各時期に必要とされる看護

CTシミュレーション時		・所要時間は20～30分であることを患者に説明する ・電子カルテや外来看護師の情報提供などから、必要な情報収集を行う ・情報収集内容：病名、治療経過、既往歴、症状、治療目的(根治、予防的、術前・術後、緩和)、単独もしくは併用治療の有無、照射部位・線量・期間、ADL状況、PS (0～4)、鎮痛薬の使用状況、NRS (0～10)、病気や治療のとらえ方、理解度、通院手段、協力者の有無、仕事内容など ・あらかじめ疼痛や体動困難が予測される患者には、病棟看護師・診療放射線技師とともに疼痛コントロール、搬送方法、時間の調整を行う ・痰の多い患者には、事前に吸引を実施する ・CTシミュレーション時、乳房や下半身の露出が必要な女性患者、不安の強い患者、呼吸・循環状態が不安定でモニタリングが必要な患者などには、付き添いを行う ・通院患者の生活背景の把握を行い、セルフケアの介入が必要か判断し、介助にあたる
治療開始時		・初回のみ所要時間が20～30分、2回目以降は10～15分程度であることを患者に説明する ・過度に緊張している患者もいるため、付き添って声をかけ、不安や緊張の軽減を図る ・患者が訴えを表出しやすいような雰囲気をつくる ・照射中、複数のスタッフがテレビモニターで見守っており、心配はないことを説明する ・CTシミュレーション時の患者の状態や情報収集の内容により、看護問題をアセスメントする ・有害反応の症状、出現する時期、対処方法などを説明する
治療期間中	有害反応へのケア	・有害反応の症状は、基本的には放射線を照射した部位しか出現しないことを説明する ・皮膚炎の有無・程度を観察し、患者・家族にセルフケア方法を説明する ・セルフケアが困難な患者の場合、家族の協力を得る。また、家族の協力も困難であれば、看護師がケア介入を行う ・皮膚炎の悪化時は、がん放射線療法看護認定看護師や皮膚・排泄ケア認定看護師へ連絡し、介入を依頼する ・食事摂取が困難な場合は、食事形態のアドバイスや補助食品・飲料について紹介する ・粘膜保護剤、軟膏、鎮痛薬などの処方が必要な場合は、受診の手配を依頼する ・治療室には基本的には医師が常駐していないため、看護師が患者を観察したうえで、医師による診察が必要かを判断する。特に通院患者の場合は、有害反応への対策や通院継続に支障はないかなど、その場でアセスメントし、診察を依頼する ・定期診察日(週1回)が滞ることのないよう、声かけをしたり、必要時は外来まで同行する ・有害反応の出現時・悪化時、定期診察日以外でも、必要な場合は外来看護師へ連絡し、受診の手配を依頼する
	心理的ケア	・長期の治療期間となることもあるため、患者の気持ちや苦痛を理解し、支える ・治療への意欲が低下しないよう、日々の治療後は患者に労いの言葉をかけ、励ます ・家族といっしょに来院する患者であれば、必要時は家族から患者の情報収集を行う。また、家族の訴えも傾聴し、家族が困っていることなどがあれば介入していく ・患者の社会的役割やライフスタイルを尊重し、できるだけ変化をきたさず治療が完遂し、社会復帰できるよう配慮していく
	安全・安楽へのケア	・治療室で患者が抱く苦痛(治療台の硬さ・冷たさ、固定具や同一体位保持による苦痛、孤独感、治療部位露出の羞恥心や寒さ、治療室・治療台への移動の苦痛)に対して、少しでも軽減できるよう工夫する ・CTシミュレーション時の状況や、疼痛、体動困難があらかじめ予測される入院患者には、病棟看護師や診療放射線技師とともに疼痛コントロールを図ったり、患者にとって最適な搬送方法や時間の調整を行う ・通院患者の場合は、患者の疼痛レベルや鎮痛薬の使用状況をアセスメントし、使用時間を決定していく。また、疼痛や倦怠感が強い場合は、臥床スペースを設け、待ち時間をできるだけ安楽に過ごしてもらう ・照射後、ふらつき感の有無を確認し、退室するまで歩行状況を観察する。ふらつきがある場合、安静を促し、消失後に帰宅してもらう ・転倒リスクの高い通院患者は、看護師や看護助手、ボランティアの協力を得て、車イス搬送を考慮する ・体調の変化があればバイタルサインを測定し、医師の診察が必要な場合は、当該科外来へ連絡して診察を依頼する ・酸素、吸引、ルート類管理、モニター監視など、医療処置が必要な患者に対応する ・ペースメーカーを挿入している患者には、心電図モニターを装着する ・照射中、操作室で波形をモニタリングし、異常の早期発見・対処に努める ・緊急時対応が必要と予測される場合、主治医や病棟看護師と情報共有し、急変時の対応に備える ・照射時の体位保持のため鎮静薬投与が必要な患者には、酸素投与を行い、SpO_2(経皮的動脈血酸素飽和度)モニターを装着する。照射中、モニターでSpO_2値を観察し、呼吸抑制出現時の対応に備える

治療終了時	・皮膚炎は、照射終了後も回復までに1～3カ月を要すため、患者へセルフケア方法の再確認・説明を行い、セルフケアの継続を促す ・急性期および晩期有害反応の症状の見通しについて、補足説明をしていく ・症状の悪化や困ったことがあれば、受診するように説明する ・日常生活・社会復帰について不安があれば、問題解決に向けてサポートする ・今後も当科および診療科の定期的な診察や検査が必要であることを説明する ・継続ケアが必要な場合、外来看護師、病棟看護師、がん放射線療法看護認定看護師などへ申し送る

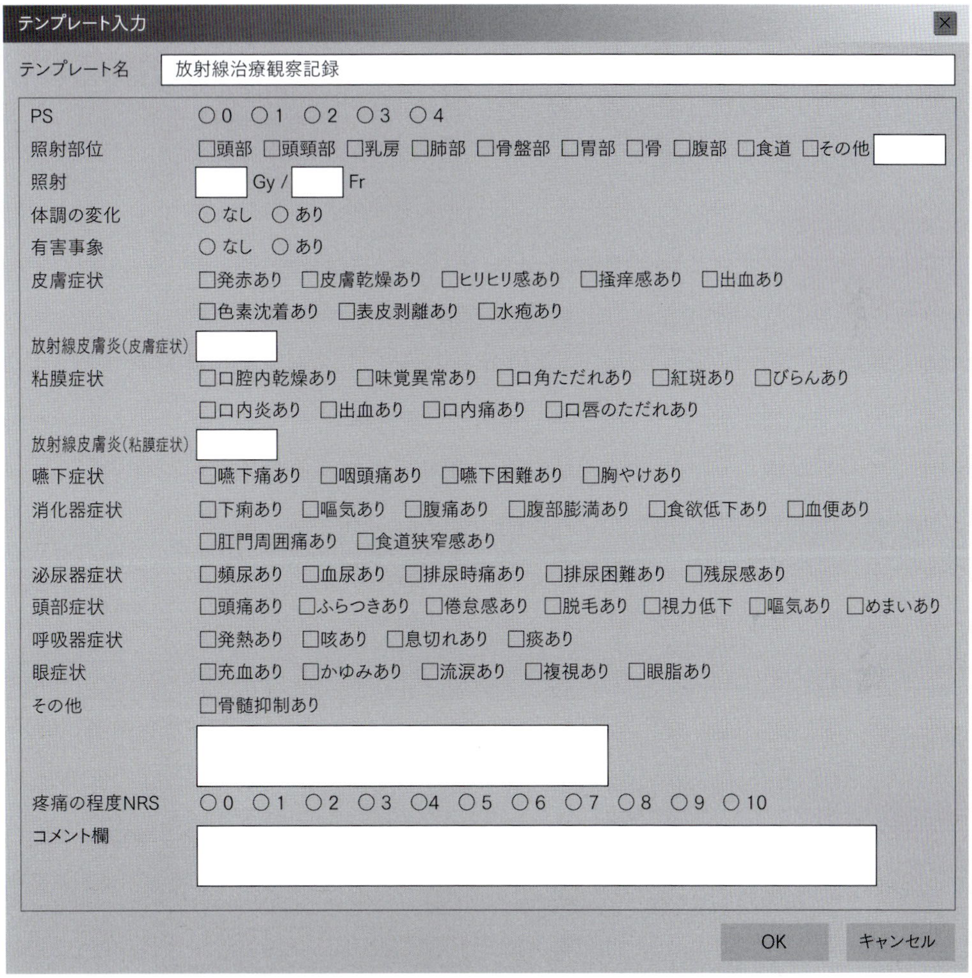
テンプレート入力
テンプレート名　放射線治療観察記録
PS　○0　○1　○2　○3　○4
照射部位　□頭部　□頭頸部　□乳房　□肺部　□骨盤部　□胃部　□骨　□腹部　□食道　□その他
照射　Gy /　Fr
体調の変化　○なし　○あり
有害事象　○なし　○あり
皮膚症状　□発赤あり　□皮膚乾燥あり　□ヒリヒリ感あり　□掻痒感あり　□出血あり　□色素沈着あり　□表皮剥離あり　□水疱あり
放射線皮膚炎(皮膚症状)
粘膜症状　□口腔内乾燥あり　□味覚異常あり　□口角ただれあり　□紅斑あり　□びらんあり　□口内炎あり　□出血あり　□口内痛あり　□口唇のただれあり
放射線皮膚炎(粘膜症状)
嚥下症状　□嚥下痛あり　□咽頭痛あり　□嚥下困難あり　□胸やけあり
消化器症状　□下痢あり　□嘔気あり　□腹痛あり　□腹部膨満あり　□食欲低下あり　□血便あり　□肛門周囲痛あり　□食道狭窄感あり
泌尿器症状　□頻尿あり　□血尿あり　□排尿時痛あり　□排尿困難あり　□残尿感あり
頭部症状　□頭痛あり　□ふらつきあり　□倦怠感あり　□脱毛あり　□視力低下　□嘔気あり　□めまいあり
呼吸器症状　□発熱あり　□咳あり　□息切れあり　□痰あり
眼症状　□充血あり　□かゆみあり　□流涙あり　□複視あり　□眼脂あり
その他　□骨髄抑制あり
疼痛の程度NRS　○0　○1　○2　○3　○4　○5　○6　○7　○8　○9　○10
コメント欄
OK　キャンセル

PS、照射部位、照射線量、回数、有害反応について、症状別に該当する箇所にチェックする
コメント欄には、患者の表情や客観的に観察した事項について追加記録できる

図2-c-3　電子カルテ「放射線治療観察記録」用テンプレート

と」と明記された。これにより、神戸大学医学部附属病院では2014年7月に電子カルテの放射線治療観察記録用テンプレート(**図2-c-3**)を作成し、看護師による有害反応のグレード評価・入力を行っている。テンプレートの看護カルテ入力は、看護の統一、質の向上、時間の短縮を図る点で非常に意義がある。

今後の展望

治療室へ来る患者と日々接していると、表情や言動のわずかな違いに変化を感じることがある。治療室の看護師は、このような患者の身体的・心理的変化に一早く気づき、問題解決に努める必要がある。

限られた治療期間のかかわりの中で、日々の変化に気づき、介入時期を逃さないためには、ローテーションによる看護配置では限界がある。今後は、放射線療法に関する知識の習得だけではなく、放射線療法を受ける患者に熟練した専従看護師の確保が必要である。施設により看護師の配属状況はさまざまであるが、適切な専従看護師の配置人数の確保に期待したい。また、近年、通院で放射線療法を受ける患者が増加している傾向があるため、医療ソーシャルワーカー、介護支援専門員(ケアマネジャー)、訪問看護師、ヘルパーなどとの地域連携も視野に入れて、推進していく必要がある。

引用文献
1) 近藤まゆみ，嶺岸秀子編：がんサバイバーシップ―がんとともに生きる人びとへの看護ケア，p.3, p.160, 医歯薬出版，2006.
2) 佐々木常雄，岡元るみ子編：新 がん化学療法ベスト・プラクティス，p.445, 照林社，2012.

参考文献
1) 唐澤久美子編：がん放射線治療の理解とケア，Nursing Mook 43, p.120, 学習研究社，2007.

2 放射線療法、化学放射線療法を受ける患者のケアの実際
d 病棟でのケア

放射線療法を受ける患者の病棟でのケアと実際

　頭頸部には、視覚、聴覚、味覚などの感覚器官や、発声、咀しゃく、嚥下などの重要な組織があり、これらが失われるということは、日常生活のQOLの大きな低下をもたらす。頭頸部がんの治療においては、これらの機能をいかに残すかということが大切であり、また機能が損なわれないようにするということは、治療を難しくしている面でもある。手術により、発声が失われる、ものがうまく食べられなくなる、顔が変形するなどが生じると、患者にとって肉体面だけでなく、精神面での苦痛はたいへん大きなものがある。そのため、頭頸部がんの治療には、機能的な低下が少ない放射線療法が広く用いられている。

　放射線療法は、がん治療において、手術、化学療法に並ぶ3本柱の1つである。放射線療法の適応は、急性期から終末期まで幅広い。外来での通院治療が可能な場合もあるが、患者が高齢であったり、有害反応による症状で自宅での療養が困難となったり、化学療法を併用する場合には、入院加療することが多い。その場合には、長期間にわたる入院を要し、有害反応に対する治療で専門的支援が必要な背景がある。治療が安全・確実に継続できるように、患者とその家族に個別的、全人的な看護実践を提供すること、治療過程に生じる患者・家族の身体・心理・社会的問題をアセスメントして、患者が主体的に治療完遂できるように支援することが必要である。病棟看護師は、患者の治療目的および放射線の治療計画を知り、有害反応を予測し、治療を完遂するために、身体・心理・社会的支援や有害反応の予防と症状緩和のためのケアおよびセルフケアの支援を行っていくことが重要となる。

入院時の看護

(1) 患者の情報収集とアセスメント

　患者は概ね、外来で病名告知と治療方針についての説明を受けて入院してくる。治療の同意を得られているが、患者は治療の実際や有害反応に関しては具体的にイメージできていないことが多い。病棟看護師は、外来部門で行われた治療方針に関する説明をどのように患者・家族が理解できているかを把握することが必要である。そのためには、入院時の聞き取りで、患者・家族から入院までの経過や、がんと告知されてからどう対処してきたかなど、入院生活に必要な情報を聞き取る必要がある。

　頭頸部がんの治療で放射線療法や化学放射線療法を受ける場合は、治療期間として約2カ月間の長期入院を要する。治療を予定通りに完遂し、早期に退院して社会復帰するためには、放射線

療法で引き起こされる嚥下障害、食欲不振、嘔気・嘔吐、味覚・嗅覚障害、口腔・咽頭粘膜炎などの有害反応を最小限にとどめることが大切である。適切な対処をしていくためには、患者が主体的に予防ケアに取り組むことが重要である。また、長期間の入院中に、患者の支えとなる家族の存在は大きい。情報収集の際には、これらに関する内容を意識して、聞き取りをする。

　治療における有害反応などにより患者が受ける影響と反応をアセスメントし、看護介入につなげるために、神戸大学医学部附属病院では、「ゴードンの11の機能的健康パターン」に沿って、入院時に患者・家族から聞き取りを行っている。これらのパターン毎に、疾患による影響や今後の治療における有害反応の出現リスクと関連がある情報、入院までの経過、がんと告知されてからどのように対処してきたかなどの現病歴や既往歴を確認しながら、患者の語る内容から、病気の理解や健康管理の状況、病名告知されてからの心理状況も情報収集することができる。機能的健康パターン毎に聞き取る必要がある情報の内容を、以下の7つのパターンに分けて述べる。

❶健康知覚・健康管理パターン
[病状や入院の目的に対する理解度の把握と対応]
　患者は外来で医師から病名告知をされ、治療方法についての説明を受けて入院する。放射線療法の治療計画は入院前に実施されるので、放射線療法開始前日に入院してくる患者が多い。患者は、入院前に外来で治療に関連するオリエンテーションを受けているが、外来部門で行われた治療方針に関する意思決定はどのようにされたか、また看護師からの説明をどのように理解しているかを把握し、患者の気持ちに寄り添うことが重要である。

[禁酒、禁煙の確認]
　発がん因子として喫煙歴、飲酒歴は重要で、両者ともにある場合は相乗的にリスクが高くなる。頭頸部がん患者の場合、過度の飲酒や喫煙をしている例が多いため、飲酒頻度や喫煙歴を確認して、今後の禁酒・禁煙を指導することが必要である。禁煙が困難な可能性が高い患者の場合は、禁煙外来の受診を勧め、ニコチン置換療法などで卒煙できるようなかかわりをもつことも必要となる。

❷栄養・代謝パターン
[食事摂取状況の確認]
　がんにより舌運動が障害され、食物の送り込みができなかったり、口腔・咽頭粘膜の疼痛に伴い咀しゃくや嚥下ができず、食事や水分の摂取に影響が出ている場合がある。飲食ができないという嚥下困難だけでなく、誤嚥を起こしていることもあるため、食事摂取および嚥下機能の状況を確認し、摂取しやすい食事形態への変更を検討する必要がある。

　また、体重減少の有無を確認し、患者の栄養必要量が維持できる食事内容を管理栄養士と、嚥下機能の評価に関しては言語聴覚士と連携して検討する。化学療法を併用する場合は、頭頸部がんで標準的に使用される抗がん薬のシスプラチンは、有害反応として腎機能障害をきたしやすいため、普段の水分の摂取状況も確認することが大切である。

[口腔内状況の確認]
　口腔内に疼痛がある患者は、口腔ケアが困難となっている場合が多い。また放射線療法終了後の放射線下顎骨壊死の予防のためにも、歯科治療は重要である。治療に伴う二次感染や誤嚥性肺炎の発症、口腔粘膜炎の増悪により、放射線療法のスケジュール完遂に影響をきたすため、口腔ケア（歯磨きや含嗽など）の内容や義歯装着の有無、う歯の有無および治療状況を確認する。入院期間中の口腔内の清潔維持は、治療完遂のためには重要なケアとなるため、歯科衛生士と連携し

て、患者が主体的に口腔ケアを実践できるようなかかわりをもつ。

❸排泄パターン

放射線療法による口腔・咽頭粘膜炎の疼痛緩和目的で、オピオイドを使用されることが多い。オピオイドは便秘を引き起こしやすいため、普段の排泄状況やその対処方法を確認する。

❹活動・運動パターン

[日常生活活動レベルの確認]

患者の全身状態は、治療の効果や有害反応の現れやすさに影響を与える。全身状態が悪い場合は、予定していた治療を途中で中止する必要が出てきたり、重い有害反応が現れたりしやすい。患者の全身状態を日常生活活動のレベルに応じて0～4の5段階で表したパフォーマンスステータス（performance status；PS．p.96参照）という指標を用い、症状や日常生活への影響を評価することが必要となる。通常、抗がん薬を併用する化学放射線療法の適応は、グレード2までの患者とされている。

[整容・入浴などの清潔行動の確認]

日常生活活動での整容・入浴などの清潔に関する情報は、放射線療法の有害反応の皮膚炎に対する皮膚ケアや感染予防としての清潔維持と関連する。皮膚の清潔行動で、皮膚を擦るなどの摩擦刺激は、照射野の皮膚症状を悪化させる要因となる。そのため、活動の自立度の確認だけでなく、入浴時にどのように身体を洗うか、整容では髭剃り時に使用している道具（かみそりや電気シェーバーなど）は何か、普段からクリームなどで保湿ケアを行っているか、などを具体的に確認する。

抗がん薬併用で分子標的薬（セツキシマブ）を使用する場合は、有害反応としてざ瘡などの皮疹や爪囲炎の出現リスクが高い。皮膚状況で乾燥や吹き出物がないか、深爪にしていないかなどを確認する。

❺認知・知覚パターン

抗がん薬を併用する場合、使用される抗がん薬のシスプラチンは有害反応で聴力障害をきたすことがある。頭頸部がんの発症年齢は壮年期から高齢期に多く、加齢性で聴力低下をきたしていることがあるため、入院時の聴力障害の有無を確認する。

❻自己認識・自己概念パターン

疾患に対する認識や治療方針についての理解度は、既往歴や現病歴などの情報収集をしているときに、患者や家族が語る内容で知ることができる。また、入院や治療に関してどのようなことが気にかかっているか、不安の有無なども確認する。

❼役割・関係パターン

長期にわたる入院生活や治療が心身に与える影響などを考えると、退院後の社会復帰の中で患者自身の自立を支援するための情報は大切である。治療による有害反応の出現により、身体的・精神的・社会的に影響が生じるため、患者を支援できる家族や友人などの支援者の有無や、社会福祉制度（介護保険など）に関する情報の取得状況を確認する。

また昨今は、家族や友人などの支援が乏しく、社会的に孤立している患者が少なくない。在宅療養が困難な場合は転院が必要となるが、頭頸部がん領域のケアが可能な施設は少なく、急性期病院で継続してケアを行うケースもめずらしくない。その場合は、早期から在宅支援体制を整える必要がある。

入院時に以上のような必要な情報を収集し、口腔・咽頭粘膜炎や皮膚炎などの有害反応の出現に結びつきそうな内容があった場合は、看護介入の必要性を患者・家族に伝える。ただし、具体的な看護介入に関しては、聞き取りを行った後に別に時間を設けて、パンフレットなどのツールを用いて改めて指導することが望ましい。

（2）看護師による治療オリエンテーション

　入院するまでに、患者・家族は外来部門で治療に関する説明を受けているが、有害反応に対する予防的ケアに関連する内容は看護師が説明することが多い。放射線療法または化学放射線療法が決定となり、医師によりインフォームド・コンセントが得られた患者に対して、看護師はパンフレットを使用して、患者に治療の流れや有害反応について、また有害反応の予防のための日常生活における注意点などを説明する。

　医師から病名告知と治療方針の説明を同時に行われた患者・家族は、がんであることや治療への不安などで精神的に衝撃が強く、治療に関する説明内容を具体的にイメージすることが困難な場合が多い。そのため、パンフレットを用いて、放射線療法の治療日程や有害反応（口腔粘膜炎・咽頭炎、皮膚炎、唾液分泌の低下、口腔内乾燥、嚥下障害、味覚障害）と出現時期、有害反応に対するケア（皮膚ケア、口腔ケア、食事について）について、患者の反応をみながら説明する。また、放射線療法が終了した後も、有害反応は治癒までに時間を要することも説明しておく。

　さまざまな有害反応が出現することを知ることで不安が強くなることが多いが、患者自身が日常生活の中で主体的に予防的ケアを実践することで最小限の影響にとどめられること、苦痛症状は対処ができることを十分に説明し、入院時の聞き取りをした患者のセルフケア能力に合わせて、患者が実践できるケアの方法をいっしょに考えていく。

放射線療法期間中の看護

　放射線療法によりさまざまな有害反応が出現する。適切なケアが行われなければ、症状が悪化して治療の中断を招くことがある。治療が中断することで、その間にがん細胞の増殖をきたし、放射線の治療効果が低下するため、予定通りの日程で予定照射線量の照射を完遂できることが治療目標の1つになる。

　治療が安全・確実に継続できるように、患者・家族に個別性、全人的な看護実践を提供することが大切である。病棟看護師は患者の治療目的および放射線治療計画を知り、有害反応を予測して、治療を完遂するための看護を展開していく。

●放射線治療計画

　放射線をどの部位に、どのくらいの量を何回に分けて治療するのかという計画を立てる。これらの計画は、腫瘍部の線量分布、周囲正常組織の照射線量、治療の目的、全身状態などを考慮して決定する。看護師は、照射範囲と照射方向や門数、周囲正常組織の照射線量をみて、予測される有害反応を治療前からアセスメントし、看護の視点でどのようなケアが必要となるかを検討する。

（1）有害反応へのケアと看護計画の立案

　放射線療法による有害反応は、発症時期によって急性期と晩期に分けられる。急性期有害反応

表 2-d-1　「ND：頭頸部放射線療法に伴う口腔・咽頭粘膜炎による栄養摂取消費バランス異常：必要量以下」の看護計画シート

患者目標	・適切な1日必要量の栄養を摂取できる ・栄養に関する正しい知識を得て、自分に合った自己管理を行うことができる ・摂取しやすい食物、食事形態をみつけることができる ・目標体重（標準体重）以下にならない
Oプラン （観察項目）	① 放射線の照射野の位置、照射線量 ② 唾液分泌・口腔内乾燥の有無、味覚障害の有無 ③ 口腔・咽頭粘膜炎の有無およびグレード評価（CTCAE v4.0） ④ 口腔内・咽頭の疼痛の有無と程度 ⑤ 鎮痛薬の使用状況 ⑥ 口腔内の保清状況（舌苔やプラーク残存の有無、歯磨きや含嗽・義歯洗浄の実施状況など） ⑦ 消化器症状（嘔気・嘔吐、下痢、便秘）の有無 ⑧ バイタルサインの変化 ⑨ 日常生活での活動量 ⑩ 適切な栄養に関する知識の程度 ⑪ 食事摂取量とその内容、食欲の有無、食事摂取方法（経口、経鼻、胃瘻など）と摂取時間 ⑫ 必要エネルギー量（計算式と計算例はp.132　**表4-g-1**を参照） ⑬ 身長、体重、BMI、体重の変化の有無と程度 ⑭ 血液検査データ（TP、Alb、Hb、CRP、Na、Kなど）
Tプラン （ケア計画）	① バイタルサインの測定 ② 定期的な体重測定 ③ 口腔内の衛生実施状況を確認し、必要に応じて口腔ケア（ブラッシング、口腔洗浄、清拭など）を介助する ④ 口腔内の保湿と粘膜保護を行う（人工唾液、保湿剤の使用など） ⑤ 口腔内・咽頭の疼痛に対する鎮痛薬の種類・用量・用法を検討する ⑥ 消化器症状（嘔気・嘔吐、下痢、便秘など）に対する薬物療法を行う ⑦ 食事摂取方法に応じて、食品の選択、調理法や食事形態の工夫を行う
Eプラン （教育計画）	① 患者が必要な栄養量を理解できるように説明する ② 食事の摂取量や体重の変化などを正確に報告するように指導する ③ 口腔内の保清の必要性と方法を指導する

は、治療開始から終了後3カ月以内に起こる一過性の症状で、照射線量とともに増強する。頭頸部がんでは皮膚粘膜反応が生じやすいが、治療終了後は自然に軽快することが多い。それに対して、晩期有害反応は治療開始後3～6カ月以降から数年にかけて起こる症状で、照射線量と照射体積に関係し、組織の線維化や血管障害、萎縮などを発症すると、回復は望めないことが多い。

　入院中は急性期有害反応に対するケアが中心となる。有害反応は、照射野や照射線量によって発症時期や症状を予測することができるため、適切な患者指導やセルフケアを行うことで症状の悪化予防や症状軽減が可能と言われている。そのため、病棟看護師は放射線療法の治療計画を把握して、患者が受ける影響をアセスメントし、統一した看護介入を行うことが必要となる。神戸大学医学部附属病院では、放射線療法または化学放射線療法を開始した患者に対して、リンダJ.カルペニートによる看護診断「栄養摂取消費バランス異常：必要量以下」「皮膚統合性障害」を立案し、看護介入を行っている。

❶栄養摂取消費バランス異常：必要量以下（表2-d-1）

　放射線療法または化学放射線療法により生じた唾液分泌の低下や味覚障害による食思低下から始まり、照射線量が増えるにつれて、口腔・咽頭粘膜炎による疼痛が生じたり、嚥下困難で食事摂取量が低下する患者は多い。また、化学療法併用時に使用される抗がん薬のシスプラチンは催吐作用が強く、かつ遅発性嘔気・嘔吐により食事摂取が困難になりやすい。栄養状態が低下すると免疫力低下を引き起こし、有害反応の症状が悪化して、治療完遂への妨げになる。それを防ぐ

表2-d-2　「ND：放射線照射が上皮細胞や基底細胞に与える影響による皮膚統合性障害」の看護計画シート

看護目標	・皮膚症状が出現する原因と予防法がいえる ・皮膚ケアを主体的に実施することができる ・皮膚の統合性が保たれる ・皮膚炎の進行性治癒を示す
Oプラン （観察項目）	① 全身の皮膚状態（乾燥、浮腫、肥満、るいそうなどの有無と程度） ② 放射線の照射野の位置、門数、分割回数、照射線量 ③ 照射野の皮膚状態（発赤、水疱、潰瘍などの有無と程度） ④ 自覚症状の有無（疼痛、掻痒感） ⑤ 栄養状態および水分出納 ⑥ バイタルサインの変化 ⑦ 皮膚症状に対する保護剤やガーゼなどの使用状況 ⑧ 皮膚症状に対して使用している薬剤（軟膏や鎮痛薬など）の種類 ⑨ 清潔ケアの実施状況（入浴やシャワー、清拭など）
Tプラン （ケア計画）	① バイタルサインの測定 ② 皮膚症状に応じた清潔ケアの方法を実施する ③ 皮膚症状に適切な薬剤（軟膏や鎮痛薬など）を使用する ④ 栄養状態の悪化をきたさないように、食事摂取方法に応じて食品の選択、調理法や食事形態の工夫を行う
Eプラン （教育計画）	① 照射野の皮膚症状が出現する原因や予防法を説明する ② 皮膚症状の悪化予防や治癒を促進するために、栄養摂取の必要性を説明する ③ 皮膚を清潔に保つことの必要性を説明する ④ 適切な皮膚のケア方法を指導する

ためにも、治療の早期から看護介入していく。

　看護介入として、口腔・咽頭粘膜炎のグレード評価（有害事象共通用語規準：CTCAE）や食事摂取状況のアセスメントを行い、食事形態の変更や粘膜炎による疼痛コントロールなどを考え、評価していく。また、目標の設定と、患者自身もしくは他者が介入して実践できるケアを患者とともに考えて、看護計画を立案し、目標が達成されるまで継続したかかわりをもつことが大切である。

❷ **皮膚統合性障害**（表2-d-2）

　放射線療法を行うと皮膚は必ず影響を受け、皮膚の細胞の産生と脱落のバランスが保たれなくなり、照射野の皮膚に急性・慢性炎症が生じる。放射線の種類や量など患者によって出現状況やリスクは大きく変化するが、放射線皮膚炎は適切な患者指導、セルフケアにより、悪化予防や症状軽減が可能な有害反応である。治療前に患者に、治療計画の内容から予測される照射野と有害反応、その程度を理解してもらい、皮膚の刺激低減のための予防的な介入を行う。日常生活の中での患者の習慣を把握したうえで、患者が実施可能な予防行動を検討し、セルフケアにつなげていく。

［皮膚症状と照射線量］

　照射線量20〜30 Gyで、皮脂腺や汗腺の機能低下により皮膚の乾燥や軽度の紅斑をきたす。40〜50 Gyで毛細血管の拡張や血管浸透圧亢進により乾性落屑や明瞭な紅斑が、50〜60 Gyで真皮の露出によりびらんや湿性落屑が生じる。皮膚症状は照射野に出現するが、照射時の乱反射や門数などにより、照射野のマーキング部位だけではない場合もある。

［適切な皮膚ケア］

　清潔ケアでは、低刺激の石鹸やシャンプーを使用し、擦らずに泡でやさしく洗い、入浴後の拭き取りは押さえ拭きする。衣服や下着は柔らかい素材で、照射野の皮膚に摩擦が生じないように、首まわりがゆったりとしたものを選択する。男性の場合は、髭剃り時にはかみそりではなく

電気シェーバーを使用するなど、これまでの患者の日常生活の習慣を把握したうえで、具体的に皮膚の刺激を低減させるケア方法を指導する。

皮膚炎に対して軟膏処置が必要な場合は、塗布した軟膏の厚みで線量が増加し、皮膚炎が悪化するため、照射後に塗布することを説明する。

(2) カンファレンスでの多職種との連携

看護師は患者に治療オリエンテーションを実施するが、ケア内容は多岐にわたるため、個別性のある具体的なケアを実践するためには、それぞれに専門性をもつ他部門との連携が必要となる。たとえば、口腔内環境や清掃状況、口腔ケアの方法などは歯科衛生士、嚥下障害の程度や食事摂取方法の状況などは言語聴覚士、患者の摂取エネルギー量や栄養管理などは管理栄養士、口腔粘膜炎・咽頭炎の疼痛に対する薬物療法は薬剤師、といった多くの職種の専門的知識とケアを統合し、看護師は日常の患者の言動や思いなどを情報提供しながら、患者に合ったケア介入の方法を話し合うカンファレンスを開催する。患者を主体としたカンファレンスで検討した内容を、看護計画のケアプランに反映し、実践していく。看護師は、チームで患者に最適な治療・ケアが実践できるように役割調整することが大切である。

放射線療法終了後の看護

放射線療法で予定照射線量が完遂できても、出現している有害反応の症状が改善するまでにはある程度の時間を要する。口腔・咽頭粘膜炎による疼痛があると、1日必要量の栄養摂取ができず、治療が終了してもすぐに退院できないことが多い。

昨今は在院日数の短縮化という影響もあり、治療終了後には早期に退院して在宅療養に移行することが一般的になっている。そのため、放射線療法終了後も有害反応の症状を増強させずに、改善するまでケアを継続することが必要なことと、今後に出現する可能性がある晩期有害反応に対する情報提供など、退院前に改めて患者・家族に指導をすることが大切である。

(1) 急性期有害反応へのケア

放射線療法が終了した後も、口腔・咽頭粘膜炎や照射部位の皮膚炎など急性期有害反応の症状が増強することが多く、治癒までには2〜4週間の時間を要する。患者は治療を終了すると同時につらいことから解放されることを期待しているが、有害反応の症状としては最もつらい時期が訪れるため、不安が増強することがある。看護師は患者に、これらの症状は一過性のもので、治癒することを伝えて、不安の軽減を図るとともに、退院後の日常生活に適応できるように患者・家族と話し合い、ケアが継続できるように指導する。

(2) 晩期有害反応へのケア

放射線療法終了後の患者の抱える問題として、治療終了後の数カ月から数年後に晩期有害反応が出現し、時として不可逆的な機能障害をきたすことがある。そのため、今後起こり得る症状や観察方法、出現した場合のセルフケア方法を指導する。

また、治療を受けた病院以外を受診する場合に、放射線治療歴を伝えられるように、治療の同意書やパンフレットなどを保管しておくように指導する。

[放射線性骨髄炎、下顎骨壊死と放射線リコール現象]

　う歯や残存歯根部の感染、抜歯をきっかけに骨髄炎や顎骨壊死をきたしやすく、いったん発症すると治療はきわめて困難であり、重症化すると顎骨切除が必要な場合もある。そのため、照射後の抜歯は避けること、治療終了後も定期的な歯科受診と口腔ケアの継続が必要であることを説明する。

　放射線による急性皮膚炎の消退後、抗がん薬治療などをきっかけに照射部位の皮膚炎が再燃することを放射線リコール現象と呼ぶ。

参考文献

1) マージョリー・ゴードン(上鶴重美訳)：アセスメント覚え書―ゴードン機能的健康パターンと看護診断，医学書院，2009．
2) 鶴田早苗編：看護診断・共同問題によるすぐに役立つ標準看護計画，照林社，2005．
3) リンダ J. カルペニート＝モイエ(藤崎 郁，山勢博彰訳)：カルペニート看護過程・看護診断入門―概念マップと看護計画の作成，医学書院，2007．
4) 佐々木良平，丹生健一編：カラーアトラス 目で見て学ぶ 放射線療法の有害反応―多職種チームで実践する治療と患者支援，日本看護協会出版会，2011．
5) 菱形良夫監修：放射線治療を受けるがん患者の看護ケア，日本看護協会出版会，2008．
6) JOHNS編集委員会編：特集 耳鼻咽喉科・頭頸部外科の看護技術2011．JOHNS，27(3)，2011．
7) がん専門分野(指導者)講義研修「がん放射線療法看護コース」，平成25年度講義資料．

2 放射線療法、化学放射線療法を受ける患者のケアの実際
e 精神面（不安）への対応

がんに罹患すると、身体的問題だけでなくさまざまな心理的なストレスがかかり、抑うつや不安などの症状が出現し、QOLに大きな影響を与える。

頭頸部がんは形態機能の温存とリンパ節転移に対処するため、広い照射野による化学放射線療法が標準治療となる。急性期には口腔・咽頭粘膜炎による疼痛や味覚異常、晩期には唾液分泌障害などの有害反応が出現する。その結果、長期にわたり嚥下障害、口腔内乾燥、味覚障害が残り、QOLを大きく低下させることとなる。

頭頸部がん患者は、発病による心理的ストレス（不安、恐怖；表2-e-1）と放射線療法に対する不安（表2-e-2）から、患者の約40％に抑うつが認められ、他のがんと比較しても高いと報告されている。また、頭頸部がんの発がんには飲酒歴と喫煙歴が関係しており、これらは依存性がある。そのため、入院・治療による離脱がストレスとなり、精神的にも追い詰められる、と言われている[1]。

こういった特徴をもつ化学放射線療法を受ける頭頸部がん患者の不安や苦痛は、さらに治療段階によって変化していくため、その時期に応じた精神面でのケアがいっそう重要となる。

表2-e-1 頭頸部がん患者に生じる心理的ストレス〈主な不安・恐怖〉

- がんが進行するのではないか
- 死んでしまうのではないだろうか
- 治療の副作用はどのようなものだろうか。耐えられるだろうか
- 自分1人では生活できないのではないだろうか。誰を頼りにすればよいのか
- これまでどおりの生活は送れるのだろうか
- 今まで楽しめたことがまた楽しめるだろうか
- 飲んだり、食べたり、声を出すことができるだろうか
- 声を出してコミュニケーションができるだろうか
- 痛くないだろうか
- 見た目がひどく変化するのではないだろうか
- 人から差別を受けないだろうか

（日本頭頸部癌学会：頭頸部がん情報―支持療法．
http://www.jshnc.umin.ne.jp/general/section_07.html）

表2-e-2 放射線療法について患者が抱く不安

- 放射線被ばくに関する漠然とした不安
- 治療の有害反応（副作用）に対する不安
- 治療の後遺症に対する不安
- 機械や治療室に対する不安
- 治療中の隔離に対する不安
- 医療過誤に対する不安
- 病気が進行しているという懸念
- 治療効果に関する不安

（下津咲絵：放射線治療に関する不安とアセスメント，唐澤久美子編：がん放射線治療の理解とケア，Nursing Mook 43, p.8-9, 学習研究社，2007より改変）

放射線療法開始前の患者の不安とケア

(1) 放射線療法に対する間違った理解による不安

　一般に、がんと診断された患者のたどる心理的反応は、通常2週間以内に適応できると言われている(図2-e-1)。しかし、がんは診断から治療までの期間をかけられないため、適応時期を迎える前に、医師から治療方針として放射線療法の説明を受けることとなる。

　わが国は世界で唯一の被爆国であり、「放射線」という言葉から広島・長崎の原爆や福島の原発事故などをイメージし、漠然とした不安や間違った知識から恐怖を感じることも多い。看護師は、がん告知を受けた患者のこのような心理的反応や、非日常的な出来事である放射線療法に対する心理的苦痛を理解する必要がある。

(2) 有害反応の出現による不安

　放射線療法は患者の治療目的に合わせて計画されており、有害反応の出現時期やその症状のピークと軽減時期の予測が可能である。まずは、患者の放射線療法に対するとらえ方や治療に伴う不安などを傾聴した後に、患者に合わせたオリエンテーションを行う。患者は正しい情報を得ることで具体的なイメージができ、漠然とした不安が軽減する。

　また、家族とともにオリエンテーションを行い、家族状況やサポート体制などの情報を収集し、医療者から家族に協力の声かけや調整を行う。患者は医療者や家族から十分なサポートを受けられると感じ、安心や安堵につながる。

　頭頸部がんの放射線療法では、患者のQOLに影響を与える唾液分泌障害や味覚障害などの晩期有害反応がある。治療後、「そんなことは聞いていなかった。治療を受けたことを後悔する」などと、晩期有害反応を受け止められず、医療者に怒りをぶつけたり、QOLの低下に自尊心が傷つき、精神的な問題を引き起こす場合もある。晩期有害反応は、患者にとって、治療前には差し迫った問題とは感じられず、医師からのインフォームド・コンセント時には記憶に残りにくいものである。説明文書として患者に手渡し、治療前から晩期有害反応について理解してもらったうえで放射線療法選択の意思決定を行うことが、その後の症状の受け止め方に大きくかかわってくる。

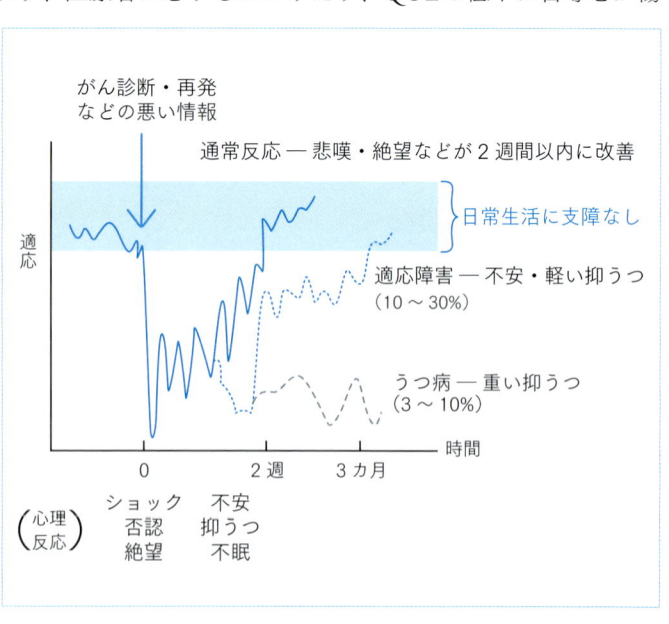

図2-e-1　がん患者の心理的反応

（大谷恭平, 内富庸介：がん患者の心理と心のケア. 日本耳鼻咽喉科学会報, 113(2)：46, 2010）

(3) 生活や経済面での不安

　頭頸部がんの根治目的での放射線療法は、約6〜7週間の治療期間が必要となる。抗がん薬も併用となるため、今後の生活や経済面での不安を感じている患者もいる。事前に医療ソーシャルワーカー(MSW)と連携したり、高額療養費制度について説明するなど、経済的な負担を軽減して治療に専念できる環境を整えることも、大きな安心感につながる。

放射線療法期間中に患者が抱く不安とケア

　頭頸部がんの放射線療法は、口腔内が照射野に含まれる場合は、口腔有害反応の発症率は100％であり、食事摂取やコミュニケーション、睡眠など、日常生活に必要な能力が障害されることが多い。重度の口腔粘膜障害は疼痛や感染を引き起こし、食事摂取困難な状況となるため、治療中断の原因となる。看護師は、予定通りの治療が最後まで受けられることをめざし、患者の身体面・精神面を支え、サポートする役割を担っている。

　頭頸部がん患者の放射線療法期間中の問題として、［放射線治療に対する心配］［放射線治療の副作用に対する苦痛］［食べられない辛さ］［元に戻らない不安］［社会復帰への不安］などが報告されている[2]。特にこの時期では、急性期有害反応による身体的つらさの内容が多く含まれている。急性期有害反応は照射された放射線線量に依存しており、患者が医療者の指導を受け、ていねいに正確なセルフケアを継続していても、一時的な症状の悪化を認める。患者は、「痛みが強く、治療に最後まで耐えられるだろうか」「食事の味がなく、砂を噛んでいるようだ」「口や喉の渇きが強く、夜、十分に眠れない」など、治療前に想像していたよりも強い症状やコントロールできない疼痛に、大きなストレスや不安を抱く。また、医療者からの事前の有害反応の情報提供と、患者が直面している症状が結びつかず、疾患の進行や治療の失敗などを考え、不安がいっそう増大している場合もある。そして、次第に自分を追い詰めるような考え方(認知)に傾いていくこともある。看護師は、患者が身体的苦痛や精神的つらさを表出できるようなかかわりをもつが、看護師のみでは支援が困難となることも多くある。そのような場合は、緩和ケアチーム(緩和ケア担当医師、精神科医師、臨床心理士、がん看護専門看護師、緩和ケア認定看護師、がん性疼痛看護認定看護師など)と連携し、患者の身体的・精神心理的・社会的苦痛に対して多職種でかかわりをもちながら、それぞれの専門性を生かして患者を支え、苦痛の緩和を図ることが重要となる。

　放射線療法の回数を重ねると、口腔粘膜炎による疼痛や咽頭炎による嚥下時痛、唾液分泌障害による味覚障害と口腔内乾燥により、食べられないことでのつらさが出現する。「食」は基本的欲求であると同時に、体力保持や病気からの回復も意味するため、嚥下障害・味覚障害などで食事摂取量が減り、体重減少や栄養障害、倦怠感などの合併症を引き起こすと、病気に立ち向かう精神面においても大きな問題となる。看護師は、患者の食べられないつらさなどに対して支持的な傾聴を行い、NSTチームや口腔ケアチームとともに、口腔内の痛みの緩和や食べられるものを患者とともに探す支援を行う。そして、効果的にセルフケアが行われているときには速やかにフィードバックすることで、患者の自己効力感を高め、不安やストレスの軽減につなげる。

放射線療法終了後の患者が抱える問題と精神的サポート

　放射線療法が終了すると、患者は計画されたスケジュールをやり遂げた安堵感や、中断するこ

となくセルフケアを実践できた達成感を抱く。しかし、腫瘍を体外に取り出す外科的治療と異なり、体内に残した状態で治療を行う放射線療法は、治療効果の不確かさゆえに、「本当にがんは治ったのか」と不安に思う患者も多い。看護師は、放射線の特徴や治療効果が現れる時期（平均1～2カ月後）などの知識を活用し、患者の不安の内容をアセスメント後、タイミングよく介入することが必要となる。

　急性期有害反応の口腔粘膜炎の痛みなどは、時期が来れば改善していく。しかし、口腔内乾燥や味覚障害は早期には改善されず、次第に晩期有害反応を現実のものとして自覚する時期が来る。「命が助かったのだから、仕方がない」と受け止め、日常生活に折り合いをつける人もいるが、「命が助かった代償としてはあまりに大きく、生きていることが苦しい」など精神症状が出現する人もあり、個人によって受け止め方が大きく異なる。看護師は患者が現在抱える症状や不安、特に日常生活の中で困っていることを面談で語ってもらい、患者自らが日常生活を再構築できるように支援することが重要となる。しかし、晩期有害反応に対するストレスが大きく、適応が困難となり、精神科受診を促すケースもある。

　また、甲状腺が治療範囲となる場合、晩期有害反応として甲状腺機能低下がある。全身倦怠感や食欲不振、運動の緩徐化などの症状をうつ病と間違え、治療が遅れたケースもある。身体的な問題が放射線療法の晩期有害反応かどうかの判断がつきにくい場合は、放射線科外来を受診するように患者に説明することも大切である。治療中は多くの医療者がチームを組んで支援を行うが、治療が終わると外来での診察期間も次第に間隔が空き、患者・家族はサポートを受ける機会が減る。そのため、誰に相談したらよいかわからず、不安を抱えて生活を送っている。晩期有害反応を抱えて社会で過ごす患者の支援として、病院内や地域に相談できる窓口や、相互にサポートができるセルフヘルプグループの設置など、サポートシステムの構築がますます必要である。

> **▶放射線療法を受ける患者の精神面のケアのポイント**
> ①放射線療法を受ける患者は、治療前～治療後の各時期に応じた不安がある。
> ②治療期間中の急性期有害反応の症状緩和は、多職種チームで支援を行うと効果的である。
> ③晩期有害反応を抱えて社会で過ごす患者に対して、継続した相談やサポートを受けられるシステムの構築が必要である。

引用文献
1) 大谷恭平，内富庸介：がん患者の心理と心のケア．日本耳鼻咽喉科学会会報，113（2）：45-52，2010．
2) 岡光京子ほか：頭頸部がん患者の放射線治療中に体験する問題とその対処に関する研究．高知医科大学紀要，17：69-77，2001．

参考文献
1) 日本頭頸部癌学会：頭頸部がん情報―支持療法．http://www.jshnc.umin.ne.jp/general/section_07.html
2) 菱川良夫監修：放射線治療を受けるがん患者の看護ケア，日本看護協会出版会，2008．
3) 堀川直史：放射線治療に関する不安・抑うつおよびその評価と対応．大西洋ほか編著：がん・放射線療法，篠原出版新社，2010．

2 放射線療法、化学放射線療法を受ける患者のケアの実際
f 小児に対するケア

小児の特性への配慮

　現在、小児がんの治療は、化学療法や手術、放射線療法を用いた集学的治療により行われている。近年では治療成績が向上し、長期生存が望めるようになった。しかしその反面、成長障害や二次発がん等の晩期有害反応の発生が、患児のQOLに深刻な影響を及ぼすことも出てきた。
　小児がんの発生数は少ないため、臨床研究に基づく治療ガイドラインが定められ、照射時期、照射野、線量を詳細に規定したプロトコールに沿って放射線の治療が行われることが多い。放射線療法の実施にあたっては、安心して治療に臨み、安全に治療を完遂できるよう、幼児・学童・思春期等それぞれの発達段階に応じた身体面、心理社会面での包括的な看護が必要となる。また、小児期は両親との関係性が深い時期であり、わが子ががんを発症したことでの親の心理的な揺らぎがあるため、患児だけなく家族も含めて支援していくことが大切である。

放射線療法を受ける小児患者の治療の流れと看護ケア

(1) 適応の決定と放射線腫瘍科の受診

　小児科や担当科から、放射線腫瘍科に治療適応の相談や依頼がある。放射線療法の適応が決定されると、まず患児の両親への説明が行われ、判断能力が未熟な小児に代わって治療への同意を得る。
　小児の放射線療法は、他の医療施設から紹介されてくるケースも多く、プロトコールに定められた治療スケジュール遂行のためには、事前の綿密な情報交換が必要となる。

(2) 小児へのインフォームド・アセント

　認知機能が未熟な小児に対しては、「説明してもわからないから説明しない」のではなく、インフォームド・コンセント(説明と同意)ができない代わりに、インフォームド・アセント[*1]が行われる。その際まず確認しておくべきことは、告知内容と本人の認識である。小児の場合、認知機能の未熟さや両親の意向で未告知の場合もある。また、認知発達段階によっては抽象的な物事の理解が難しいため、具体的で平易な表現にして説明する必要がある。たとえば、「病気」や「がん」よ

[*1] インフォームド・アセント(informed assent)：子どもからの同意(賛意)。子どもの発達に応じた気づきを助けつつ、検査や処置で何が起こるかを話し、子どもがケアを受けたいという気持ちを引き出すようにすること。だますことではない。

りも、「わるもの」「バイキン」など日常生活で用いられている言葉で説明している場合や、病名は伝えているが「悪性」であることは伝えていない場合などがある。そのため、どのような表現を用いて、どの程度病気や放射線療法について説明しているのか、両親や小児病棟看護師に事前に確認し、統一したかかわりをする倫理的配慮が必要である。また、言葉での説明だけでなく、絵本（図2-f-1）やぬいぐるみなど子どもの身近にあるツールを用いるほうが、治療について伝えやすいこともある。

　治療スケジュールや日常生活の過ごし方、有害反応の出現時期や観察方法は、患児・家族の理解度に合わせて説明する。看護師は、診察やオリエンテーションの機会に十分なコミュニケーションを図り、信頼関係の構築をめざす。

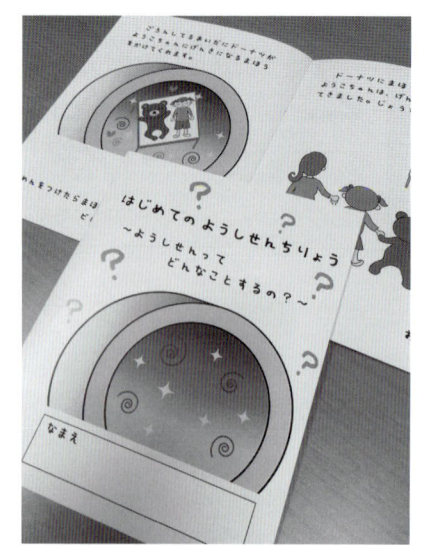

図2-f-1　絵本の形式をとった説明用パンフレット

（3）放射線治療計画の策定（固定具作成と治療計画用CT撮影）

　頭頸部の放射線療法では、固定具にシェルが用いられることが多い。固定具作成時の顔面を覆う温度の高い素材は、恐怖心を増幅しやすい。加えて、熱さで動くことにより、固定具の精度が保てない可能性もある。そのため、鎮静下で作成する場合が多い。

　しかし、患児の過去の経験で、CTやMRIなどの画像検査を無鎮静で実施できている場合には、主治医や両親などの意向をふまえて、覚醒した状態でシェル作成をすることもある。この場合には、作成する固定具の見本をみせたり、事前に触れさせて素材の熱さを子どもと確かめたり、「この曲を聴き終わるまでじっとしていてね」などと具体的な時間の感覚をもたせたりすることで、患児のがんばろうとする気持ちを促していく。

（4）放射線療法のプレパレーション

　発達段階によっては、小児は言語を用いた説明での理解が難しく、初めての人や環境に慣れず、1人きりになる状況などさまざまな事項に対して恐怖心を抱きやすい。そのため、恐怖心を緩和させ、患児自身が積極的に治療に臨めるような援助＝プレパレーション[*2]が必要となる。

　具体的には、治療開始前に治療室見学や模擬練習を積極的に行う。前述のインフォームド・アセントに加え、放射線治療室の雰囲気や治療器機、治療室スタッフに慣れ、固定体位をとるための練習を、段階を踏んで行う。患児の機嫌のよい時間帯を選び、10分程度の短時間の練習を複数回実施することが望ましい。一度に完璧を求めるのではなく、できるようになったことをそのつどほめ、少しずつ難度をあげていくスモールステップ方式が効果的である。また練習後には、ストレスを発散し、次の練習や治療へのモチベーションにつなげるためにも、遊びやご褒美（シールやスタンプ集め、塗り絵やメダルのプレゼントなど）を提供することも大切である。

　両親にはできるだけいっしょに練習に参加してもらい、「そばで見守られている」という安心感

[*2] プレパレーション（preparation）：心の準備をすることとされ、これから直面・体験することへの心理的混乱を軽減するための工夫をし、がんばりを引き出すことで子どもの発達を支援していくこと。

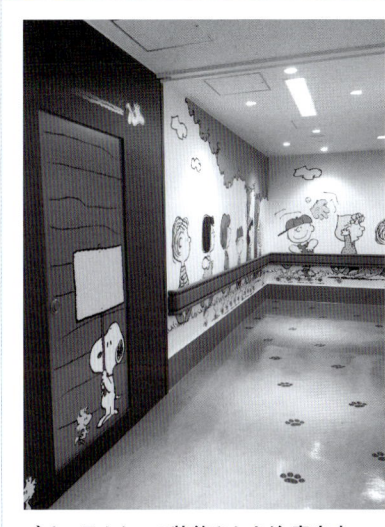

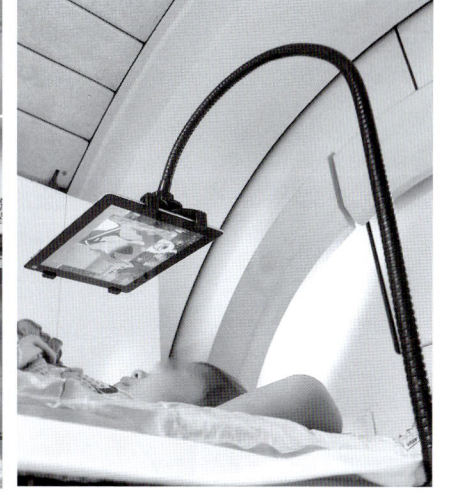

a）キャラクターで装飾された治療室内　b）放射線治療中の動画鑑賞

図2-f-2　ディストラクションの一例

につなげる。実際の照射中は患児のそばにいることはできないが、モニターやマイクを通して見守り、励ますことができる環境を整えておく。「1人になる」ことを強調せず、「近くで見ているからね」と伝えながら行うことも大切である。

　実際の場で恐怖心を抱いた場合には、無理矢理練習を進めるのではなく、「何がいやだった？」「どれが怖かったかな？」と声かけを行い、どのようにしたら治療を乗り越えられそうかいっしょに検討することで、患児の対処能力を引き出すことができる。また、固定具を好きなキャラクターでデコレーションすることや、音楽やDVD視聴、お気に入りのぬいぐるみを抱くなど、治療室内で可能なディストラクション（気の紛らわし）を取り入れていくこと（図2-f-2）で、「これならできそう」という患児の気持ちを引き出すことができ、鎮静をしなくても放射線療法の実施が可能となるケースもある。

　筆者の施設では、鎮静が必要かどうかの分かれ目はおよそ3歳と考えており、幼児・学童期の患児に十分なプレパレーションを行うことで、鎮静薬の量や鎮静による治療件数を減らせることが明らかとなっている[1-3]。

(5) 治療期間中

❶ 睡眠導入薬・鎮静薬の使用

　体動により治療精度が保てない場合は、睡眠導入薬や鎮静薬を用いて体位を固定して照射を行う。頭頸部の照射では、シェル固定による気道圧迫や分泌物による気道閉塞の危険性が高まるため、鎮静薬の副作用である呼吸抑制には十分な対策が必要である。治療前には、血中酸素飽和度をはじめとするバイタルサインのモニタリング機器や酸素投与、吸引ができるよう、子どものサイズに合った救急処置物品を揃え、急変時の対応準備をしておく。

　治療時には、複数のスタッフで全身状態（呼吸や体位、表情）を注意深く観察しながら実施する。鎮静薬の静脈内投与を行う場合には、麻酔科医や小児科医など小児対応の専門家が立ち会い、治療後は覚醒するまで継続して観察し、誤飲や呼吸抑制、転倒転落の事故が起こらないよう、病棟

や外来のスタッフとの連携を密にする。

　鎮静薬使用前には一定時間以上の禁食が不可欠なため、放射線療法期間中は睡眠のみならず食事の間隔も乱れることが多い。生活リズムの崩れを最小限にするため、患児の午睡に合わせて治療時間を調整したり、治療に合わせて食事をとったり、栄養不足にならないよう配慮していく。

　さらに、これらの処置に付き添う親への配慮も必要となる。安全な治療のために必要とわかっていても、わが子に鎮静による身体的・心理社会的負担を強いることは、親自身にも精神的苦痛を生じさせる。そのため、些細なことでも両親が疑問や不安に思うことへの説明を怠らず、「治療のために必要だが、子どもにつらい思いもさせたくない」という親の倫理的ジレンマを配慮し、思いを傾聴し、可能な範囲で患児の苦痛を減らす工夫が必要である。

❷有害反応のアセスメントと支援

　頭頸部照射に伴う急性期有害反応としては、頭蓋内圧亢進症状や口腔鼻腔の粘膜炎、結膜炎、中耳炎、皮膚炎、脱毛などがあげられる。小児がんの治療は化学療法併用で行われることが多く、急性期有害反応は成人よりも強く出現することが多い。

　有害事象共通用語規準(CTCAE)や疼痛評価のフェイススケールなどの評価項目を使用し、統一した評価をすることが大切だが、小児は成人のように自覚症状を正確に伝えることが困難であるため、医療者の客観的なアセスメントも重要である。つまり、照射が進むに従って機嫌が悪くなってきた、元気がない、食事量・体重が減少した、偏食になったなどの症状は、有害反応の徴候となり得るため、小さなサインを見逃さないようにすることが大切である。

　また、小児は有害反応に伴う苦痛により、心理的な悪影響が生じることも多い。放射線療法の必要性を理解できる年齢であっても、「治療に行くと痛くなるから行きたくない」などのように、治療に拒否的になる場合がある。そのため、有害反応に対する予防的ケアと早期対応をいかに行うかが、ケアの要となってくる。さらに、身体的ケアだけでなく、遊んで気分転換したり、話をする時間を設けたりして、心理面のケアも併せて行うことが、状況改善への相乗効果となることがある。

❸チーム医療

　小児患者は、治療を受けながらも、成長・発達し続ける存在である。そのため、放射線療法を受ける患児と家族には、成人患者以上に、身体面のみならず心理面、生活面での包括的なケアが必要である。このことが、放射線治療部門の医師や診療放射線技師、看護師だけでなく、小児領域の専門的知識を有する小児看護専門看護師やチャイルドライフスペシャリスト、小児病棟看護師、病棟保育士、臨床心理士、院内学級教諭などの多職種との協働が必要とされる所以である。

　放射線療法が患児と家族にとって安全で安楽な治療となり、毎日の生活リズムを大きく崩すことなく完遂するために、放射線治療部門の看護師がチームの連絡調整役となり、円滑に治療を進められるよう積極的にかかわることが望まれる。

(6)治療後のフォローアップ

　放射線療法が無事終了しても、プロトコールによっては化学療法が継続するなど、何らかの治療が行われるため、小児科との連携は欠かせない。その中で、治療効果や有害反応に関する放射線腫瘍医の定期的な診察が必要となる。

　治療後長い時間を経過して生じる晩期有害反応は、患児のQOLに深刻な影響を与えることもあり、継続的な観察と身体的、心理社会的な支援が欠かせない。

成長に伴う小児特有の有害反応で主なものを以下にあげる。まず骨の成長障害である。成長障害の閾値はおよそ20 Gyと考えられている[4]。乳幼児期に放射線療法を受けた場合には、頭頸部照射による顔面変形や、不均一な椎体照射による左右差(側弯)などが第二次成長期を迎える頃に急に目立つようになる。このことで思春期の患児が受ける衝撃の大きさは想像に難くない。さらに、頭部(脳実質)への照射では、知能低下が問題となり、照射時の年齢が低いほど影響を受けやすい[5]。また、下垂体が照射野に含まれるとホルモン(特に成長ホルモン)分泌不足が起こり、将来的にわたってホルモン補充療法が必要となる場合もある。加えて、小児は成人に比べて二次がん発生のリスクが高い。低線量でも発がんのリスクが生じるため、数十年後でも二次がん発生の可能性を考えながら、定期的な検診を勧めていかなくてはならない。

　治療が奏効し病気が治癒したにもかかわらず、長期間医療や介護を必要とする有害反応が生じることもある。小児放射線療法を担当する看護師は、治療期間中に培った信頼関係をもとに、治療後の長い経過の中で患児・家族の拠り所の1つとなって、晩期有害反応の相談支援に力を入れていくことが期待されている。

> ▶小児に対するケアのポイント
> ①患児の発達段階に合わせて、治療開始前からのかかわりが重要である。
> ②患児・家族の両方がケアの対象である。
> ③多職種連携して行うプレパレーションと治療支援では、放射線治療部門の看護師が積極的に調整役としてかかわる。
> ④有害反応への対応は、小さなサインを見逃さず包括的視点での観察とアセスメントが必要である。
> ⑤晩期有害反応や二次がん発生のリスクに備えて、長期的な経過観察を継続することが重要である。

引用文献
1) 石川由美香ほか:陽子線治療を受ける小児患者に対するプレパレーションの効果．小児がん看護，7：46-55，2012．
2) 鮎澤 香ほか:鎮静剤不要を目指した小児陽子線治療の試み—プレパレーションとトレーニングの効果．臨床放射線，57(10)：1339-1346，2012．
3) Mizumoto, M. et al. : Preparation of pediatric patients for treatment with proton beam therapy. Radiother Oncol, 2014 (in press).
4) Donaldson, S.S. : Pediatric patients. Tolerance levels and effects of treatment. Front Radiat Ther Oncol, 23 : 390-407, 1989.
5) Merchant, T.E. et al. : Modeling radiation dosimetry to predict cognitive outcomes in pediatric patients with CNS embryonal tumors including medulloblastoma. Int J Radiat Oncol Biol Phys, 65 (1) : 210-221, 2006.

参考文献
1) 鈴木敦子:子どもにとってのプレパレーションの意味．小児看護，29(5)：536-541，2006．
2) 楢木野裕美:プレパレーションの概念．小児看護，29(5)：542-547，2006．
3) 石浦光世:子どもの成長・発達に特徴的な認知や発達課題をとらえたかかわり．小児看護，30(13)：1789-1796，2007．

2 放射線療法、化学放射線療法を受ける患者のケアの実際
g 患者の家族に対するケア

　家族へのケアは、看護界においては、1975年に米国看護師協会によって家族中心の看護実践に関する提唱が行われて以来、世界中に広がりをみせている。わが国では、1994年に第1回日本家族看護学会が開催され、2008年には家族支援専門看護師が誕生するなど、この20年で急速な発展を遂げている[1]。医学会においても、1986年にはDohertyとBairdにより家族に対する医師のかかわりに関する5段階モデルが提唱され[2]、さらに2002年には、WHOが発表した緩和ケアの定義に家族へのケアが記載される[3]*1など、家族へのケアの重要性が提案されている。

　しかしながら、筆者は、医療者が家族を「患者の資源」としてとらえ、「ケアの対象」ととらえているとは言い難い場面が依然として多いと感じている。医療者が伝統的に家族を「ケアの対象」ではなく、「患者の資源」としてとらえる傾向にある[4]ことや、各職種の基礎教育で家族ケアの理論や方法に関する教育が充実しているとは言い難い状況が、医療者の家族ケアの実践を困難にさせている、と推察する。そこで本稿では、家族を「ケアの対象」としてとらえ、家族にケアを提供するために必要な考え方について整理するとともに、実際のケアの方法について論述し、明日からの家族ケアの一助としたい。

家族をケアの対象としてとらえる

(1) 家族ケアの必要性

　家族ケアについて、患者が自宅退院する場面から考えてみたい。その患者に何らかの健康課題があり、課題を達成するために必要な医療的処置や生活上の管理が必要である場合、私たち医療者は本人が実施できるように教育・指導を行う。このとき、本人では管理が難しく、健康に影響が出ることが予測される場合、面会に来ている患者の配偶者や子ども等の家族を構成する家族員に対して、患者の日常生活援助を依頼することは少なくない。

　しかし、依頼された家族員は、家事や育児等の家族全体が健康的な生活を営むための重要な役割を担っている可能性がある。また、仕事など社会から与えられている役割もあるかもしれない。その場合、その家族員は患者の健康課題を達成する役割と、自宅や社会における役割を果たすことができなくなり、患者の健康を守ることができないだけでなく、役割を果たせないことのつらさを抱えてしまう。その結果、その家族員が果たす役割によって生活していた他の家族員

---

*1 緩和ケアは、生命を脅かす疾患による問題に直面する患者とその家族に対して、痛みやその他の身体的、心理的、社会的な問題、さらにスピリチュアル(宗教的、哲学的なこころや精神、霊魂、魂)な問題を早期に発見し、的確な評価と処置を行うことによって、苦痛を予防したり和らげることで、QOL (人生の質、生活の質)を改善する行為である。

の健康にも影響し、家族全体が健康的な生活を営むことが困難になる可能性がある。

　この場面は、医療者が家族を「患者の資源」としてとらえ、患者を除く家族員の生活やおかれている状況を考慮しないまま家族にかかわった結果、患者の健康のみならず、他の家族員や家族全体の健康や生活が脅かされることを示している。家族を「ケアの対象」としてとらえてかかわるのであれば、健康課題を抱える患者が存在しながらも、家族員それぞれや家族全体が健康的な生活を営むために医療者はどのように家族にかかわるべきか、という視点をもつことが重要である。そのことが、結果として患者の健康を守ることにも寄与する。

（2）家族はシステムであることを理解する

　前述の場面のように、患者や他の家族員に起こった変化がその他の家族員や家族全体の変化を生むなど、家族を構成する何人かの個人が相互に関連しあって家族が形成されていることを表す概念を、家族システムと呼ぶ[5]。この視点をもつことで、健康課題を抱える患者が自宅退院した場面のみならず、患者に治療が開始された場面や急変時などあらゆる臨床場面において、家族員や家族全体に起こり得る変化について査定することが可能になる。それゆえ、家族システムについて理解することは、家族を「ケアの対象」としてとらえ、患者の健康を守りつつ、家族員や家族全体の健康を守るために必要な家族ケアを検討することを可能にする。

（3）治療前・中・後に行われる家族ケア

　続いて、具体的な家族ケアの方法について述べる。ここでは、化学放射線療法を受ける患者を治療前・中・後に分けて、それぞれの時期で生じやすい家族の出来事に対する家族ケアの方法について、家族看護学領域で使用される技法を用いて整理した。

❶治療前

　治療前に患者に行われる最大の出来事は、治療を行うか否かという意思決定である。その決定は、家族にとって大切な患者の生命にかかわる重要な決定になるだけでなく、治療によって出現する皮膚炎などの有害反応や高額な費用負担といった治療に関連する事象は、家族の生活に影響を与えるため、家族とっても大きな出来事となる。したがって、意思決定は患者1人で行うのではなく、家族全体で行うことが望ましい。

　しかしながら、家族は複数の家族員によって構成されているため、それぞれの家族員の意思決定能力や患者の治療に対する考え方が異なることは少なくない。さらに、家族員間の関係性や患者との物理的距離、家族の中の権力者の有無などのさまざまな要因が影響し、家族として結論をまとめることができない、あるいは結論が出たとしても決定に賛同しかねる家族員がいる状況に至ることもある。そのため、家族の意思決定を考える場合は、このように家族内で意見の相違をはらみながらも、1つの状況の中で、あるいは一時的なものとして、1つの意見にまとまるという「合意」として考える必要があり[6]、医療者は治療に関する合意形成を家族が行えるよう支援することが望まれる。

　合意形成に対する支援は、長戸らが報告した看護者による家族の合意形成に関する介入[7]が参考になる。支援の基盤となるものは、家族の合意形成を進めていくうえで、家族を尊重し中立的な立場を保ち、家族として何らかの合意を意識的に形成する「看護者の姿勢」と、家族の全体像をつかみ、患者の治療により家族にどのような影響が出るかといった合意形成に関して「把握すべきこと」である。その基盤のもと、「家族の意思決定を支える技術群」にある合意形成の5つのス

テップに従って支援し、かつ「家族の力を保持する技術群」を中心的な技術として用いる（表2-g-1）。その際、家族の状況理解が現実とずれている場合に用いる「家族の現実認識を深める技術群」、家族員間の関係性やコミュニケーション不足など家族員間で話し合いが困難な場合に用いる「家族の相互作用を高める技術群」、家族内で弱い立場の家族員の発言を促したり、立場の強い家族員の発言を抑える「家族のパワーを扱う技術群」、そして、家族が現実を受け止め、受け入れる過程において生じる家族の感情をありのままに受け止め、安定させるために用いる「家族の感情を扱う技術群」、という4つの技術を家族の状況に合わせて用いて、家族が1つの意見にまとまる合意形成を支援する[6]。

❷治療中

　家族は、化学放射線療法によって患者の健康状態が改善することを期待している。その一方で、患者の治療が完遂できるのか、出現が予測される急性期有害反応によって患者がつらさを感じることはないかなど、家族には治療に関連した心配事や不安が出現するため、治療は家族にとってストレスとなる出来事でもある。したがって、医療者は、患者の治療中に家族がストレスフルな出来事にいかに対処しているかを知り、対処が困難な状況にある、あるいはその状況に至ることが予測される場合に支援を行うことが重要である[8]。このとき、家族ストレス対処理論を活用すると有用である。家族ストレス対処理論にはさまざまな種類があるが、ここではMcCubbinの二重ABC-Xモデルを紹介する（図2-g-1）[9, 10]。

　二重ABC-Xモデルは、「前危機段階」と「後危機段階」に分けられる。「前危機段階」は、a要因「家族のストレスとなる出来事（源）」に対するb要因「ストレス源に対する家族資源」（表2-g-2）[10]と、c要因「ストレス源に対する認知」との関係の中で、x要因「家族危機」に至るか否かを示している。「後危機段階」は、x要因である「家族危機」が発生した後、aA要因「時間的経過の中

表2-g-1　家族の合意形成を支える技術の中核をなす技術群

家族の意思決定を支える技術群	状況認識・問題認識を支える	課題に近づく ずれや対立を顕在化する 整理する
	方向づける	方向性を確認する 方向性を探る 方向性を示す
	具体策の検討を支える	イメージ化させる 教える 分析的に考えさせる 選択肢を広げる
	決定に向かわせる	心の準備をさせる 流れを作る
	決定・合意を強化する	態勢を整える 決断を促す 決定・合意を確認する
家族の力を保持する技術群	承認する	肯定的にフィードバックする ねぎらう 認める
	擁護する	立場を固める 不利から守る 裁かない
	連帯感を形成する	約束する 保証する ともに取り組む
	その気にさせる	力づける 動機づける
	自信をつけさせる	自信をつけさせる

（長戸和子ほか：退院・在宅ケアに関する家族-看護者の合意形成に向けての介入方法の開発．平成11-13年度科学研究成果報告書，2003より改変）

表2-g-2　家族資源

種類	内容
家族員個人の資源	家族員の経済・教育・健康・生活などを統合した特性
家族資源	家族の結束の強さ、柔軟性の程度、危機対応経験など
親族資源	親族からの経済・精神・介護協力・緊急対応の可否
準社会資源	近隣や友人、職場からのインフォーマルなサポート
社会資源	各種制度、社会サービス

（坂本章子ほか：キーワードで学ぶ！家族看護学入門第3回．家族看護，10(1)：124，2012より改変）

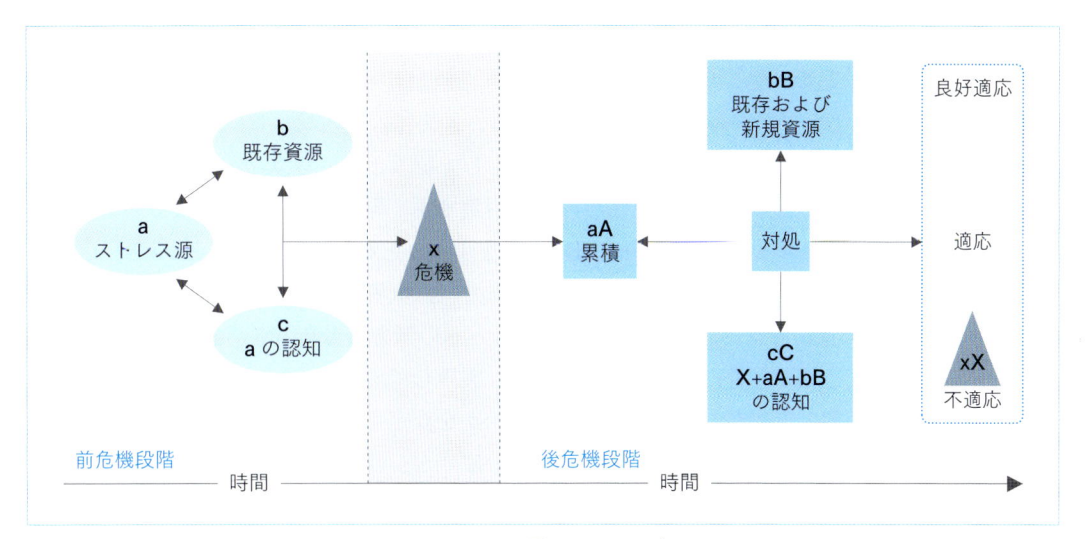

図2-g-1　二重ABC-Xモデル

(McCubbin, M.A. : Family stress theory; The ABCX and double ABCX models. In : Systematic Assessment of Family Stress, Resources, and Coping; Tools for Research, Education, and Clinical Intervention (ed. by McCubbin, H. I., Patterson, J.M.), p.9, Family Social Science, 1981より改変)

で累積したストレス源」が新たに生じ、そのときのbB要因「既存および新規資源」、cC要因「現状に対する認知」に鑑みて、家族がaA要因に対してどのように「対処」し、「家族適応」が良好に至るか、xX要因「不適応」になるかを示している。このモデルを活用し家族のありようを分析することで、家族がどのようなストレス下にあり、そのストレスに対してどのような家族資源をもち、どうとらえ、どのような対処を行い、現在、不適応状態に至っているか否かを判断できる。つまり、分析した各要素のうち、どの要素に働きかけるべきかを査定することで、家族の不適応状態の解決に必要な家族ケアを理解することができる。

　入院で放射線療法が開始になった50歳代の男性患者とその妻、20歳代の娘を例にして、説明する。これまで健康だと思っていた男性患者に放射線療法が開始されること(a)は、家族にとって大きな出来事であったが、有害反応の出現の可能性(aA)について医師から説明を受けながらも、家族は患者にはそのようなことは起こらないだろう(c)、特に問題なく入院継続できるだろう(c)ととらえ、有害反応に対する理解が不十分であった(b)。そのため、患者に治療が開始され、何も症状が起きていなかったときには、家族が危機に至ることはなかった。しかし、治療開始3週間後から口腔粘膜炎が出現し、患者である夫が妻と娘につらさを語った結果、妻と娘は医療者に対して、「こんなことになるとは思っていなかった」「どうしてこのようなことが起きたのか」「早く対応してほしい」(cC)と、怒りを交えながら発言してきた。

　この事例では、家族はa要因によってaA要因が生じる可能性について医師から説明を受けながらも、楽観的にとらえていたため、aA要因のような状況にはならないだろうという認知(c)に至っていた。そして、本来ならば準備されていたはずのb要因が不足したため、aA要因が出現したとき、家族がその理由を判断し理解するためのbB要因もまた不足している状況であった。その結果、医療者が患者をこのような状況にさせた、あるいは家族として対応できることがない、というcC要因が生まれ、「医療者への怒り」という形の家族対処が起こった可能性がある、と分析ができる。

　考えられる家族ケアの方法としては、前危機段階では、b要因およびc要因への介入が必要と

なるだろう。家族が患者に対する放射線療法をどのようにとらえているかを確認するというc要因への介入を行い、患者に起こり得る有害反応に対する理解が不足していた場合は情報提供し、b要因を獲得できるようにかかわることが求められる。加えて、有害反応に対して医療者が適切な対応を行うことを保証し、医療者を家族のb要因として認識してもらうことも重要である。後危機段階では、怒りという形で行われた家族対処を否定せず、患者がつらさを抱えていることに対して共感的理解を示しつつ、医療者が適切に対応をすることを保証し、医療者がbB要因として存在していることを理解してもらう必要がある。また、医療者に怒りの感情を表出する要因の1つに、家族には「患者にできることがわからない」ことへの無力感もあると予測されるので、aA要因の解決に向けて家族が患者にできることを伝え、実施してもらうことも家族ケアとなるだろう。この場合は、家族が無理なく実施できることか否かを査定することが必要である。これらによって、「医療者への怒り」という家族対処は消失し、家族がaA要因に適応できる可能性がある。

　このようにこのモデルを活用して各要素を分析することで、家族のストレス源に対する現在の家族の状況を理解し、将来家族が危機に至るか否かを予測できるため、危機に陥らないために医療者として各要素に対してどのような家族ケアを行うことが望ましいか判断することができる。

❸治療後

　多くの場合、治療が終了した患者は、治療中に発生した急性期有害反応や治療後に出現する晩期有害反応の出現の可能性を抱えたまま、家庭や社会から期待されている役割を遂行しながら生活する。つまり、患者および家族は、治療前にはなかった「患者に発生した有害反応に対処する」という役割が新たに加わることになるため、その役割を遂行しながら、家族が家族として健康な生活を営むことができるように支援することが望まれる。

　患者が有害反応への対処に困難さを抱えている場合、患者以外の誰かがその役割を担う必要が生じる。多くの場合、家族がその役割を担うことになるが、家族が健康な生活を営むために、家族の中で誰がその役割を担えばよいか、あるいは、その役割を担うことで実施が困難になった役割を誰が補完し支援するのか、ともに検討する必要がある。このときに参考となるのは、「役割移行のプロセス」である(図2-g-2、表2-g-3)[11]。

　役割移行は、役割の獲得や喪失が必要になった状況が家族内に生まれたことを契機に、役割を獲得する家族員(以下、行為者)が自分が行うべき役割であると認知し、その他の家族員(以下、非行為者)が行為者に役割期待することから始まる。これらは、社会的に当然だと認められる社会規範や家族の規範・ルール、あるいは家族がおかれている状況によって決定される。そして、行為者が非行為者からの役割期待を理解し、行為者が役割遂行する状況を考慮して役割を規定・遂行し、課題が生じなければ行為者の役割が決定する。行為者がその役割の遂行を繰り返すことで、その役割は家族に固定化する。このような一連の流れを役割移行のプロセスという[12]。医療者には、家族の中に加わる役割の明確化および行為者の決定を支援し、そして、行為者が葛藤を抱えることなく役割を遂行し、家族に定着化するための支援が求められる(表2-g-4)。

　❷に登場した家族を例に説明する。患者は無事に治療が終了し自宅退院したものの、約6カ月後より、晩期有害反応である唾液腺障害と味覚障害が出現した。そのため、夫婦と娘は栄養指導を受け、家族に「患者に適した食事の管理」という役割が加わることとなった。患者は、退院後の食事の準備をしている妻にその役割を担ってほしいと伝えたものの、妻は自分や娘の食事の準備に加えて、特別な準備が必要になることが脅威となっていた。そこで、「働かざる者、食うべからず」がモットーであった妻は、パートをしている自分ではなく、無職の娘が担うべきであると

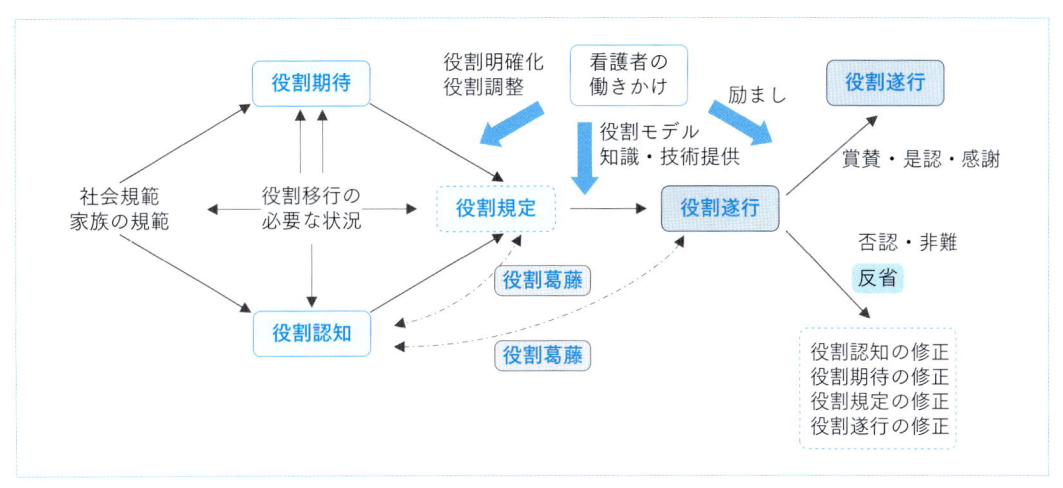

図2-g-2　役割移行のプロセス

（川上理子：家族役割の調整．野嶋佐由美監修：家族エンパワーメントをもたらす看護実践，p.164，へるす出版，2005）

表2-g-3　役割移行モデルに関する用語と説明

用語	説明
役割移行	家族員が新しい役割を獲得する、喪失する、あるいは、そのいずれもが同時に行われた場合も含めたプロセス
役割期待	ある地位の行為者がふさわしいとされている役割をとることに対する、他者からの期待
役割認知	ある地位の行為者がもっている、自分がとるべき役割についてのとらえ
役割規定	他者からの役割期待と自分の役割認知の調整により決定された、行為者がとるべき役割
役割遂行	役割にふさわしい行動等を実行すること
役割葛藤	他者から役割期待された行為者が役割を規定・遂行するうえで、行為者がその役割を背負いきれない状態（例えば、夫から期待された義理の父親の介護と、家事および仕事の両立）

（永冨宏明：NICU・GCUにおける家族役割移行に対する支援．NICUmate, 40:3, 2014より改変）

表2-g-4　家族の役割移行に対する医療者の家族ケア方法

① 家族の役割の明確化
- 新たに求められている役割は何かを明確にする
- 家族の価値観や社会規範は何かを明確にする
- 家族員の役割期待・役割認知を明確にする
- 新しい役割を役割遂行者とともに具体的に決めていく

② 家族の役割の調整
- 役割の相補性と役割の共有を促進する
- 家族員の役割葛藤を減少させる

③ 家族の役割移行を円滑に進めるための援助
- モデルを提示し、技術を教育する
- 意欲を高め、自信をつけさせる

④ 家族の役割遂行への肯定的フィードバック

⑤ 家族の役割固定後のモニタリング

（川上理子：家族役割の調整．野嶋佐由美監修：家族エンパワーメントをもたらす看護実践，へるす出版，p.164，2005より改変）

とらえた。一方、娘は、患者が妻にしてほしいと思っていることから、妻が担うべきであるととらえ、家族内で患者の食事管理に対する役割が決まらなかった。

　この場面を、役割移行のプロセスを用いて分析する。家族に「患者の食事管理」という役割が加わったのは、患者に晩期有害反応が生じたという状況が発生したためである。患者は、自身の規範に基づき、長年生活をともにし、今回の退院後も食事の準備をしてくれている妻に「役割期待」をしている。しかし、妻はその役割を脅威ととらえた結果、妻の規範に基づき、「役割認知」していない。娘は娘の規範に基づき、同じく「役割認知」していない。その結果、行為者が家族内で確定せず、役割規定にも至っていない状況にある。したがって、医療者は家族が行為者を決定できるよう支援することが求められる。

　具体的には、患者を含む家族のうち、誰が「患者の食事管理」という役割を担うべきかを検討す

ることとなる。このとき、役割期待されている妻は新たな役割が脅威となっていることから、なぜ脅威なのか、家族内でどのような調整が行われたら妻が担える役割になるのか、検討することが望ましい。この調整により、行為者が決定する可能性が高い。

　一方で、患者が妻に役割期待することが家族にとって適切か、家族の中で誰が担うことが家族にとって望ましいか、という点を確認する必要もある。妻が言うように、娘が行為者になることが、家族の安定にとって望ましい可能性は否定できない。患者本人が行為者になることを検討することも、大切な支援である。そして、行為者が決定したならば、新たに役割が加わった行為者が役割葛藤しないか、するのであれば、家族内で葛藤を解決する方法はないか、なども必要な検討であろう。行為者の決定後の支援については、**表2-g-4**を参考にしてほしい。

　このようにこのプロセスを活用し、家族に新たに加わる役割を家族にとって適切な形で獲得できるように支援することで、患者の健康のみならず、家族全体の健康を守ることに寄与できる。

＊

　家族を「ケアの対象」としてとらえてケアを提供するために必要な考え方を提示するとともに、患者の治療前・中・後に分けて家族ケアの方法を述べた。今回提示したモデルを臨床における家族ケア実践の参考とし、患者を含む家族の健康に寄与することができれば幸いである。

引用文献

1) 法橋尚宏編著：新しい家族看護学―理論・実践・研究，p.34-38，メヂカルフレンド社，2010．
2) Doherty, W.J., Baird, M.A. : Developmental levels in family-centered medical care. Fam Med, 18 (3) : 15-156, 1986.
3) 日本ホスピス緩和ケア学会：WHO（世界保健機関）の緩和ケアの定義（2002年）．http://www.hpcj.org/what/definition.html
4) Kaakinen, J.R. et al. : FAMILY HEALTH CARE NURSING―Theory, Practice and Research, 4th ed., p.11-12, F.A. Davis, 2010.
5) 野嶋佐由美監修：家族エンパワーメントをもたらす看護実践，p.85-93，へるす出版，2005．
6) 長戸和子：キーワードで学ぶ！家族看護学入門 第1回．家族看護，9 (1)：117-123，2011．
7) 長戸和子ほか：退院・在宅ケアに関する家族－看護者の合意形成に向けての介入方法の開発，平成11-13年度科学研究成果報告書，2003．
8) 前掲書5），p.110-117．
9) McCubbin, M.A. : Family stress, resources, and family types : Chronic illness in children. Family Relationship, 37 (2) : 203-210, 1988.
10) 坂本章子ほか：キーワードで学ぶ！家族看護学入門 第3回．家族看護，10 (1)：122-131，2012．
11) 前掲書5），p.163-167．
12) 永冨宏明：NICU・GCUにおける家族役割移行に対する支援．NICUmate，40：3-4，2014．

参考文献

1) 藤野 崇：家族支援CNSが事例でレッスン！みんなの家族看護．家族看護，11 (1)：122-127，2013．
2) 祖父江由紀子：放射線治療を受ける患者の家族支援．がん患者ケア，5 (2)：17-25，2013．
3) 藤本美生：「放射線療法」における家族支援のあり方．家族看護，6 (2)：37-41，2008．
4) 山本知美：放射線治療を受ける患者の家族ケア．臨牀看護，38 (3)：308-312，2012．

2 放射線療法、化学放射線療法を受ける患者のケアの実際
h 患者の意思決定支援

　一般的に、多くのがん患者は、診断を受けた後の心理的な衝撃の中で治療の意思決定を余儀なくされる。特に頭頸部がんの治療は、摂食・嚥下機能、構音・音声機能、ボディイメージなどに変化をきたすことから、患者と家族は治療に関する意思決定をする際に多くの困難を伴う。したがって、意思決定を迫られている患者・家族に対する支援は重要である。

意思決定支援

　意思決定（decision making）とは、問題解決や目的・目標の達成のために、その方向性や手段に関して、複数の選択肢の中からどれか1つを選択し、決定することである[1]。意思とは、自分が利用できる内的・外的情報に基づいて、人々がいかに行動すべきであるかについての選択を行う能力である。このことから、意思決定するうえで、患者自身が自分のおかれている状況を理解することが不可欠である。つまり、患者が、自分の病気の状況や予後、治療の内容と生活への影響などの情報を理解できるように支援していくことが必要である。

　最近では、意思決定をプロセスととらえ、医療者と患者が情報を共有しながら意思決定を行うshared decision making（SDM）の概念が用いられるようになってきた。SDMとは、診療・ケアの選択を目的とした医療者・患者間の話し合いである[2]。医療者と患者・家族の話し合いのプロセスの中で、医療者は、治療の内容や治療のメリット・デメリット等を説明し、患者は自分の価値観や人生計画、選好などを医療者に伝え、患者の思いを形成しながら、最善の策を見出すための話し合いを行い、合意形成していくことが重要である。

頭頸部がん患者の意思決定支援における特徴

　がんの診断・再発などの悪い知らせを受けた際、多くの患者が衝撃を受ける（p.214 図2-e-1参照）[3]。「悪性の病気、がんの可能性があるので検査をする」と、あらかじめ説明を受けていても、実際に診断を受けると多くの患者はショックを受け、落胆する。診断を告知された後に、「頭が真っ白」「先生の話をよく覚えていない」「信じられない」といった言葉が患者からしばしば聞かれる。ショック、否認、絶望などは通常の心理的反応として発生する。通常これらの反応は2週間以内に改善するとされているが、同時期に治療・療養の方針を決めていくことになるため、意思決定支援のプロセスにおいて心理的な支援も同時に必要となってくる。頭頸部がん患者のがん診断後のうつ病と適応障害の有病率は、それぞれ4％と13％と高いことが示されており[4]、悪い知らせを伝える際は配慮するとともに、伝えた後の患者の心理状態にも留意していくことが必要である。

表2-h-1 心理社会的アセスメントの項目

- 職業
- 家族構成(未婚・既婚、子どもの有無、その他家族の構成)
- 家族および本人の役割(罹患に伴う役割の変化)
- 治療、療養に伴うキーパーソンは誰か
- 経済状態
- 保険(医療保険、生命保険の加入の有無)
- サポート体制・資源(人的、経済的、情緒面、情報面など)の有無と活用状況
- 重要なことの意思決定はどのようになされてきたか
- 気持ちのつらさ
- 適応障害、うつ病の症状(睡眠状態、食事摂取状況、抑うつ気分の有無、興味関心の有無など)
- これまでの喪失体験(死別、離婚、失職など)
- 精神疾患の既往の有無、精神科受診歴
- 希望、気持ちのよりどころ
- 喫煙歴、飲酒歴

(栗原幸江:がん患者と家族の心理社会的側面のアセスメント.緩和ケア,22(Suppl.):17,2012を参考に作成)

また、頭頸部がん発生のリスク因子に喫煙・飲酒があげられており、特にこれらの物質乱用者は、社会的に孤立している場合が多い[3]。加えて、低収入・低教育歴が頭頸部がん罹患のリスクの上昇と関連していることが疫学的に示されている[3]。したがって、心理社会面のアセスメント(表2-h-1)、および高額療養費制度、傷病手当金等の経済的サポート、がん相談支援センター等での相談、禁煙外来等での禁煙指導、断酒に関する情報提供も、意思決定のプロセスにおいては必要である。

頭頸部がん患者の意思決定支援の実際

(1)診断～治療期

❶意思決定能力のアセスメント

患者の意思決定を支援するうえで、患者が医療者から受けた説明内容を適切に判断する能力、つまり意思決定能力を備えているかどうかが鍵となる。意思決定能力の評価方法を表2-h-2に示す。

患者が意思決定能力を十分に備えていない場合、患者の意思決定を支援してくれる家族、または代理意思決定者の有無の確認と、支援を依頼する必要がある。

❷情緒的サポート

悪い知らせを伝えられ、患者は落ち込んだり、病気や治療、先行きに対して不安になる。この時期は、患者の思いや感情の表出を図ること、共感し寄り添うことが大切である。共感を示す言葉がけとして、「今日の○○先生からのお話は、ショックでしたね」「これからどうなっていくのかということが、ご心配なのですね」などが一例としてあげられる。

❸治療内容の理解への支援

意思決定するうえでは、患者が医師からの治療説明を正しく理解していることが重要であり、病気の状況、治療の概要、治療の効果(予後、再発率など)とリスク(合併症や後遺症、生活への影響など)、日常生活への影響に関しての理解が必要となる。

患者に表2-h-1に示した事項を問いながら、医師からの説明の理解の程度を確認し、再度、説明を行う。「わからないことはありませんか」と質問すると、患者から「何がわからないのかがわからない」「何を質問していいのかわからない」という答えが返ってくる場合も多い。まず、医師からの説明内容が記載された用紙をいっしょに確認したり、パンフレットなどの媒体を用いてわかりやすい言葉で説明する必要がある。パンフレットは、頭頸部の解剖や検査・治療の流れ等が、

表2-h-2　意思決定能力の基準と評価方法

基準	評価方法	評価のための質問例
選択の表明	患者に治療の選択を示すように求める	「医師の勧める治療を受けるかどうか決めましたか」 「決めた内容を教えていただけますか」
理解	告知された医学的状態と治療に関する情報を言い換えるように促す	「医師から(問題となっている病気、推奨される治療とそれに伴う危険性と利益、代替治療とそれに伴う危険性と利益、治療を受けなかった場合の危険性と利益など)どのような説明があったか、教えていただけますか」
認識	医学的状態と提案された治療とその結果起こりそうなことについて述べるように求める	「あなたの病気は、どのようなものだと思いますか」 「治療が必要だと思いますか」 「治療によってあなたにどんな影響があると思いますか」 「治療を受けなかった場合どんなことが起こると思いますか」 「医師がなぜこの治療を勧めたと思いますか」
選択の合理性	治療の選択肢と結果を比較し、選択した理由について述べるよう求める	「推奨された治療を受けようと(受けないと)決めた理由は何か教えていただけますか」

(武井宣之, 平村英寿：治療同意能力の判定. 緩和医療学, 11 (1): 14, 2009より改変)

イラストやフローチャートを用いて説明されているので、視覚的にも理解を助けてくれ、何度も繰り返し確認できるという利点がある。国立がん研究センターがん対策情報センターのサイト「がん情報サービス」(http://ganjoho.jp/public/index.html)から、上・中・下咽頭がん、喉頭がん、舌がん等のパンフレットをダウンロードすることもできる。

その時点の患者の状況によっては、情報量が多すぎると十分に理解できないこともある。したがって、患者の状況に応じて、説明を複数回に分割して行う、複数回繰り返し説明する、患者が気がかりに思っている点を中心にした説明を行う、などの対応を検討する。また、意思決定の支援者として、家族・代理意思決定者(以下、家族に含ませる)も説明の場に同席していただくことを検討する。

❹患者・家族の気がかりの確認と情報提供

医師から提案された治療方法によって患者の気がかりな点は異なるが、筆者は頭頸部がん患者・家族から下記のような質問をよく受ける。

- 治療に伴う食事・栄養の摂取方法、発声やコミュニケーションのとり方、外見の変化への影響
- 放射線療法や抗がん薬の有害反応の内容
- 治療期間(治療スケジュール)、入院期間
- 費用
- 退院後の生活

患者・家族が、なぜ気になるのかという点も確認しながら、質問内容に応じて、治療中・治療後の食事・栄養のとり方、コミュニケーションの方法、放射線療法・抗がん薬の有害反応等について、具体的に説明を行っていく。説明の際に、具体的なサポート内容についてもいっしょに説明することで、不安の軽減につながる。たとえば、手術に伴い発声に影響する場合、術後に言語聴覚士によるリハビリテーションが実施されること、放射線療法・抗がん薬の有害反応の対策、治療費に対する高額療養費制度の利用、などが一例としてあげられる。

家族の気がかりは患者と異なる場合も多いので、患者だけでなく家族の気がかりも確認し、情

報提供する必要がある。

❺患者・家族を含めたチームでの合意形成の場の調整

　治療を受ける患者は、治療方針決定に際してさまざまな葛藤を抱えることがある。たとえば、喉頭がんで喉頭摘出術を受ける場合、治療の特徴や生活への影響について理解できても、"生命の保障"と"失声"との狭間で葛藤し、苦渋の決断がなされることがある。

　患者自身が納得し、患者にとっての最善の意思決定を導くうえで、患者・家族、および医療チームでの話し合いを通して患者の意向を形成し、合意をめざすことが重要である。

　一般的に、医療者からの治療に関する説明・情報提供は、患者個々の状況におけるエビデンスに基づく医学的な情報が中心である。しかし、治療は単にエビデンスを当てはめた医学的情報だけで決定されるものではない。現時点で最良のエビデンスとそれに伴うメリット・デメリットの予測、患者の価値観（大切にしたいこと、したくないこと）、今後の人生の計画など、患者のおかれている状況・事情をふまえて、その患者にとっての最善の治療方針を個別に決めていく必要がある。そのためには、患者の価値観・人生計画などをも家族や医療者を含めて共有する機会を設定することが重要である。患者の希望、願望、不安や懸念などの思いをていねいに聴いていくことが、患者の「意向」につながっていく。どのような意思決定をしても、想定とは異なった事態が生じることはあるが、皆でよく話し合って決定したというプロセスが大切である。

　看護師は、医師・患者双方の情報共有の場の調整や、説明の場で患者が自分の思いを話すことができるようにファシリテートする役割を担っている。また、頭頸部がんの治療では、外科（耳鼻咽喉科・頭頸部外科/歯科口腔外科）、放射線腫瘍科、腫瘍内科など、複数診療科の医師がかかわることが多い。患者は、それぞれの診療科の医師の説明内容を自分で統合することができない場合が多く、診療科間で右往左往している場面を目にすることがある。このような場合、看護師はコーディネーターとして医療チーム内の意見の調整を図ることも重要である。

(2) 継続していた治療の効果が望めなくなった時期

　日本頭頸部癌学会による頭頸部悪性腫瘍全国登録調査によると、2011年の新規登録症例の約40％がStage Ⅲ/Ⅳ期であり、進行例が多いことが指摘されている。頭頸部がんの場合、進行がんであっても手術可能な場合は手術が行われる。根治的手術にもかかわらず、進行がんのうちの40〜60％は5年以内に再発し、再発した場合は非常に予後不良である[5]。

　頭頸部がん患者は、継続していた治療の効果が望めなくなった時期においても意思決定を迫られる可能性が高く、この場合、「治療を継続するかどうか」「治療の終了」「療養場所の選択」等、死を見据えた難しい意思決定となる。この時期の意思決定支援のポイントを以下にあげる。

❶患者・家族の心理状態に配慮する

　多くの場合、患者・家族はバッドニュースに接した直後であり、時に強く死を意識した状況にある場合もあるため、患者・家族の心理状態に配慮しながらかかわることが必要である。

❷症状をマネジメントする

　患者は、病気の進行に伴い、疼痛、気道閉塞、経口摂取困難などの身体症状の出現・増悪を自覚していることもある。このような症状出現は、患者の心理面にも影響したり、意思決定を困難にするので、症状マネジメントも並行し、苦痛症状の緩和を図る。

❸予後を見極める

　この時期の意思決定は、死を見据えた内容であったり、人生の終焉に関する内容であったりす

ることから、患者は意思決定に時間を要する場合がある。患者・家族が考える時間を確保できるように、予後を見極め、タイミングを逃さないように、医師からの説明の場や情報提供の機会を調整する。

❹ "自分らしく最期まで生活する（生きる）"という視点を大切にする

　患者・家族が、病状や見通しを理解できるようにかかわり、そのうえで、患者が、より自分らしく最期まで生活する(生きる)とはどういうことか、をともに考えていく。具体的にどう過ごしたいかという希望や意向がない患者も多いが、そのような場合は「好きなことは？」「したくないことは？」「してほしくないことは？」「これだけは譲れないことは？」等の問いかけをしながら、患者の思いを引き出していく。患者の意向に応じて、情報提供・リソースの調整を行いながら、方針を決める。

事例：手術予定であったが迷いがあった口腔底がん患者への意思決定支援

（1）事例紹介

　Aさん、70歳代後半、男性。妻と2人暮らし。長女・次女は結婚し、隣県に居住。
- 診断名：口腔底がん（扁平上皮癌、cT2N0M0、Stage Ⅱ）
- 経過：口腔底の潰瘍を自覚し、近所の歯科を受診。精密検査が必要であると説明を受け、紹介で総合病院の耳鼻科を受診した。精密検査の結果、口腔底がん（扁平上皮癌、cT2N0M0、Stage Ⅱ）と診断され、手術療法を勧められる。Aさん・家族ともに手術に同意し、入院となった。
- 看護介入のきっかけ：入院後、本人・妻・長女が「手術をする予定で入院し、最終的に手術を受けるかどうかの最終的な返事を来週することになっています。手術の説明を受けたのですが、難しくてよくわかりません」「いろいろと調べていたら、放射線治療もあるようで…」と、受け持ち看護師に話した。

（2）看護介入の実際

　まずAさんに、医師からの説明内容はどのようなものだったかについてたずねたところ［患者の理解・認識の確認］、「いろいろと聞いたように思うけど、難しくてよくわからなかった」「手術がいちばんよい治療で、他の抗がん薬治療や放射線療法は劣るって…」と返事をされた。家族も同様の理解であった。治療に対する気がかりを確認すると［患者の気がかりな点の確認］、「大きな手術なので合併症が心配です。数カ月前にも肺炎になった」と、手術に伴う身体への影響を話された。その他、手術と放射線療法の効果、費用などについての質問があった。本人・家族ともに、予定されている手術に関する理解が不十分であったため、受け持ち看護師は耳鼻科担当医に状況を伝え、再度、説明の場を設定した［説明の場の調整］。理解を助けるために、看護師が説明の場面に同席した［患者の理解を助ける］。再度、医師から、具体的な手術の内容、手術による食事やコミュニケーションへの影響、容貌の変化、予後について説明があり、手術を強く勧めた。

　説明を受けた後、Aさんは「手術の様子はわかったけど、余計に怖くなった…」と、ポツリポツリと話した。もう少し具体的に話してもらえるように勧めると、「長時間の手術に耐えられそうにない」「老人会の人とおしゃべりをするのが楽しみなのに…。見た目が変わったり、しゃべりにくくなってしまったら困る…」とのことだった［再度、患者の理解・認識・気がかりな点の確認］。再度、放射線療法に関する説明を希望されたため、担当医に依頼し、放射線腫瘍科医師による説明の場

を設けた[説明の場の調整]。

　放射線腫瘍科医師から、治療の効果(治癒の見込みは70〜80％で、手術のほうが高い)、主な有害反応(粘膜炎、唾液腺障害、味覚障害等)について、強度変調放射線治療(IMRT)のため、有害反応は軽減が可能であること等が説明された。それぞれの医師から手術療法と放射線療法の説明を受け、Aさんから「すぐには決断できないが、家族とよく話し合いたい」との希望があり、受け持ち看護師は見守ることにした。

　翌日、耳鼻科担当医、Aさん、妻、長女、次女、受け持ち看護師で治療について話し合う場をもった[話し合いの場の調整]。Aさんは「もう歳だから、放射線療法にしようと思う」と話した。担当医は少し驚いた様子であった。受け持ち看護師は、Aさんに、なぜ、そのように決定したかを具体的に話すことを勧めた[患者の思いが話せるようにファシリテート]。Aさんは、「若かったら、より効果がある治療を受けたと思う。今は、人生の長さよりも中身が大切。老人会の仲間とおしゃべりしたり、温泉に行ったりして過ごしたい」「今ある口の中の痛みも、放射線を当てたら、最終的にはおさまるらしいし…」と、穏やかに話した[患者の価値観・人生計画・選好の説明]。家族もAさんの考えを聞いて納得していた。

　担当医は、年齢的にも体力的にも手術が可能であり、より効果の高い手術がよいと判断したことを説明した[医療者の治療方針・治療選択の理由の説明]。しかし、Aさんと家族の意向は変わらず、早く治療を終えて、家族と旅行に行くことを楽しみにしていることを話した[再度、患者の選好の説明]。担当医も受け持ち看護師も、Aさんが大切にしていることを確認し、Aさんらしく生きていくためには、放射線療法がよいと思った。治療方針が決定し、Aさんも家族も穏やかな表情であった[合意形成]。

*

　病気・治療に関する専門的情報を理解し、患者自身が方針を決めるということは簡単なことではない。人の価値観・生き方は1人ひとり異なる。まず、患者のそばにいる看護師が、患者個々の大切にしていることを傾聴し、理解していくことが、その人の「意向」の形成、そして、意思決定につながっていくと考える。

引用文献

1) 日本看護科学学会看護学学術用語検討委員会第9・10期委員会：看護学を構成する重要な用語集,2011.
2) National Health Service : Shared Decision Making. http://sdm.rightcare.nhs.uk/
3) 大谷恭平,内富庸介:がん患者の心理と心のケア．日本耳鼻咽喉科学会会報,113(2):46, 2010.
4) Kugaya, A. et al. : Prevalence, predictive factors, and screening for psychologic distress in patients with newly diagnosed head and neck cancer. Cancer, 88 (12) : 2817−2823, 2000.
5) 藤井正人:進行頭頸部がん切除不能例や再発・転移例に対する治療の可能性．緩和ケア,21(1):30, 2011.

参考文献

1) 柳原清子:家族の「意思決定支援」をめぐる概念整理と合意形成モデル―がん臨床における家族システムに焦点をあてて．家族看護,11(2):147-153, 2013.
2) 吉武久美子:医療倫理と合意形成―治療・ケアの現場での意思決定,東信堂,2007.
3) 石垣靖子,清水哲郎編著:臨床倫理ベーシックレッスン,日本看護協会出版会,2012.
4) 内富庸介,小川朝生:精神腫瘍学,p.28, 医学書院,2011.

2 放射線療法、化学放射線療法を受ける患者のケアの実際
❶ がんサバイバーシップ

　治療のつらさや先行きの見えない不安から、「治療を続けていけるだろうか」と語る患者が、治療回数を重ねる毎に自分なりの対処方法を身につけ、乗り越えていくところに、筆者は、これまでの人生を生き抜いてきた患者の力強さを感じている。本項では、サバイバーシップの概念に基づき、患者の本来もっている力を信じ、自分らしい生き方をエンパワーメントできるような支援について検討したい。

頭頸部がんの好発年齢からみる発達課題

　頭頸部がんの好発年齢は部位によって異なるが、50〜70歳代の男性に多い。子育てが終わり、定年を目前とした場合には「いい形で定年を迎えたい」と願い、定年後の場合は「第二の人生をどう過ごすか」を考え、これまでの人生を振り返る時期でもある。

　エリクソンの発達理論では、ライフサイクルの各段階には、その段階において解決しなければならない固有の発達課題がある。人は各段階において危機的な状況に遭遇するが、その危機を乗り越えていくことも発達の重要な側面であるとしている[1]。概ね60歳代から老年期に入り、発達課題は「統合」対「絶望」である。それまでの人生に関する回想的な評価を含み、さまざまな好機を逸したとして後悔するのではなく、よく生きたとして自分の人生を受け容れるかどうかが、その人が経験する嫌悪や絶望の程度を決定する、と述べている[2]。つまりは、加齢に伴う自覚症状や社会や家庭での役割喪失などから生じる自己縮小感や絶望感を克服し、適応していくことが課題となる。

　化学放射線療法を受ける60〜70歳代の患者を対象とした看護研究では、古い価値観やこだわりを捨て新しいペースをつくり出すこと、すなわち人生の舵にしがみつくだけではなく、自分からうまく手放しコントロール感をもつことによって、人生に誇りをもち続け、自分らしく生きることにつながっていたことが示唆された[3]。がん告知やそれに伴うさまざまな危機的状況に直面し、これまでの価値観を変化させ、受容し、成長していく人もいれば、価値観にとらわれ受容することが難しく、人生にさえ絶望感を抱き続ける人もいるだろう。また、現状を受容できる時期やその方法においても、個人差があると考える。老年期の発達課題を理解し、その適応に向けた支援が求められる。そのためには、まず、看護師は個々のこれまでの人生に関心をよせ、その人が今、何を大切にしたいのかを理解しようとするところから支援が始まるのではないかと考える。

がんサバイバーシップの概念

　全米がんサバイバーシップ連合(National Coalition for Cancer Survivorship ; NCCS)は、サバイバーとは、がんと診断されたときから生涯を全うするまでと定義し、サバイバーの問題に影響を受けるので、家族や友人、ケアにあたる人々も含まれるとしている。また、サバイバーシップの概念には、どれだけ生きられるかという治療効果や生存率ばかりにとらわれるのではなく、がんとともに生ある限り自分らしく生きる、という意味が込められている[4]。

　サバイバーシップのステージは、急性期の生存の時期(acute stage)、延長された生存の時期(extended stage)、長期的に安定した生存の時期(permanent stage)、終末期の生存の時期(final stage)の4つで構成されており[5]、これらは疾患の進行に合わせた経過ではなく、がんの診断後、患者・家族が、治療方針を含めて重要な意思決定とともに、今後どのように生きていくのか思案しながら乗り越えていくプロセスを示している。このようなサバイバーシップのプロセスを理解することは、長期的な視野に立った支援につなげていくために意義あるものと考える。

4つのステージからみた化学放射線療法を受ける頭頸部がんサバイバーへの支援

(1)急性期の生存の時期

　がんの診断から化学放射線療法が終了するまでの時期である。サバイバーや家族は、がん告知という衝撃の中、治療方針に関する意思決定をしなければならない。根治が難しい場合には、サバイバーは腫脹や痛み、嗄声などの自覚症状があったのにもかかわらず放置していたことに、「まさか自分ががんになるとは思わなかった」「もっと早く病院に行けばよかった」「おかしいとは思っていたが、怖くて病院に行けなかった」と語り、家族もまた「早く気づいてやればよかった」「無理にでももっと早く病院に連れてくればよかった」と後悔する場合もある。このようなサバイバーや家族の思いを汲み取り、そのうえで治療に関してどのような情報を必要としているのか、就労や経済的な問題も含めてサバイバーの優先順位を整理しながら、意思決定を支援していく(就労支援や医療保険制度に関しては、国立がん研究センターがん対策情報センターのサイト「がん情報サービス」[http://ganjoho.jp/public/index.html]も参照してほしい)。

　化学放射線療法の急性期の有害反応には、骨髄抑制や嘔気・嘔吐、腎機能障害、疼痛(粘膜炎、皮膚炎)、唾液分泌障害による嚥下障害、味覚障害、開口障害、コミュニケーションの障害などがあげられる。また、セツキシマブ投与時にはざ瘡様皮疹や爪囲炎などの皮膚障害も生じ、QOLに影響を与える。サバイバーは、自分の力でうまく対処できないことから自己効力感が低下し、治療に取り組む意欲も低下していくことが考えられる。また、いつまでこのつらさが続くのか、治療を継続するべきかどうか悩み、家族もほかの治療はないのかととまどい、揺れることもある。サバイバーや家族が有害反応への対処に主体的に取り組むためには、事前に有害反応が生じる時期や見通しについて説明しておくこと、治療期間中に有害反応のコントロールに関してともに話し合い、達成可能な目標を設定していくことが重要である。また、サバイバーや家族がうまく対処できていることやがんばりを認めることで、孤独感を緩和させ、継続的に治療に取り組もうとする意欲へとつながるものと考える。放射線腫瘍科と腫瘍内科との外来間、あるいは病棟・外来間の連携を行い、情報共有を行いながら、継続的にサポートしていくことが重要となる。

(2) 延長された生存の時期

　化学放射線療法が終了した時期からである。治療は一段落して、サバイバーは復職を含めこれまでの日常生活に戻りつつあるが、急性期からの経口摂取が難しい状態が持続しており、体重減少による体力低下や、嗄声の悪化によりコミュニケーションに困難も生じる。サバイバーは治療を終え、健康な人の中に戻っていく中で、他者と比較し体力の低下を実感していくことになる。また、精神面では周囲の支えに感謝し、生きている喜びをもちながらも、再発や転移に対する不安も生じている。

　この時期は、外来通院の間隔が空いていくため、看護師がかかわる機会も少なくなる。そのため、急性期からの移行時期には、看護師はサバイバーや家族に意図的に面接を行い、日常生活の困り事や不安な思いを聞く機会をつくることが重要と考える。つらい治療を乗り越えてきたことが、「これからも何とかやっていける」という自信になっているサバイバーもいる。自己の肯定的変化への気づきを促すために、言語化できるように支援していくことが大切である。

　また、再発・転移に関する不安に関しては、診断後10年以上再発・転移がなくても、サバイバーの約6割が不安をもっているという実態調査がある[6]。他の体験者との交流によって、生活のスキルを習得していくとともに、不安やつらさを分かち合うピアサポートは有効であり、患者会などの情報提供をしておくことも重要である。

(3) 長期的に安定した生存の時期

　再発率が減少し、治癒したとみなされる時期、あるいはがんが再燃して治療を再開する時期である。化学放射線療法による晩期有害反応としては、持続する唾液分泌障害に加え、浮腫や線維化による開口を含む嚥下機能の低下があげられる。唾液分泌障害によるう歯の発生や、嚥下障害による誤嚥性肺炎など二次的な問題を起こさないように、予防方法についてサバイバーとともに話し合っておくことが重要である。また、嚥下障害は日常生活に支障をきたすものであり、受け入れが困難な場合がある。治療中からわかりやすく説明しておくことによって、症状が出現した場合の受け入れの促進につながるものと考える。

　化学放射線療法に効果がみられなかった場合は、可能であれば救済手術を行い、困難な場合には状況に応じて化学療法を考慮することになる。化学療法の目的は、根治ではなく症状コントロール、より長い期間の腫瘍増悪の抑制、QOLの維持、延命となる。そのため、できるだけよい状態で化学療法が継続できるように支援していく。たとえば、セツキシマブ投与時のざ瘡様皮疹や爪囲炎などの皮膚障害は、症状が強くなると日常生活に支障をきたすものであるが、患者は「休薬すると病気が進行してしまうのではないか」という不安を抱き、どこまでがまんすればよいのか悩んでいる場合もある。日常生活への支障と治療効果のバランスやその対処方法についてともに考えていくこと、減量や休薬を取り入れることも可能であることを伝え、QOLが維持できるようにサポートしていく。

　また、再発した場合、化学療法のファーストライン導入時期から、療養の場についてもサバイバーや家族といっしょに考えていくことは、最期のときまでその人らしく生きるために非常に重要である。つらい治療をしたにもかかわらず、再発したことに悔しさや落胆しているサバイバーや家族の思いを傾聴し、現状を受け止め、療養場所の選択も含めて、これからどのように生きたいのかを意思決定できるように支援していく必要がある。がん告知時やこれまでの治療にどのように向き合ってきたのか、サバイバーの思いや姿勢が支援の糸口につながるものと考えている。

たとえば、がん告知時よりすべて聞いておきたいと考え、治療選択をされてきたサバイバーからは、「身の回りのことができなくなるのはいつぐらいなのか、そのときはどんな援助が受けられるのか」「終末期には痛みが出てくるのか、どのような治療をしてもらえるのか」など、終末期の身体症状と対応に関する質問も聞かれる。これらの情報を得ることで自分らしく生きるための準備が行われ、次のステップに進めるものと推察する。緩和ケアチームとの連携を図るとともに、療養の場所についてはサバイバーや家族の意向に沿った選択ができるように、地域連携部門とも調整を行う。また、サバイバーと家族が、現状を受け止められない状況であったり、それぞれの思いにずれが生じたりしている場合は、受け持ち看護師はその調整に困難を抱えていることも少なくない。がん看護専門看護師などのリソースを活用していくことも有効である。

(4) 終末期の生存の時期

終末期の症状としては、疼痛や気道狭窄による呼吸困難が生じたり、頸部に腫瘍が進展した場合には自壊創からの出血などが生じる。頭頸部がんの疼痛は神経障害性疼痛が出現する頻度が高く、頭頸部の限局された部位だけではなく、頭痛やしびれなどが出現するため、オピオイドだけではコントロールが難しく、鎮痛補助薬が併用される[7]。失声などのコミュニケーション障害も加わり、疼痛の程度を表現することも難しくなる。また、サバイバーは身の回りのことが1つひとつできなくなり、人に迷惑をかけて生きることのつらさや孤独感を深め、スピリチュアルペインが強くなることも考えられる。

このような状況の中で、サバイバーが最期まで自分らしく生きられるように支援していくことが求められる。看護師は、サバイバーの語りに耳を傾け、言葉にならない思いをキャッチし、希望を支えていくこと、何かをしようとするのではなく、サバイバーに寄り添うことからケアリングが育まれ、そのことは互いの成長をもたらすものと考える。

事例：急性期の生存の時期にあるサバイバーへのエンパワーメントに向けた支援

(1) 事例紹介

Bさん、70歳代、男性。妻と2人暮らし、子どもはいない。65歳まで建築関係の仕事をしていた。狭心症の既往あり。糖尿病、高血圧で内服治療中。

- 診断名と治療の方向性：喉頭がん（T3N3M0）。導入化学療法としてTPF療法（ドセタキセル水和物＋シスプラチン＋フルオロウラシル）を施行し、腫瘍の縮小を認め、胃瘻造設後、化学放射線療法（カルボプラチン＋放射線照射 70 Gy/35回）開始となった。
- 経過：Bさんは耳下腺の腫脹を炎症と認識して放置しており、腫瘍は7cmほどの大きさになっていた。医師からは、腫瘍が大きく手術は困難であるため、導入化学療法および化学放射線療法を行うが、多くの生活習慣病もあるため、通常よりもリスクの高い治療になることが説明された。Bさんは「妻は1人では何もできないから、妻を残して死ねない。がんばるしかない」と語った。Bさんは、唾液分泌低下による嚥下障害に対して、看護師に積極的に対処方法について相談し、自分なりの工夫を行いながら栄養管理を行っていた。

放射線照射線量が30 Gyを過ぎた頃から、咽頭痛が強くなり、経口摂取から経管栄養となった。Bさんは、半消化態栄養剤や水分を指示通り注入しているにもかかわらず、脱水症状が生じ、補液しなければならないことに対して、「自分ではがんばっているのに、点滴されるなん

てがっかりしてしまう」と語った。また、嗄声の悪化によりコミュニケーションが難しくなり、表情が硬くなっていった。時には、外来の待合で「何で顔を見て私の言っていることを読み取らないのか！」と妻に激しくあたることもあった。
- Bさんの状況：Bさんは、「妻のためにがんばりたい」と積極的に治療に取り組んできた。しかし、咽頭痛の増強や経口摂取が困難になり、体重減少に伴う体力の低下、嗄声により思いがうまく伝わらないこと、主体的に水分管理をしているにもかかわらず点滴が必要となることから、無力感が生じていた。Bさんは、これらの要因からコントロール感を失いつつあった。妻を大切に思うBさんにとって、感情を妻にぶつけるしかないことは、とてもつらい状況であると考えられた。Bさんの本来もっている力を信じ、再びコントロール感を回復できるように介入していく必要があると考えた。

(2)看護介入のポイント

①症状コントロールを図る。痛みについてBさん自身から医師に伝えられるように、診察前にオキシコンチン®（オキシコドン塩酸塩水和物徐放剤）の内服状況や痛みの程度について、Bさんとともに整理した。Bさんは、内服が難しくなっていること、痛みが強いことを医師に相談し、オキシコンチン®10 mg/日からフェントス®テープ（フェンタニルクエン酸塩貼付剤）1 mg/日へ投与方法を変更し、増量となった。後日、Bさんは「痛みも楽になったので、好きなテレビ番組を見たり、気持ちに余裕が出てきた」と、効果が実感できていることを語った。

②外来受診時には声をかけ、Bさんの語りに耳を澄ませ、コミュニケーションを行う。また、Bさんのがんばりを認める。たとえば、補液目的で点滴をするときには、Bさんが水分管理をしているからこそ、脱水症状は軽くて済んでいることを伝えるようにした。Bさんは状況を理解でき、「そうか、自分のやっていることはむだではなかったのか」と話された。

③妻の思いを傾聴し、サポートを行う。「夫は、いつも怒ってばかり。どうしたらいいのでしょうか」と涙ぐんでいた。Bさんの抗がん薬投与中の時間に妻に面接を行い、つらい思いを傾聴した。また、Bさんの治療中は、妻の気分転換の時間として使うことも提案した。

- 治療終了後のBさんの思い：治療終了後、Bさんと妻に面接を行った。Bさんからは、「心臓発作のときも何とかやってきた、こんなことにも負けない、何とかやっていける、治療の後半からそんなふうに思えるようになった」「困ったときに気軽に相談できる看護師が病棟にも外来にもいたことは、支えになった」と語った。また、「今はまだ痛みがあって食べることはできないし、身体もしんどい。再発するかもしれないと考えれば、不安は尽きない。でも、そのときはそのとき。自分なら乗り越えられると考えられるようになった。妻にも感謝している」という思いが聞かれた。

エンパワーメントとは、個人が自己の生活をコントロールし、決定する能力を開発するプロセスである[8]。Bさんは主体的に取り組み、さまざまな困難を乗り越えていく中で、「これからも自分なら乗り越えられる」という感覚を得ている。このことは、自身を肯定的に評価し、コントロール感覚を得るプロセスであり、エンパワーメントに至ったものと考える。

引用文献

1) Evans, I.R.（岡堂哲雄，中園正身訳）：エリクソンは語る—アイデンティティの心理学，p.155-161，新曜社，1981.
2) Erikson, E.H., Erikson, J.M.（村瀬孝雄，近藤邦夫訳）：ライフサイクル，その完結，増補版，p.162-165，みすず書房，2001.
3) 今泉郷子：進行食道がんのために化学放射線療法を受けた初老男性患者のがんを生き抜くプロセス—食道がんを超えて生きる知恵を生み出す．日本がん看護学会誌，27（3）：5-13，2013.
4) National Coalition for Cancer Survivorship：NCCS Mission. http://www.canceradvocacy.org/about-us/our-mission/
5) 峰岸秀子ほか：がんサバイバーシップ．近藤まゆみ，峰岸秀子編著：がんサバイバーシップ—がんとともに生きる人びとへの看護ケア，p.2-12，医歯薬出版，2006.
6) がんの社会学に関する合同研究班：がん体験者の悩みや負担等に関する実態調査報告書—がんと向き合った7,885人の声．http://cancerqa.scchr.jp/sassi1.html
7) 加藤陽子：ターミナル期にある頭頸部がん患者に看護の特徴．浅井昌大，鈴木茂伸編：頭頸部がん・眼科領域のがん，p.202-205，メヂカルフレンド社，2007.
8) 野嶋佐由美：エンパワーメントに関する研究の動向と課題．看護研究，29（6）：453-464，1996.

参考文献

1) Leigh, S.：コーピング—サバイバーシップの問題と経済的な懸念．Itano, J.K., Taoka, K.N.原著編集（小島操子，佐藤禮子監訳）：がん看護コアカリキュラム，p.65-71，医学書院，2007.
2) 田村恵子：放射線療法を受ける患者の心のケア．久米恵江ほか編：がん放射線療法ケアガイド，新訂版，p.242-250，中山書店，2013.
3) 藤井正人監修：頭頸部がん化学療法ハンドブック，中外医学社，2014.
4) 片岡 純：エンパワーメント支援の看護論．片岡 純編著：外来がん看護，エンパワメント支援の理論と実際，p.128-163，すぴか書房，2013.
5) 田原信他：頭頸部がん．佐藤隆美ほか編：がん治療エッセンシャルガイド What's New in Oncology，改訂2版，p.233-269，南山堂，2012.

3 事例でわかるケアの実際
a 中咽頭がんでセツキシマブ併用放射線療法を受けた患者への看護

中咽頭がんの治療の現状

　中咽頭は、前壁、側壁、後壁、上壁の亜部位に大別される。軟口蓋や扁桃、舌根部などが含まれ、呼吸、発音や嚥下機能に重要な役割を果たしている。そのため、中咽頭がんでは呼吸困難や構音障害、嚥下時痛や嚥下障害などの症状が出現する。主な原因は飲酒や喫煙とされており、近年はヒトパピローマウイルス（HPV）感染の関連も指摘されている。

　治療は、初期であれば放射線療法であるが、局所進行例になると放射線単独療法での局所制御が不良となるため、外科的切除が標準治療である。しかし、①技術的に外科的切除が困難である場合、②外科的切除では予後不良であることが予測される場合、③外科的切除で著しい機能障害をきたす可能性が高い場合は、非外科的治療法が選択される。2012年12月からは分子標的薬であるセツキシマブが頭頸部がんに対して保険診療で使用できるようになった。

セツキシマブ併用放射線療法における看護

　頭頸部がんにおける放射線療法では、放射線皮膚炎が必発する。さらに、セツキシマブの併用により、ざ瘡様皮疹と放射線皮膚炎が重複して出現する可能性がある。そのため、セツキシマブ併用放射線療法（bioradiotherapy；BRT）では、両方に対するマネジメントが重要となる。セツキシマブによるざ瘡様皮疹が強く出現している場合は生存期間が長いという報告もあり[1]、皮膚症状を適切にマネジメントして治療完遂をめざす。

　外来での通院治療がメインとなる施設では、患者に対するセルフケア指導が重要である。看護師は患者のセルフケア能力を査定し、それが最大限に発揮できるよう指導を行う。また、放射線療法との併用により粘膜炎や皮膚炎などの有害反応が出現し、セルフケアが全身に及ぶため、こまめな観察と、継続的にセルフケアが行えているかどうかを確認していく必要がある。セルフケア不足が懸念される場合は、家族に対する指導や関連部署（病棟・外来看護師、薬剤師、歯科衛生士など）とのチーム医療が効果的である。

　治療開始後のスキンケアは、①皮膚の清潔を保つ、②皮膚を保湿する、③皮膚を刺激しない、ことが重要である。また、症状に応じた外用薬を使用する。セツキシマブによる皮膚症状の特徴と治療・ケアについて表3-a-1に示す。

表3-a-1 セツキシマブによる皮膚症状の出現時期・好発部位、治療・ケア

皮膚症状	所見	出現時期・好発部位	治療・ケア
ざ瘡様皮疹		治療開始後1〜2週間	・ミノサイクリン塩酸塩内服 ・副腎皮質ステロイド外用薬塗布
皮膚乾燥・亀裂		3〜5週間以降	・ヘパリン類似物質塗布 ・白色ワセリン ・亀裂が強い場合：サリチル酸メチル
爪囲炎		4〜8週間以降	・爪が食い込まないよう日常生活指導(履物選択や爪の切り方) ・テーピング ・副腎皮質ステロイド外用薬塗布

中咽頭がんでセツキシマブ併用放射線療法を受けた患者への看護

> 事例1

- **患者紹介**：70歳代、男性。頸部の腫脹を自覚し耳鼻科を受診したところ、生検で扁平上皮癌(SCC)が確認され、中咽頭がん(T4bN2bM0)と診断された。
- **治療方針**：切除不能で、心疾患の既往があるため、セツキシマブ(7週間)＋放射線照射70 Gy/35回治療となった。合併症が多く、胃瘻は造設せずに、BRT開始となった。

(1) 治療開始前の指導

❶ オリエンテーション

　皮膚の手入れ方法として、皮膚の洗浄方法、保湿ケア、刺激をしないことなどを説明する。放射線照射部位の皮膚に関しては、テープや湿布などを貼らないように説明し、皮膚の発赤、かゆみ、乾燥が出現した際は、医療者へ伝えるよう指導を行う。

　セツキシマブの皮膚症状に対する外用薬が複数処方され、混乱する患者も多い。そのため、外

用薬の使用部位や種類について患者に説明を行う。また、放射線療法開始前までに、口腔ケアの方法についても指導を行う。

❷栄養管理

栄養状態の指標として、体重の変化が重要である。患者に自宅でも体重を測定するように指導し、体重減少がみられる場合は食事形態の工夫や栄養剤の併用を勧める。

中咽頭がんの放射線療法では、口内・嚥下時痛により食事摂取不良となることが多い。栄養療法が必要な場合には、可能な限り経腸栄養法を選択することが推奨されるため、当院では治療前に胃瘻を造設している。胃瘻を造設した場合は、経口摂取量や体重の減少に応じて栄養剤を併用していく。患者の状況によって胃瘻が造設できない場合は、中心静脈栄養を行っている。いずれの場合も、患者に必要な熱量や栄養素が投与されているか、適時評価が必要である。

(2) 看護問題と看護介入

治療の経過とともに出現した口腔粘膜炎と皮膚炎の経過を**図3-a-1**と**図3-a-2**に、看護問題を**表3-a-2**に示す。

本症例では20 Gyの比較的早期より口腔粘膜炎が出現し、ケアに難渋した。口腔粘膜炎は重症化すると患者の苦痛が増加するとともに、治療中断を招きかねない。そのため、本事例では口腔粘膜炎のマネジメントについて主に解説する。

口腔粘膜炎のマネジメントには、①疼痛管理、②口腔ケア、③栄養管理、④セルフケア支援、⑤こまめな観察、が重要である。これらを関連部署が連携して実施していく必要がある。国立がん研究センター東病院では外来通院治療となるため、外来看護師や薬剤師、管理栄養士、歯科と連携して介入を行っている。以下に、看護診断に対する看護介入を示す。

看護診断#1：急性疼痛：粘膜の破綻に関連した疼痛

[アセスメントと看護目標]

疼痛はそれ自体が苦痛となるばかりでなく、睡眠や食事摂取などにも影響を及ぼし、QOLを著しく低下させる。治療意欲の減退にもつながるため、積極的な介入が必要である。

[看護の実際]

疼痛コントロールの状態や、薬剤を正しく使用できているか確認を行い、オピオイドの有害反応の有無について観察を行った。口腔内の痛みに対しては、含嗽薬に局所麻酔薬を混入したものを食前に使用するよう指導した。オピオイドの使用開始時には薬剤師による服薬指導を行い、アドヒアランスを良好に保てるよう介入した。

看護診断#2：組織統合性障害：放射線療法による口腔粘膜の破綻

[アセスメントと看護目標]

口腔内への放射線照射が避けられないため、口腔粘膜炎が出現する可能性が高い。口腔粘膜炎の悪化から二次感染を引き起こすと治療中断を招きかねないため、口腔粘膜炎を最小限にし、治療完遂をめざす。

[看護の実際]

①口腔ケア

本症例は口腔粘膜炎が早期から出現していたため、歯科の診察が週1回から週2回となり、口腔ケアの実施状況や症状に応じた口腔ケアの方法が指導されていた。また、セルフケアがきちんと実施できているか、歯科医、外来看護師が確認を行った。

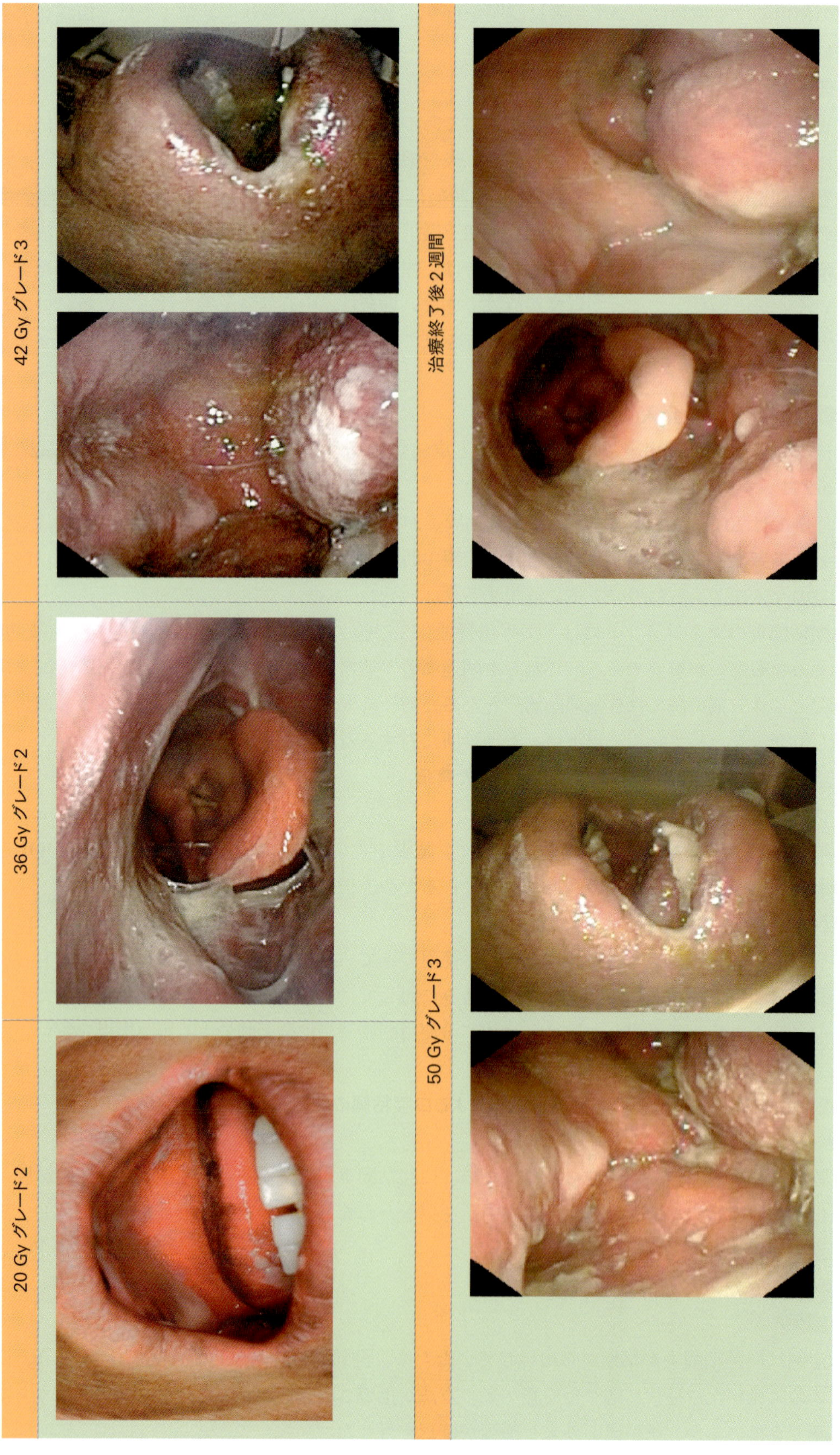

図3-a-1 事例1の口腔粘膜炎の経過（CTCAE v3.0）

図3-a-2 事例1の放射線皮膚炎の経過(CTCAE v4.0)

32Gy グレード1

44Gy グレード2

50Gy グレード2

58Gy グレード3

68Gy グレード3

治療終了後5日

3 事例でわかるケアの実際　ⓐ中咽頭がんでセツキシマブ併用放射線療法を受けた患者への看護

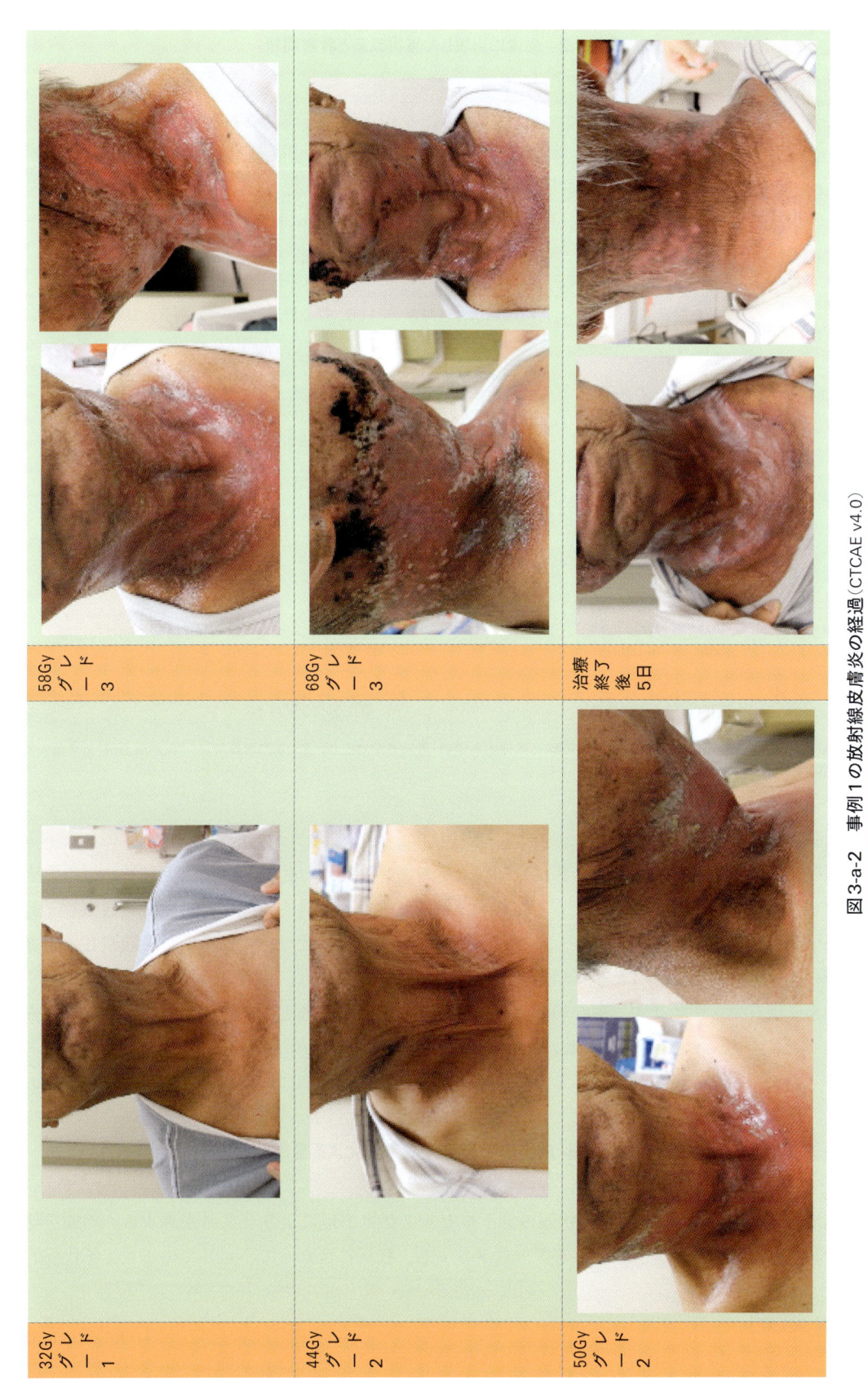

表3-a-2 患者に出現した有害反応と看護問題

照射線量	有害反応	看護問題[*1]	職種間連携
20 Gy	口腔粘膜炎グレード2		・歯科診察、以降週2回歯科診察
26 Gy	口腔内痛出現 モルヒネ速放性製剤開始	#1 急性疼痛	・通治[*2]看護師：食事摂取、疼痛、口腔ケアの状況を観察 ・放治[*3]看護師：皮膚炎チェック ・薬剤師：服薬指導、有害反応モニタリング
30 Gy	口腔粘膜炎グレード2 モルヒネ徐放性製剤開始		・放治看護師：皮膚炎チェック ・薬剤師：服薬指導、有害反応モニタリング
42 Gy 以降入院管理	口腔粘膜炎グレード3 皮膚炎グレード2 →緊急入院	#2 組織統合性障害 #3 感染リスク状態	・病棟：中心静脈カテーテル挿入、TPNによる栄養管理開始 ・放治看護師：皮膚炎チェック、皮膚炎処置開始
54 Gy	口腔粘膜炎グレード3 皮膚炎グレード2 発熱あり、抗生物質開始、中心静脈カテーテル抜去	#2 組織統合性障害 #3 感染リスク状態	・放治看護師：皮膚炎処置（平日毎日） ・病棟：セルフケア代償、栄養管理 ・NSTチーム介入
62 Gy	口腔粘膜炎グレード3 皮膚炎グレード3		
70 Gy 照射終了	口腔粘膜炎グレード3 皮膚炎グレード3 休止なく治療終了		
治療終了後 7日	口腔粘膜炎グレード3 皮膚炎グレード3		・病棟：セルフケア評価、在宅調整に向けた指導 ・医療ソーシャルワーカー：在宅調整
治療終了後 14日	口腔粘膜炎グレード2 皮膚炎グレード1		・摂食・嚥下障害看護認定看護師：嚥下評価、食事形態のアドバイス

[*1] NANDA-I（2012–2014）看護診断をもとに立案、[*2] 通治看護師：外来通院治療センター部門看護師、[*3] 放治看護師：外来放射線治療部門看護師

②栄養管理

　栄養状態の低下は口腔粘膜炎の悪化や回復遅延、易感染を引き起こし、治療完遂を妨げる要因となるため、栄養管理が重要となる。看護師は口腔粘膜炎の所見や疼痛などの症状を観察し、経口摂取が可能な状態か確認を行った。また、血液検査や体重の変動、経口摂取量を観察し、栄養状態のアセスメントを行った。経口摂取が不十分である場合には、栄養剤の摂取を促した。

　本事例は胃瘻を造設せず、中心静脈カテーテルからの栄養管理となったが、感染が疑われ抜去となった。そのため、NSTチームの介入を依頼し、経口摂取や末梢静脈栄養から栄養サポートを行った。口腔粘膜炎が改善してきた頃には退院を見据え、経口摂取が安全に行えるかどうかの嚥下評価を行った。

看護診断#3：感染リスク状態：粘膜・皮膚の破綻、栄養不良による易感染状態

［アセスメントと看護目標］

　皮膚・粘膜の破綻に加え、栄養状態の低下やセルフケア不足によりリスクが高まる。感染を防ぐためには患者のセルフケア状態をアセスメントし、状況に合わせて不足しているケアを代償的に行う必要がある。

［看護の実際］

　緊急入院以降は全身状態の悪化があり、看護師はセルフケアを行える状態にないと判断し、清潔ケアや栄養管理を代償して行った。治療終了後、全身状態の改善や患者の意欲をみながら、退

院を見据えてケアの主体を患者・家族へ移行していった。

皮膚炎は通常の化学放射線療法と同様に、当院の皮膚炎管理プログラム（**表3-a-3**）に基づきケアを実施した。

表3-a-3　皮膚炎管理プログラム

グレード	放射線皮膚炎に対するケア
グレード0	経過観察
グレード1	経過観察またはジメチルイソプロピルアズレン塗布
グレード2	ジメチルイソプロピルアズレン＋非固着性創傷被覆材で保護
グレード3	グレード2と同様の処置

（国立がん研究センター東病院）

事例2

- **患者紹介**：40歳代、男性。頸部のリンパ節腫脹を指摘され、精密検査の結果、右扁桃に腫瘍がみつかった。生検でSCCが確認され、右扁桃の中咽頭がん（T1N2aM0）と診断される。独居であるが、近所にサポートしてくれる家族がいる。自営業をしており、早期の退院を希望している。
- **治療方針**：切除は可能であるが、HPV感染があり、p16強陽性であったため通常の化学放射線療法とBRTを提示したところ、BRTを選択された。胃瘻造設後、初回のセツキシマブを投与し、以降は外来での通院治療となった。

（1）治療中の経過

本事例は、治療終了時に放射線皮膚炎はグレード1であったが、治療終了後にグレード3へ悪化した。患者は皮膚が剥離してきたため、自身でガーゼを頸部に貼りつけていた。来院時には軟膏が乾燥し、ガーゼが頸部に貼りついた状態となっており、剥離刺激で悪化した可能性があった。放射線皮膚炎の経過と処置・ケアについて、**表3-a-4**に示す。

（2）看護介入

看護診断 # 1：組織統合性障害

［アセスメントと看護目標］

セツキシマブ併用により、ざ瘡様皮疹と放射線皮膚炎の両方が出現する可能性がある。また、全頸部照射となるため、広い範囲の放射線皮膚炎の出現が予測される。外来での通院となるため、こまめな観察と、所見に応じた皮膚ケア、セルフケア支援が重要である。皮膚炎からの感染を起こさないよう、介入が必要である。

［看護の実際］

放射線皮膚炎のケアの基本は、通常の化学放射線療法と同様に、①保清、②保湿、③刺激をしないこと、である。治療開始前にスキンケアについてパンフレットを用いてオリエンテーションを行い、週1回程度の皮膚観察を実施した。BRTではセツキシマブによる皮膚症状も併せて出現するため、皮膚症状に応じた外用薬を使用した。ざ瘡様皮疹には副腎皮質ステロイド外用薬を、皮膚乾燥部位にはヘパリン類似物質またはジメチルイソプロピルアズレンを使用し、保湿を行った。放射線皮膚炎のケアは、当院の皮膚炎管理プログラム（**表3-a-3**）に基づき実施した。

照射終了時に、放射線皮膚炎が悪化したときには受診するよう指導を行った。照射終了後16日目に皮膚の剥離がみられ、予約外受診されて、自宅でケアに困っていたと話した。放射線皮膚炎はグレード3に悪化していため、非固着性の創傷被覆材を使用し、患者に処置の方法について指導を行った。独居であったため、患者がセルフケアを行えるような方法を検討した。数日後に受診するよう勧めたが、通院は難しいとの理由で希望されず、電話でのフォローアップを行った。

表3-a-4　事例2の放射線皮膚炎の経過（CTCAE v4.0）

線量	グレード	放射線皮膚炎の経過	処置・ケア
治療開始前	グレード0		経過観察
27 Gy	グレード0〜1 頸部にざ瘡様皮疹出現		ヘパリン類似物質塗布
48 Gy	グレード1		ジメチルイソプロピルアズレン軟膏塗布
70 Gy 治療終了 放射線療法休止なし	グレード1		皮膚炎悪化時に受診するよう指導

　BRTでは、放射線皮膚炎のピークが、治療終了後、数日して出現する可能性がある。そのため、「どのような状態になったら」「どのようにケアを行う」のか、治療終了時に患者・家族へ詳しく説明しておく必要がある。また、セルフケアが難しい患者の場合は、訪問看護などの地域連携や外来でこまめに皮膚の観察をするなどの対応が必要である。

線量	グレード	放射線皮膚炎の経過	処置・ケア
照射終了後16日	グレード3		ジメチルイソプロピルアズレン軟膏＋非固着性創傷被覆材＋包帯で保護を開始
照射終了後1カ月	グレード2		湿潤した皮膚炎がなくなれば処置を終了するよう指導

> **セツキシマブ併用放射線療法における看護ケアのポイント**
> ①BRTによる有害反応のマネジメントにおいては、患者・家族へのセルフケア指導、関連部署と連携したチーム医療が必要不可欠である。
> ②セツキシマブによる皮膚症状と放射線皮膚炎が出現するため、皮膚障害の重症化を防ぎ、治療継続をサポートすることが重要である。

参考文献

1) Bonner, J.A. et al. : Radiotherapy plus cetuximab for locoregionally advanced head and neck cancer : 5-year survival data from a phase 3 randomised trial, and relation between cetuximab-induced rash and survival. Lancet Oncol, 11 (1) : 21-28, 2010.
2) 特集 セツキシマブのすべて，頭頸部癌FRONTIER, 1 (1), 2013.
3) 特集 頭頸部癌に対する最新治療，頭頸部癌FRONTIER, 2 (1), 2014.
4) 丹生健一，佐々木良平編：カラーアトラス 目で見て学ぶ 放射線療法の有害反応—多職種チームで実践する治療と患者支援，日本看護協会出版会，2011.
5) T．ヘザー・ハードマン編：NANDA-Ⅰ 看護診断：定義と分類2012-2014，医学書院，2012.
6) 黒田裕子：やさしく学ぶ看護理論—ケースを通して，日総研出版，2008.
7) 松浦一登：頭頸部癌の化学放射線療法における支持療法—治療中のQOL向上をめざして．癌と化学療法，40 (7)：852-856，2013.
8) 全田貞幹：化学放射線治療中の患者に対する疼痛管理法．癌の臨床，57 (2)：63-69，2011.
9) Zenda, S. et al. : A Dermatitis Control Program (DeCoP) for head and neck cancer patients receiving radiotherapy : a prospective phase Ⅱ study. Int J Clin Oncol, 18 (2) : 350-355, 2013.

3 事例でわかるケアの実際
b 下咽頭がんで喉頭摘出後に放射線療法を受けた患者への看護

　放射線療法に伴う主な有害反応の1つに皮膚炎がある。皮膚は放射線に対する感受性が高く、放射線療法によって障害が出現しやすいと言われている。

　放射線療法を受けた患者のスキンケアの目標は、皮膚の損傷予防、保湿、損傷を受けた皮膚組織の治癒促進、疼痛や不快感の軽減などである。看護師は症状を最小限に抑えるために、患者の個別性に合わせた予防的ケアや、症状に合わせた対処方法を継続していけるようにサポートする役割が求められている。

　また、皮膚炎以外にも、放射線療法の有害反応として、口腔粘膜炎の出現による口渇感や味覚障害から、食事摂取量の低下をきたすことが多い。食事の形態や栄養補助食品の利用を検討し、良好な栄養状態を維持していく必要がある。そのため、管理栄養士、薬剤師、言語聴覚士などとカンファレンスをもち、多職種で患者に合ったケア介入の方法を考えることが大切である。

　以下では、手術療法後に放射線療法を行った患者で、皮膚障害や粘膜症状が強く出現したために、気管孔管理や食事形態の調整が必要となった症例を紹介する。

下咽頭がんで喉頭摘出後に放射線療法を受けた患者への看護

●患者紹介：Yさん、70歳代、男性。糖尿病のため、201X年から内服治療（シタグリプチンリン酸塩水和物[ジャヌビア®]、ロスバスタチンカルシウム[クレストール®]）を行っている。喫煙歴は40本/日が57年間継続し（喫煙指数2,280）、飲酒習慣は2合/日（若い頃はそれ以上飲んでいた）である。ADLは問題なく、すべて自立している。入院時身長154.7 cm、体重72.5 kg、BMI 30.6。キーパーソンは妻。

（1）放射線療法開始前までの経緯

　201X年6月、扁桃周囲膿瘍でS病院に入院した際、下咽頭腫瘍を疑われ、当院耳鼻咽喉科を紹介受診された。下咽頭生検の結果、下咽頭がんと診断され、同年7月に気管切開、両頸部郭清術、下咽頭・喉頭全摘術、遊離空腸による再建、永久気管孔作成が行われた。

　術後15日目から、流動食の経口摂取を開始した。術後20日目頃から眩暈（良性発作性頭位めまい症）が出現した。起き上がり困難や食事摂取困難となり、抗血管拡張薬を開始し、症状は改善した。経口摂取時に液体などの鼻への逆流があったが、嚥下機能には問題ないと判断され、術後32日目に軟飯・普通菜に変更し、その後ほぼ全量摂取できるまでになった。

　術後23日目の腫瘍カンファレンスで追加治療が必要と判断され、術後37日目から放射線単独療法（66 Gy/33回）を行うこととなった。

　主治医からYさんと妻へ、手術後の病理検査の結果、リンパ節転移が5カ所みつかったことが

説明され、複数のリンパ節転移があった場合には、術後放射線療法により頸部の再発を減らすことができること、放射線療法の合併症としては、咽頭痛、皮膚炎、誤嚥などがあるが、すでに咽喉頭摘出術を行っているので誤嚥のリスクは少ないと思われる、とのインフォームド・コンセントが行われた。

その後、看護師からYさんと妻へ、放射線療法の流れや留意点、有害反応およびそれに対するケアの内容などを説明した。本人はうなずくのみで、特に質問や不安の訴えはなかった。

(2) 放射線療法の経過と有害反応(看護診断に沿った経過)

当院では、放射線療法を開始した患者に対して看護診断を立案し、治療が安全・確実に継続できるように看護実践を行っている。本事例では以下の診断を立案し、看護を展開していった(表3-b-1；看護診断の詳細はp.209を参照)。

看護診断#1：皮膚統合性障害

放射線療法を開始後、照射線量16 Gy頃から皮膚障害が出現し、気管孔周囲と気管粘膜の炎症を認めた。

気管孔周囲の皮膚びらん部に対しては、アズレン(アズノール®)軟膏の塗布介助を行った。Yさんはもともとの体型的な問題と頸部郭清による頸部浮腫があり、それに伴って容易に気管孔が閉塞しがちであったため、術後からTチューブが挿入されていた。しかし、咳嗽などで抜けやすかったためTチューブをテープで固定していた。放射線療法が進むにつれて頸部のびらんが出現し、テープの貼り直しなどの刺激で皮膚びらんが悪化するおそれがあった。照射部位は頸部リンパ節であり、皮膚びらんが生じた気管孔周囲は照射部位ではなかったため、皮膚剥離が生じた部位の保護にハイドロコロイドドレッシング材(デュオアクティブ®ET)を貼付し、固定に使用していたテープは低刺激性絆創膏に変更した。

照射線量24 Gy頃から気道粘膜炎も出現し、気管孔からの出血(図3-b-1a)があり、粘稠性の痰であることから、痰の喀出困難がみられた。そこで、加湿をメッシュ式超音波吸入(噴霧能力0.25 mL/分以上)から超音波吸入(噴霧能力2.5 mL/分以上)に変更し、しっかりと加湿を行うことで痰の喀出を促すとともに、ゲンタマイシン硫酸塩(ゲンタシン®)軟膏の塗布を行った。

36 Gy頃から咽頭痛が出現し、食事量が低下してきたため、主治医、薬剤師と相談のうえ、アセトアミノフェン(コカール®シロップ)1,200 mg/日を開始し、疼痛コントロールを行った。46 Gy頃、気管内壁のびらんの治癒遅延があり、軟膏をベタメタゾン酪酸エステルプロピオン酸エステル(アンテベート®)に変更した。60 Gy頃から気管孔周囲の皮膚のびらんは改善傾向となり(図3-b-1b)、照射後は退院に向けてアズレン軟膏塗布を自身でできるように指導を行った。

また、気管粘膜の炎症も改善し、血性痰が減少した。照射が終了しても痰が粘稠であるため自己喀出が不十分であったので、家族に吸入・吸引指導を行い、照射終了後17日目に退院となった。

看護診断#2：栄養摂取消費バランス異常：必要量以下

術後から看護師、管理栄養士、歯科衛生士、言語聴覚士で毎週嚥下カンファレンスを行い、患者の状態に合わせて食事形態を変更するなど、良好な栄養状態の維持に向けて看護介入を行っていった。

術後32日目には軟飯/普通菜が摂取できており、照射線量16 Gy頃までは摂取良好であったが、16 Gy以降から軽度の嚥下困難感が出現した。経腸栄養剤(エンシュアH)(375 kcal/250 mL)は摂

表3-b-1　看護診断に沿った経過

術後日数 照射線量	気管孔の状態	痰の性状	皮膚・気管粘膜の状態/処置	食事形態	食事摂取状況	血液データ/体重
放射線療法開始前	気管孔周囲炎症なし Tチューブ挿入中	白色の粘稠痰	メッシュ式超音波吸入の実施	軟飯/普通菜（1,800 kcal）	摂取良好	TP: 6.7 Alb: 4.1 Hb: 11.3 66.1 kg
46日目 16 Gy	気管孔周囲炎症なし Tチューブ挿入中	白色の粘稠痰	右頸部皮膚剥離	軟飯/普通菜＋エンシュア 750 mL（750 kcal）/日	軽度の嚥下困難感あり。食事摂取量2～10割と、むらあり	TP: 6.5 Alb: 3.9 Hb: 11.1 65.6 kg
55日目 24 Gy	気管孔周囲の皮膚びらんあり（グレード3） 気管粘膜の炎症あり（グレード3） Tチューブ挿入中	淡血性の粘稠痰	噴出量の多い超音波吸入に変更 頸部皮膚びらん部周囲にアズノール®軟膏塗布、気管孔にゲンタシン®塗布	軟飯/普通菜＋エンシュアH 750 mL（1,125 kcal）/日		
65日目 36 Gy	気管孔周囲の皮膚びらんあり（グレード3） 気管粘膜の炎症あり（グレード3） Tチューブ挿入中	淡々血性の粘稠痰	口腔内乾燥、口腔内痛、嚥下時痛が出現 頸部皮膚びらん部の痂皮除去部にデュオアクティブ®ETを貼付したうえにTチューブ挿入 コカール®DS 1,200 mg/分3（毎食前）	軟飯/普通菜＋エンシュアH 750 mL/日	摂取物の鼻への逆流あり、食事摂取量3割程度と低下あり エンシュアも全量摂取できず。特別メニューは摂取できる	TP: 6.3 Alb: 3.6 Hb: 10.8 65.0 kg
72日目 46 Gy	気管孔周囲の皮膚びらんあり（グレード2） 気管粘膜の炎症あり（グレード2） Tチューブ挿入中	淡々血性の粘稠痰	頸部皮膚びらん部周囲にアズノール®軟膏、気管孔周囲・気管内壁にアンテベート®軟膏塗布 咽頭から食道粘膜にかけてカンジダ白斑散在を認め、イトリゾール®開始	5分粥/半流動食（1,000 kcal）＋高エネルギーゼリー（150 kcal）×3回/日	食欲低下あり、エンシュアHを受けつけなくなってきたため、高エネルギーゼリーに変更	TP: 6.5 Alb: 3.8 Hb: 11.5 64.0 kg
85日目 62 Gy	気管孔周囲の皮膚びらん改善（グレード1） 気管粘膜の炎症軽度（グレード1）	淡々血性の粘稠痰		5分粥/半流動食＋高エネルギーゼリー×3回/日	6割程度摂取できている。差し入れの寿司や和菓子などは好んで摂取できる	TP: 6.6 Alb: 3.9 Hb: 11.4 63.6 kg
87日目 66 Gy			照射終了	米飯/普通菜（1,800 kcal）に変更	味覚障害があり、持ち込みの甘いものなどを摂取。味のしっかりとしたものは食べやすい	TP: 7.1 Alb: 4.3 Hb: 12.4 62.8 kg
95日目 照射終了後7日目		白色の粘稠痰	眩暈減少 アズノール®軟膏自己塗布指導		病院食をほぼ全量摂取	63.4 kg
105日目 照射終了後17日目			退院			63.4 kg

取できていたが、徐々に摂取量の低下を認め、嚥下時痛もあったため、46 Gy時に5分粥/半流動食（1,000 kcal）＋高エネルギーゼリー（150 kcal）に変更した。また、咽頭から食道粘膜にかけてカンジダ白斑散在を認め、これが食欲低下の原因になっている可能性があったため、イトリコナ

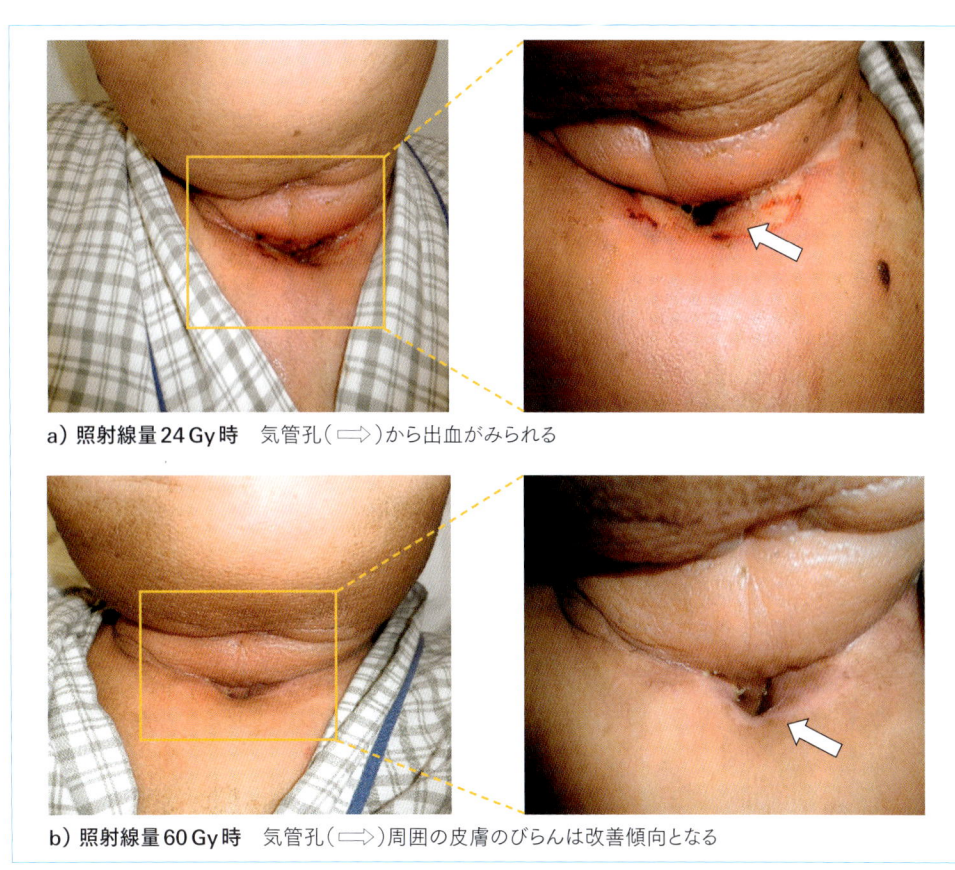

a) 照射線量 24 Gy 時　気管孔（⇨）から出血がみられる

b) 照射線量 60 Gy 時　気管孔（⇨）周囲の皮膚のびらんは改善傾向となる

図3-b-1　放射線照射後の頸部と気管孔周囲

ゾール（イトリゾール®）も開始された。

　62 Gy頃からは嚥下には問題を認めなくなったが、食事量の低下があったため、カンファレンスで検討した結果、本人に食事に対する意向を確認することになった。Yさんに、食べられそうなものはないかとたずねると、味覚障害が出現しているが、甘いものや病院の特別食（基本メニューに加算額を設けた、見た目のよい、味つけのしっかりされた特別なメニュー。たとえば押し寿司など）は食べられると返答があり、食事量低下は嗜好の問題もあると判断した。そこで、米飯/普通菜（1,800kcal）に変更するとともに、家族へも嗜好物の和菓子や巻き寿司などをもってきていただけるよう声をかけた。その結果、減少してきていた体重も増加傾向となり、栄養状態も改善され、放射線療法終了後17日目で退院を迎えた。

3 事例でわかるケアの実際
C 舌がん術後化学放射線療法を受けた患者の嚥下障害に対する看護

　舌の切除や再建が行われた場合、手術後の舌は、形態も口腔内の位置も健常者とは異なっている。複雑な舌の動きがどの程度障害されるかは、切除範囲、切除部位、再建方法によって異なる。また、放射線療法終了後は、照射部位の血流障害による筋組織の線維化や照射後の浮腫によって、運動性や知覚が低下し、嚥下反射惹起遅延傾向になったり、嚥下時の喉頭挙上運動や咽頭収縮が低下すると言われている。

　術後の放射線療法は、ある程度嚥下機能が回復したところで治療が開始となるため、有害反応により嚥下機能が一時的に低下することが考えられる。よって、治療期間中から嚥下機能の変化に合わせた訓練をできるだけ継続することや、栄養摂取の方法を考慮することが必要である。

　本稿では、術後化学放射線療法を行った舌がん患者の嚥下障害に対して、摂食・嚥下障害看護認定看護師が行ったアプローチについて紹介する。

舌がん術後化学放射線療法により嚥下障害が出現した患者への看護

- 患者紹介：50歳代、男性。既往歴は特になし。
- 現病歴：数年前より右舌縁に接触痛を感じるが、そのまま放置していた。200X年、右舌縁部の痛みが増強したため受診し、舌がん（右側可動部）と診断され、手術目的にて入院となった。
- 治療の経過：右舌がんに対して、気管切開、右頸部郭清（レベルⅠ～Ⅲ）、右舌可動部半側切除、前腕皮弁による再建を施行した。術後ハイリスクのため、術後補助化学放射線療法の対象となり、胃瘻造設後、weekly CDDP（シスプラチン 40 mg/m^2 weekly）＋放射線照射（66 Gy/33回）を開始した。放射線療法終了1カ月後に退院となった。

（1）看護診断と目標設定

　看護診断として、①皮膚の統合性障害、②薬物有害反応（化学療法）、③体外照射、④嚥下障害、を立案した。以下では、④嚥下障害について述べる。

　術後、病理検査の結果により、化学放射線療法が追加となった事例である。一度回復した嚥下機能が化学放射線療法によって再び悪化したが、本人と家族の希望が追加治療の前と同程度まで食べられるようになることであったため、目標を「3食経口摂取による栄養摂取で自宅退院」と設定した。

（2）放射線療法期間中のアプローチ

　化学放射線療法により嘔気が出現し、経口摂取量が少なくなったため、胃瘻からの経管栄養を開始した。放射線照射部に発赤、痛みが増強したため、鎮痛薬を医療用麻薬に変更した。また、

咽頭の通過障害もあったため、内服薬も胃瘻からの注入に変更した。
　直接嚥下訓練はゼリー摂取を継続して行っていたが、摂取時の疼痛が強く、咽頭の知覚低下がみられ、誤嚥のリスクが高くなったため、放射線療法が終了するまで中止とした。
　また、疼痛が増強するにつれて、治療や予後に対する不安を強く感じるようになっていた。疼痛と不安に関しては、緩和ケアチームの介入により、オピオイドと抗精神病薬の使用にてコントロールが行われた。

(2) 放射線療法終了後のアプローチ

　放射線療法終了直後のフィジカルイグザミネーションの結果（表3-c-1）より、舌の動きや嚥下動作について放射線療法開始前よりも低下していることがわかり、前腕皮弁の萎縮もみられた。痛みは、オピオイドの使用によりコントロールできていた。
　手術により舌の可動域に制限があるため、食物は頸部後屈位で咽頭に送り込み、咽頭に食物が落ちてきたときに顎引き嚥下にて嚥下する方法が必要である。しかし、放射線療法による咽頭の知覚低下が起きていることが考えられるので、咽頭知覚を高めるためにアイスマッサージを開始した。痛みのコントロールができているため、舌の移送能力を上げるための舌の自動運動と氷なめ訓練も開始した。また、放射線療法の影響で、頸部組織の線維化や皮膚の炎症による痛みから運動制限が生じ、それによる廃用のため喉頭挙上不良になっていることが考えられ、頸部のリラクセーションを開始した。
　放射線療法終了後1回目の嚥下内視鏡（VE）検査の結果、咽頭粘膜のびらんと発赤を認めた（図3-c-1）。スライスゼリーは、吸い込み嚥下と頸部後屈位で咽頭に送り込むことができた。誤嚥は認めなかったが、ゼリーが声門上に落ち込んでも咳反射は出現しなかった。クラッシュゼリーは喉頭蓋谷に残留を認めた。以上の結果から、経口摂取は見送られ、次回のVE検査まで引き続き頸部のリラクセーション、開口訓練、舌の自動運動、氷なめの間接嚥下訓練を継続した。
　2回目のVE検査の結果、スライスゼリーの嚥下

表3-c-1　フィジカルイグザミネーションの結果

頸部	皮膚状態：発赤、腫脹あり 運動：制限なし
口腔と咽頭	衛生状態（口腔）：舌苔なし、痰付着なし 開口量：3横指 口角：横引き運動可能 咬合力：十分 舌前方運動：挺舌門歯まで 舌左右運動：左方への運動不良 喉頭挙上：0.5〜1横指 口腔内感覚：感覚異常なし
その他	右顔面に発赤、腫脹あり 頸部聴診にてわずかに咽頭残留音あり 口腔内乾燥あり 連続嚥下は努力を要する

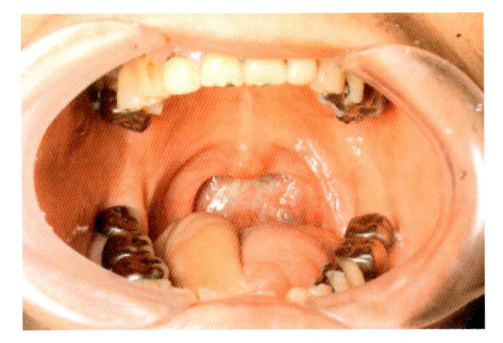

図3-c-1　咽頭粘膜のびらん・発赤

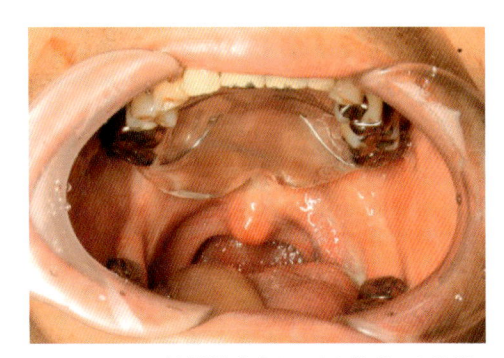

図3-c-2　舌接触補助床（PAP）を装着した状態

表3-c-2　嚥下内視鏡検査の結果

回数/日付	食事形態	準備期・口腔期	咽頭期
1回目 放射線療法 終了直後	スライスゼリー クラッシュゼリー	残存舌の動き低下あり、吸い込み嚥下にて食塊を咽頭に送り込む 口腔内保持に問題なし	咽頭にびらん形成あり 嚥下反射惹起遅延を認めた 喉頭蓋谷への残留はあるが、誤嚥はなし
2回目 終了後 1週間	スライスゼリー クラッシュゼリー 1.0％とろみ水	残存舌の奥に食塊を置き、吸い込み嚥下にて咽頭に送り込む	咽頭のびらんは改善している 唾液の貯留なし 嚥下反射惹起遅延はあるが、誤嚥はなし 複数回嚥下で残留はなし
3回目 終了後 2週間	粥 0.5％とろみ水	PAP装着 吸い込み嚥下にてスムーズに咽頭に送り込む	0.5％とろみ水は喉頭蓋谷に達するのがみえるが、誤嚥はなし 粥は喉頭全体に残留するが、交互嚥下で残留はなくなる
4回目 終了後 3週間	普通水		普通水は嚥下後に下咽頭に流れてくるが、誤嚥はなし

は問題なく、クラッシュゼリーと1.0％とろみ水は喉頭蓋喉頭面に付着するものの、誤嚥はなかった。そこで、これまでの間接嚥下訓練に加えて、スライスゼリーと1.0％とろみ水での直接嚥下訓練が開始となった。

　3回目のVE検査は、舌接触補助床(PAP；図3-c-2)を装着した状態で実施した。0.5％とろみ水は喉頭蓋谷に達するのがみえたが、誤嚥はなかった。粥は喉頭全体に残留するが、0.5％とろみ水との交互嚥下でクリアになった。そこで、0.5％とろみ水とペースト状の食事(主食は全粥)が開始となった。

　4回目のVE検査の結果、普通水は嚥下後に下咽頭に流れてくるが、誤嚥はなく、水分のとろみは不必要となった。

(3) 嚥下機能低下への対応

　本事例は、右頸部郭清(レベルⅠ～Ⅲ)、右舌可動部半側切除、前腕皮弁による再建と、侵襲が大きい手術の後治療として化学放射線療法を施行され、一時的に嚥下機能が低下した。看護師は術前から介入を行い、術後の嚥下訓練の方法を説明して、顎引き嚥下や頸部後屈位については実際に行ってもらい、術後の嚥下訓練がイメージできるようにアプローチを行った。

　術後も早期から介入し、VE検査で嚥下機能を評価しながら直接嚥下訓練を行い、経口摂取へと移行した。術後、ある程度嚥下機能が回復したところで、化学放射線療法が開始された。治療の有害反応により経口摂取が困難となり、嚥下機能が低下したため、放射線療法終了後に訓練を再開した。口腔内・咽頭の粘膜の炎症、浮腫の状況と嚥下機能の評価を行いながら、言語聴覚士と協働で間接嚥下訓練から開始し、直接嚥下訓練へ移行した。最終的には普通食を摂取することができるようになり、患者・家族の希望するゴールまで回復することができた。

参考文献
1) 溝尻源太郎，熊倉勇美編著：口腔・中咽頭がんのリハビリテーション—構音障害，摂食・嚥下障害，医歯薬出版，2000．
2) 丹生健一，佐々木良平編：カラーアトラス 目で見て学ぶ 放射線療法の有害反応—多職種チームで実践する治療と患者支援，日本看護協会出版会，2011．

（付録）頭頸部がん化学放射線療法を受ける患者用パンフレット

耳鼻咽頭・頭頸部（とうけいぶ）がん治療として 化学放射線療法を受けられる方へ

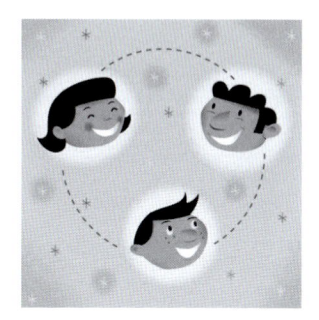

神戸大学医学部附属病院耳鼻咽喉・頭頸部外科 6階南病棟
2013年9月改訂

目 次

耳鼻咽頭・頭頸部領域における化学放射線療法	3ページ
化学放射線療法の流れ	3ページ
化学療法における副作用について	4ページ
悪心・嘔吐	4ページ
骨髄抑制	4ページ
腎機能障害	4ページ
ショック	5ページ
その他	5ページ
放射線療法における副作用について	6ページ
粘膜炎・口内炎	6ページ
皮膚炎	9ページ
唾液分泌の低下・口腔内乾燥	9ページ
嚥下障害	10ページ
味覚障害	11ページ
食べやすいもの・食べにくいもの	12ページ
さいごに	13ページ
メモ	13ページ

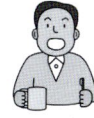

耳鼻咽喉・頭頸部領域における化学放射線療法

- 化学放射線療法とは、放射線療法と化学療法を同時に行う治療法です。
- 化学放射線療法は、化学療法と放射線療法を同時に行うことにより、化学療法、放射線療法をそれぞれ単独で行うより強い効果が期待できます。しかし副作用も増強します。
- 頭頸部（頭からのどの範囲）は、食事をとる、話をする、息をするなどの大切な働きをする部分です。化学放射線療法は手術療法に比べて、その働きを温存することができます。

化学放射線療法の流れ

放射線療法の日程
放射線療法の準備のために、まず型取りを行います。
放射線治療は、＿＿＿月＿＿＿日より、1日＿＿＿回、月曜日から金曜日までの祝祭日を除く5日間で＿＿＿Gy（＿＿＿回）照射を行う予定です。

化学療法
化学療法を行う前に、血液検査・尿検査を行います。
抗がん剤は＿＿＿＿＿＿＿＿＿＿＿＿＿＿＿＿を使用する予定です。
抗がん剤投与を＿＿＿回行う予定です。
ただし、副作用の程度や体調によっては、抗がん剤の種類を変更したり、抗がん剤の投与を中止したりすることがあります。

3

化学療法における副作用について

● 吐き気が生じたり、気分不良になったりすることがあります（悪心・嘔吐）

　抗がん剤投与日〜1週間程度の間に、吐き気、嘔吐、むかつき、食欲不振などの症状が生じる場合があります。
　そのような症状があれば、スタッフに伝えてください。
　吐き気止めを点滴で投与したり内服したりして、症状を和らげることができます。
　食べやすい食事内容に変更することもできます。

● 風邪をひきやすくなったりふらつきが現れることがあります（骨髄抑制）

　白血球（好中球）、赤血球、血小板といった血球が減少することがあります。
　白血球（好中球）が減少すると、免疫機能が低下し、風邪にかかりやすくなるなど感染しやすくなります。
　感染予防のため、手洗い・うがいを心がけてください。
　赤血球が減少すると、貧血症状が生じることがあります。
　息切れ、めまいなどの症状があれば、スタッフに伝えてください。

● 腎臓の機能が悪くなることがあります（腎機能障害）

　抗がん剤の影響で腎臓の機能が低下する場合があります。
　腎臓の機能をみるために、抗がん剤投与日からしばらく、尿量測定と体重測定をします。
　尿量が少ない場合には、利尿剤を使用する場合があります。
　腎臓の機能を維持するために、抗がん剤投与後しばらく点滴（補液）が続きます。
　水分摂取を心がけてください。
　体のむくみ（手足、足の甲、手の甲、顔など）を感じたら、スタッフに伝えてください。

4

付　録

257

● 急に気分が悪くなったりしんどくなったりすることがあります（ショック）
　抗がん剤投与により、息切れ、動悸、胸部痛、蕁麻疹、皮膚紅潮、口や手足のしびれ、冷や汗、血圧低下などの症状が生じる可能性があります。
　抗がん剤投与開始直後は全身状態の変化に注意が必要なため、抗がん剤投与時にはしばらくの間看護師がベッドサイドにいます。
　また、抗がん剤投与日は、体温、血圧、脈拍などを頻回に測定します。
　いつもと違う症状があれば、速やかにスタッフに伝えてください。

● その他
　抗がん剤の種類によって、以下の症状が生じる場合があります。
　症状：口腔粘膜炎、下痢、脱毛、神経障害（耳鳴り、難聴）など

　また、抗がん剤が血管外に漏れた場合、皮膚に潰瘍や炎症が生じる可能性がありますので、点滴刺入部の違和感、圧迫感、痛み、腫れ、発赤、しびれ、灼熱感などの症状があれば、速やかにスタッフに伝えてください。

　抗がん剤について分からないことがあれば、気軽にスタッフに尋ねてください。

放射線療法における副作用について

副作用

味覚低下
唾液分泌低下
口内乾燥

口内炎・粘膜炎

嚥下障害

放射線治療

10回目　15回目　20回目　　30回目

● 粘膜炎・口内炎
　口腔内の粘膜は血管が豊富であるため、治療の直接的な作用を受けやすい場所です。放射線の影響や免疫力の低下によって、口内炎が生じることがあります。
　症状：口腔内の痛み、発赤、腫れ、口内炎、出血　など

《粘膜炎・口内炎の対策》
　★ 口腔内を清潔に保つ
　　口腔ケア
　　　歯磨き：毎食後に歯磨きを行いましょう。歯ブラシは頭の小さい、毛先は柔らかめのものを使いましょう。歯磨き粉で刺激があるときは、水を使います。痛みが強く歯が磨けないときは、うがいだけを行いましょう。口から食事をしていなくても口腔ケアは必要です。

〈歯ブラシの種類〉

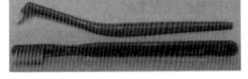

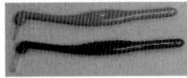

口腔粘膜ケア
口腔内の状態に合わせてスポンジブラシなどを使用し、優しく頬・上顎・舌の清掃を行ってください。
〈口腔粘膜ケアで使用するもの〉

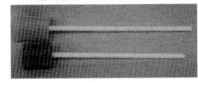

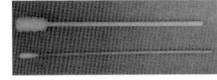

入れ歯の清掃
歯磨きと同じように、毎食後に行ってください。
寝る時入れ歯を外し、口の粘膜を休ませてください。流水できれいに洗い、保管するときは必ず水中に保管してください。
入れ歯用洗浄剤の使用をおすすめします。
※口腔ケアの方法は1人1人異なります。それぞれの方に合った口腔ケアの方法を治療前より歯科衛生士が指導します。また、治療開始前から週に1回程度、歯科衛生士による口腔ケアの指導があります。

アズノール含嗽
　口の中を清潔に保ち、口内炎の軽減を目的として使用します。
　コップ1杯の水か湯に5～6滴溶かして使用します。
　起床時、毎食後、寝る前など1日5～8回程度うがいを行ってください。
毎日口の中を鏡で見ましょう

★ 痛みを和らげる
口内炎カクテル
　口内炎が悪化してきたら使用する、痛みを和らげるうがい薬です。
　口腔中の感覚を麻痺させる薬と口腔粘膜を守る薬が含まれており、さらさらタイプとどろどろタイプがあります。
　口内炎カクテルは冷蔵庫で保管します。
　毎食前に1回20ml、口全体に広がるように、30秒間ブクブクうがいを行ってください。
　うがいが終わったら、口内炎カクテルを必ず吐き出してください。
　出さずに食事をすると、口の中が強く麻痺して、うまく食事を飲み込めず食べ物が気道に流れることがあります。肺炎の原因にもなりますので注意して使用してください。
痛み止め
　疼痛の程度に合わせて、痛みどめを内服します。
　いくつか種類がありますので、痛みどめの種類、用法、用量は、医師、看護師と話し合い、症状に合わせて調整していきましょう。
医療用麻薬
　痛みが強い場合は、医療用麻薬を使用する場合があります。
　医療用麻薬には、長時間効果が持続し決められた時間に内服・貼付するタイプのものと、速く効果が出るため突発的な痛みを和らげる目的で使用するタイプのものがあります。
　医療用麻薬は適切に使用すれば身体に悪影響は及ぼしません。依存症、中毒になることはありません。飲み始めに、気分が悪くなったり、眠気が強くなったり、便秘になることがありますので、それらを予防する薬も一緒に服用します。痛みの強さ、

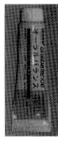

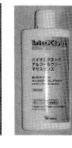

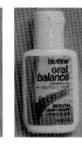

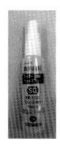

身体の状態によって、薬の量や種類を調整します。
★食べやすいものを食べる
噛んだり飲み込んだりする時に痛みを伴いやすいので、柔らかく、刺激の少ないものを食べるようにしましょう。食事形態の変更や、酸味を避けた食事への変更可能です。医師、看護師、言語聴覚士などスタッフに相談してください。

● 皮膚炎
照射部の皮膚に以下のような症状が現れます。照射が進むにつれて徐々に悪化しますが、治療が終了ししばらくすると改善していきます。
症状：皮膚の発赤、熱感、かゆみ、痛み、色素沈着、皮膚の脱落、むくみ　など

《皮膚炎の対策》
★皮膚の清潔を保つ
入浴時、毎日石けんで優しく洗いましょう。
★皮膚への刺激を避ける
皮膚をこすらない、水や汗を拭くときは押さえ拭きをする、痒くても掻かない、衣類により刺激を避けるなどを心がけてください。
照射部の透明なマーキング用テープはむりやり剥がさないでください。

● 唾液分泌の低下・口腔内乾燥
放射線の影響で、唾液が出にくくなります。唾液には、抗菌作用、自浄作用、潤滑作用などがあります。そのため、唾液が出にくくなると、以下のような症状が生じる場合があります。
症状：飲み込みにくさ、声の出しにくさ、口腔内乾燥、虫歯、口腔内真菌（カンジタ）　など

《唾液分泌の低下・口腔内乾燥の対策》
★保湿
うがい、水分摂取をこまめに行ってください。
保湿剤を使用する方法もあります。医薬品ではありませんので、サンプルを使用してみて、良ければ売店で購入して頂きます。何種類か商品がありますので、使用しやすいものを使用してください。

〈ジェルタイプ〉　〈液体タイプ〉　〈スプレータイプ〉

● 嚥下障害
治療の副作用に伴う粘膜炎、のどの腫れ、唾液分泌の低下などが原因で、飲み込みにくさが生じることがあります。
治療後には、のどの筋肉、頚部の皮膚、皮下組織が固くなり、口を開けにくくなったり、唾液分泌障害が残っていることにより、食事を摂りにくくなったりすることがあります。

《嚥下障害の対策》
★嚥下リハビリ
嚥下リハビリには、次のようなものがあります。
・舌の筋力をつけるための舌を動かす運動
・飲み込む筋力をつけるために、力強くつばを飲み込む運動
・のど仏を上がりやすくするために、のどの筋力をつける運動
実際の嚥下訓練の方法は患者さん1人1人異なるため、必ず医師や看護師、言語聴覚士の指導の下で行ってください。

※当院では耳鼻咽喉・頭頸部外科に言語聴覚士が専属で配置されていて、食事のことや飲み込みの問題などに幅広く関わっています。一般的には、化学放射線療法で生じる副作用に対して口腔ケアや痛みどめなどで対応していますが、当院では化学放射線療法中から問題となる嚥下障害に対して、嚥下障害が起こる前から嚥下リハビリを行っています。

● 味覚障害
放射線療法の影響で味覚が低下することがあります。味覚障害については個々によって感じ方が異なりますが、以下のような症状がみられます。
症状：食欲低下、味覚の変化　など

《対策》
★食事内容の変更
化学療法食（味の濃い食事）へ食事を変更することができます。

食べやすいものを選ぶことにより、できるだけ食事を摂るように心がけましょう。

食べやすい物・食べにくい物

化学放射線療法中とその後に、比較的食べやすい物と食べにくい物があります。

〈食べやすい物〉
お粥、冷奴、バナナ、牛乳、アイスクリーム、ミルクシェーキ、液体栄養剤、ゼリー、プリン、ミキサー食、水分が多く軟らかい物など刺激が少ない食べ物

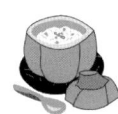

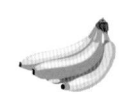

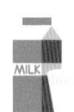

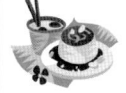

〈食べにくい物〉
カレー、キムチ、酢の物、生野菜、トマト、イチゴ、レモン、キウイなど酸味の強い果物、オレンジジュース、グレープフルーツジュース、アルコール、ナッツ、クラッカー、せんべいなどのざらざらして乾いた食べ物、塩・こしょうなどの香辛料の入った刺激が強い食べ物

さいごに

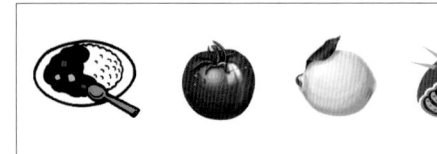

化学放射線療法は、耳鼻咽喉・頭頸部領域のがんに対して効果的な治療ではありますが、副作用も様々です。我慢せず、スタッフに相談してください。よりよい方法を一緒に考えていきましょう。分からないことなどあれば、気軽に声をかけてください。

メモ

作成：神戸大学医学部附属病院　耳鼻咽喉・頭頸部外科

索引
Index

数字・欧文

1門照射 …………………………… 5
5-FU（フルオロウラシル）
　……………………… 25, 42, 93, 140
CCRT（concurrent chemo-radiotherapy；化学放射線同時併用療法）……… 24
CDDP（シスプラチン）
　………………………………… 25, 28, 94
CRT（chemo-radiotherapy；化学放射線療法）………………………… 24
CTCAE（Common Terminology Criteria for Adverse Events；有害事象共通用語規準）…………… 41, 47, 74
CTシミュレーション ………… 152
DNA損傷……………………………… 5, 47
EGFR（epidermal growth factor receptor；上皮成長因子受容体）
　………………………… 26, 47, 93, 140
HPV（human papillomavirus；ヒトパピローマウイルス）… 29, 70, 93, 241
IGRT（image-guided radiotherapy；画像誘導放射線治療）…… 35, 153
IMRT（intensity modulated radiation therapy；強度変調放射線治療）
　…… 7, 18-20, 35, 56, 58, 64, 87, 153, 156, 194
MASCCスコア…………………… 42
OAR（organ at risk；正常組織）…… 35
PEG（percutaneous endoscopic gastrostomy；経皮的内視鏡的胃瘻造設術）………………… 43, 175
PF療法 ……………………………… 25
PMTC（professional mechanical tooth cleaning）……………………… 108
SRT（stereotactic radiation therapy；定位放射線治療）…………… 20
TNM分類 ………………………… 10
TPF療法 ……………………… 29, 41
VMAT（volumetric modulated arc therapy；回転型強度変調放射線治療）
　…………………………………… 21, 153
X線 ……………………… 5, 9, 59, 164

あ行

アズレン ………… 50, 57, 105, 251
アセトアミノフェン ……… 42, 52, 105, 148, 169, 251
医学物理士 ……………… 3, 35, 150
意思決定 ……… 189, 223, 229, 236
意思決定能力 …………………… 230
医療実態調査研究（PCS）………… 3
胃瘻 …… 43, 52, 130, 160, 175, 243
咽頭痛………………………………… 133
咽頭粘膜炎 ………… 39, 42, 50, 74
インフォームド・アセント …… 217
インフォームド・コンセント
　……………………………………… 189
インフュージョンリアクション
　………………………………… 45, 140
う歯 ………… 39, 58, 161, 181, 212
栄養管理 …… 43, 52, 130, 173, 246
栄養指導 …………………………… 135
栄養補助食品………………… 131, 160
嚥下機能検査……………………… 56
嚥下障害 …… 43, 52, 105, 118, 133, 144, 254
　―のグレード分類…………… 54
嚥下痛………………………………… 50
エンパワーメント ……… 193, 238
嘔気・嘔吐……………… 42, 146, 173
オピオイド ………… 42, 149, 170, 207, 243
オリエンテーション
　……………………… 190, 208, 214, 242

か行

開口訓練 ……………… 120, 121, 181
開口障害 …………………………… 181
回転型強度変調放射線治療
　（VMAT）……………………… 21, 153
外来診察室 ……………………… 188
外来放射線照射診療料
　………………………… 185, 194, 201
下咽頭がん …… 14, 16, 68, 72, 250
化学放射線同時併用療法（CCRT）
　……………………………………… 24
化学放射線療法（CRT）…… 24, 47, 66, 73, 86, 93, 99, 118, 139, 173, 178, 188, 205, 213, 236, 254, 257
化学療法 ……… 24, 37, 41, 47, 156
顎骨壊死 …… 20, 39, 61, 101, 161, 181, 212

画像誘導放射線治療（IGRT）
　　　　　　　　　　 35, 153
家族 ……… 114, 207, 214, 222, 232
家族ケア ……………………… 222
過分割照射 …………………… 12
カルボプラチン ……… 29, 41, 93
簡易懸濁法 …………… 143, 144
がん看護専門看護師 … 184, 238
看護記録 ……………………… 201
看護計画 ……………………… 208
看護師 ………………… 34, 114, 188
がんサバイバーシップ… 199, 235
間質性肺炎 …………………… 143
間接嚥下訓練 …… 120-122, 255
感染症 ………………… 50, 144
含嗽 ……………… 42, 50, 57, 105, 158
カンファレンス
　　　　　 73, 88, 115, 151, 211
がん放射線療法看護認定看護師
　　　　　　　　　　　　 184
管理栄養士 …………… 130, 173
緩和ケアチーム …… 117, 215, 238
気管カニューレ ……………… 77
気管切開術 …………………… 75
義歯 …………………… 101, 156
義歯性潰瘍 …………… 104, 105
急性期有害反応 … 38, 86, 196,
　 208, 211, 215, 224, 236
強度変調放射線治療（IMRT）
　　　　　 7, 18-20, 35, 56, 58,
　 87, 153, 156, 194
経管栄養 …………… 143, 160, 254
経口的経腸栄養剤負荷投与（ONS）
　　　　　　　　　　　　 174
経静脈栄養 …………………… 160
経腸栄養 …………… 43, 130, 174, 243
頸部郭清術 …………………… 79
外科的治療 …………………… 75
言語聴覚士 …………………… 118
限度額適用認定 ……………… 195
高額療養費制度 …… 196, 215, 231
抗がん薬 …… 41, 93, 138, 164, 206
口腔がん …………………… 66, 70
口腔ケア …… 62, 94, 103, 111,
　 120, 146, 157, 170, 180, 206, 243
　（口腔粘膜炎グレード別）…108, 110
口腔内乾燥 ………… 18, 57, 104,
　 159, 168, 176, 215

──のグレード分類 ……… 58
口腔粘膜炎 ……… 39, 42, 47, 48,
　 74, 94, 105, 106, 125-128, 133,
　 146, 156, 215, 243, 244
──のグレード分類 …… 49, 158
──のグレード別ケア ……… 160
甲状腺機能低下 ……… 63, 216
高精度放射線療法 … 18, 151, 194
喉頭がん ……… 10, 69, 70, 81
喉頭浮腫 ……………… 81, 182
誤嚥性肺炎 ………… 43, 52, 94, 145
（放射線）骨髄炎 …39, 61, 182, 212
骨髄抑制 ……………………… 41
固定具 ………………… 151, 218
コミュニケーション障害 …… 238

さ行

剤型選択 ……………………… 143
サイバーナイフ ………… 22, 23
ざ瘡様皮疹 … 44, 94, 140, 164, 241
三次元原体照射 ……… 18, 19, 58
歯科 ……………… 97, 157, 180
歯科衛生士
　　　　　 99, 120, 157, 180, 206
歯科口腔外科医 ……………… 99
シスプラチン（CDDP） …… 25, 28,
　 29, 42, 43, 94, 140, 206
社会復帰 ……………… 114, 197
斜入照射 ……………………… 9
就労 …………………… 197, 236
腫瘍内科医 …………………… 92
上咽頭がん … 12, 13, 63, 67, 70, 93
上顎がん ……………………… 16, 17
上顎洞がん …………… 67, 153
照射線量 ……………………… 37
小児 …………………………… 217
情報収集 ……………………… 205
食事 ………… 52, 108, 120, 131,
　 159, 171, 176, 181, 206, 251
食道咽頭炎 …………………… 50
食道炎のグレード分類 ……… 51
食欲不振 ……………… 42, 118, 131
初診時オリエンテーション … 190
腎機能障害 …………………… 42
神経毒性 ……………………… 43
人工唾液 ……………… 58, 159, 180
心理的援助 …………………… 199

診療放射線技師 ……………… 150
正常組織（OAR） ……………… 35
精神面への対応 ……………… 213
制吐薬 ………………… 42, 43
声門がん ……………… 10, 11, 72
舌がん ………………… 71, 254
セツキシマブ ……… 26, 29, 43,
　 47, 56, 94, 140, 164, 207, 241
摂食・嚥下カンファレンス
　　　　　　　　　　 115, 128
摂食・嚥下リハビリテーション
　　　　　　　　　　　　 118
セルフケア ………… 160, 166,
　 190, 205, 215, 241
セルフケア能力 …… 176, 190, 241
線量分布 ………………… 5, 19
線量分布図 ………… 7, 60, 165
線量率 ………………………… 35
爪囲炎 ………………… 44, 94, 140

た行

対向2門照射 ………………… 7
耐容線量 ………… 40, 87, 88, 152
唾液腺障害 ……… 57, 104, 156, 179
唾液腺マッサージ …………… 180
唾液分泌障害 ……… 39, 57, 87, 215
多職種チーム ………… 171, 216
多職種連携 …… 128, 185, 189, 211
脱毛 …………………………… 59
チーム医療 ……… 73, 88, 92, 115,
　 154, 220, 249
中咽頭がん …… 13, 15, 20, 30, 36,
　 68, 72, 93, 124, 241
中心静脈栄養（TPN）
　　　　　 43, 52, 130, 174, 243
聴力障害 …………… 43, 63, 207
直接嚥下訓練 ………… 123, 255
直列臓器 ……………………… 39
直交2門照射 ………………… 17
治療計画用CT撮影 …… 152, 218
治療室 ………………………… 199
鎮痛薬 ………… 42, 159, 170, 180
定位放射線治療（SRT） ……… 20
低マグネシウム血症 …… 44, 143
電解質異常 …………………… 42
電子線 ………………… 6, 164
電離作用 ……………………… 4

頭頸部がん ……………9, 24, 47, 66, 70, 73, 86, 92, 114, 213, 230, 235
　　―の治療方針 …………………… 66
頭頸部外科医………………………… 75
疼痛 ……………39, 52, 147, 159, 168, 180, 215, 243
導入化学療法（ICT） ……………… 28
糖尿病……………………… 61, 98, 164
ドセタキセル…………………… 28, 93
トモセラピー …………………… 21, 22

な行

難治性粘膜潰瘍 …………………… 62
二次がん …………………………… 221
（放射線）粘膜炎 …………… 42, 169

は行

抜歯 ……………62, 97, 101, 161, 212
発熱性好中球減少症 ……… 41, 144
パフォーマンスステータス
　………………………………… 95, 207
晩期有害反応……13, 38, 39, 61, 86, 176, 178, 197, 211, 214, 220, 226, 237
　　―のグレード分類 ……………… 62
非ステロイド抗炎症薬（NSAIDs）
　………………………… 42, 148, 169

ヒトパピローマウイルス（HPV）
　……………………… 29, 70, 93, 241
（放射線）皮膚炎 … 39, 56, 162, 169, 179, 210, 241, 243, 245, 248-250
　　―のグレード分類 ……………… 55
　　―のグレード別ケア ……… 166
皮膚乾燥 ………………… 44, 94, 140
皮膚障害 ………………… 43, 62, 94, 140
標的体積 …………………………… 35
病棟でのケア ……………………… 205
ビルドアップ ……………………… 6
不安 ………114, 199, 213, 230, 237
服薬指導 …………………………… 139
フルオロウラシル（5-FU）
　………………… 25, 29, 42, 93, 140
プレパレーション ……………… 218
分子標的薬 …………24, 41, 56, 93, 156, 164, 207
並列臓器 …………………………… 39
扁平上皮癌 …………… 24, 37, 140
放射線……………………………… 4
放射線腫瘍（治療）医 …… 3, 35, 86
放射線治療計画 ……… 35, 36, 152, 165, 208, 218
放射線療法 ………… 2, 4, 24, 34, 41, 47, 81, 86, 150, 168, 178, 188, 205, 214, 218, 250
　　―にかかる費用 …………… 195
　　―の現状 ……………………… 2

　　―の適応 ……………………… 37
　　―の品質管理 ……………… 154
保湿剤（口腔内） ……… 58, 105, 159

ま行

末梢静脈栄養…………………… 130, 174
味覚障害 ………… 39, 105, 106, 132, 156, 181, 215, 250

や行

薬剤師……………………………… 138
薬剤性肺障害…………………… 45, 94
薬物療法 ……………………… 93, 169
役割移行 ………………………… 226
有害事象共通用語規準（CTCAE）
　………………………… 41, 47, 74
有害反応 ………18, 34, 41, 47, 86, 104, 131, 170, 178, 199, 208, 214, 220, 251
抑うつ……………………………… 213
予防的照射 ……………………… 10, 35

ら行

（放射線）リコール現象 … 166, 212
リニアック …………… 5, 21, 22, 35
リンパ浮腫 ……………………… 182

カラーアトラス 目で見て学ぶ！ 多職種チームで実践する
頭頸部がんの化学放射線療法

2015年6月1日　第1版第1刷発行　　　　　　　　　〈検印省略〉

編　集	丹生健一／佐々木良平／大月直樹／大田史江
発　行	株式会社 日本看護協会出版会
	〒150-0001 東京都渋谷区神宮前5-8-2　日本看護協会ビル4階
	〈注文・問合せ／書店窓口〉TEL/0436-23-3271　FAX/0436-23-3272
	〈編集〉TEL/03-5319-7171
	http://www.jnapc.co.jp
装　丁	臼井新太郎
本文デザイン	仁川範子
本文イラスト	伊東としお／志賀 均
印　刷	(株)フクイン

●本書の一部または全部を許可なく複写・複製することは
著作権・出版権の侵害になりますのでご注意ください。

©2015　Printed in Japan　　　　ISBN978-4-8180-1898-3